"十四五"普通高等教育本科规划教材

供本科护理学类专业用

传 染 病 护 理 学

主 编 孙玉梅 吕 冬

副主编 陈妙霞 罗 玲 柳家贤 林可可

编 委 （按姓名汉语拼音排序）

安子薇（华北理工大学护理与康复学院） 柳家贤（广州医科大学护理学院）

陈妙霞（中山大学附属第三医院） 吕 冬（邵阳学院附属第一医院）

邓梦秦（邵阳学院附属第二医院） 罗 玲（重庆医科大学附属第二医院）

蒋 莉（广西医科大学护理学院） 孙玉梅（北京大学护理学院）

李 利（北京大学护理学院） 伍永慧（湖南中医药大学护理学院）

林可可（北京中医药大学护理学院） 薛黎明（温州医科大学附属第一医院）

刘 丹（珠海科技学院） 袁晓宁（北京大学第三医院）

刘 玲（天津医科大学护理学院）

秘 书 李 利（北京大学护理学院）

北京大学医学出版社

CHUANRANBING HULIXUE

图书在版编目（CIP）数据

传染病护理学 / 孙玉梅，吕冬主编． —北京：北
京大学医学出版社，2023.5
 ISBN 978-7-5659-2695-2

 Ⅰ．①传…　Ⅱ．①孙…②吕…　Ⅲ．①传染病 - 护理
学 - 高等学校 - 教材　Ⅳ．① R473.51

 中国版本图书馆 CIP 数据核字（2023）第 034781 号

传染病护理学

主　　编：孙玉梅　吕　冬
出版发行：北京大学医学出版社
地　　址：(100191) 北京市海淀区学院路 38 号　北京大学医学部院内
电　　话：发行部 010-82802230；图书邮购 010-82802495
网　　址：http://www.pumpress.com.cn
E-mail：booksale@bjmu.edu.cn
印　　刷：北京瑞达方舟印务有限公司
经　　销：新华书店
责任编辑：崔玲和　　责任校对：靳新强　　责任印制：李　啸
开　　本：850 mm×1168 mm　1/16　　印张：15.5　　字数：440 千字
版　　次：2023 年 5 月第 1 版　2023 年 5 月第 1 次印刷
书　　号：ISBN 978-7-5659-2695-2
定　　价：45.00 元

第 3 轮修订说明

国务院办公厅印发的《关于加快医学教育创新发展的指导意见》提出以新理念谋划医学发展、以新定位推进医学教育发展、以新内涵强化医学生培养、以新医科统领医学教育创新；要求全力提升院校医学人才培养质量，培养仁心仁术的医学人才，加强护理专业人才培养，构建理论、实践教学与临床护理实际有效衔接的课程体系，提升学生的评判性思维和临床实践能力。《教育部关于深化本科教育教学改革全面提高人才培养质量的意见》要求严格教学管理，把思想政治教育贯穿人才培养全过程，全面提高课程建设质量，推动高水平教材编写使用。新时代本科护理学类人才培养及教材建设面临更高的要求和更大的挑战。

为更好地支持服务高等医学教育改革发展、本科护理学类人才培养，北京大学医学出版社有代表性地组织、邀请全国高等医学院校启动了本科护理学类专业规划教材第 3 轮建设。在各方面专家的指导下，结合各院校教学教材调研反馈，经过论证决定启动 27 种教材建设。其中修订 20 种教材，新增《基础护理学》《传染病护理学》《老年护理学》《助产学》《情景模拟护理综合实训》《护理临床思维能力》《护理信息学》7 种教材。

修订和编写特色如下：

1．调整参编院校

教材建设的院校队伍结合了研究型与教学型院校，并注重不同地区的院校代表性；由知名专家担纲主编，由教学经验丰富的学院教师及临床护理教师参编，为教材的实用性、权威性、院校普适性奠定了基础。

2．更新知识体系

对照教育部本科《护理学类专业教学质量国家标准》及相关考试大纲，结合各地院校教学实际修订教材知识体系，更新已有定论的理论及临床护理实践知识，力求使教材既符合多数院校教学现状，又适度引领教学改革。

3．创新编写特色

本着"以人为中心"的整体护理观，以深化岗位胜任力培养为导向，设置"导学目标"，使学生对学习的基本目标、发展目标、思政目标有清晰了解；设置"案例""思考题"，使教材贴近情境式学习、基于案例的学习、问题导向学习，促进学生的临床护理评判性思维能力培养；设置"整合小提示"，探索知识整合，体现学科交叉；设置"科研小提示"，启发创新思维，促进"新医科"人才培养。

4．融入课程思政

将思政潜移默化地融入教材中，体现人文关怀，提高职业认同度，着力培养学生"敬佑生命、救死扶伤、甘于奉献、大爱无疆"的医者精神，引导学生始终把人民群众生命安全和身体健康放在首位。

5．优化数字内容

在第 2 轮教材与二维码技术初步结合实现融媒体教材建设的基础上，第 3 轮教材改进二维码技术，简化激活方式、优化使用形式。按章（或节）设置一个数字资源二维码，融拓展知识、微课、视频等于一体。设置"随堂测"二维码，实现即时形成性评测及反馈，促进"以学生为中心"的自主学习。

为便于教师、学生下载使用，PPT 课件统一做成压缩包，用微信"扫一扫"扫描封底激活码，即可激活教材正文二维码、导出 PPT 课件。

第 2 轮教材的部分教材主编因年事已高等原因，不再继续担任主编。她们在这套教材的建设历程中辛勤耕耘、贡献突出，为第 3 轮教材建设日臻完善、与时俱进奠定了坚实基础。各方面专家为教材的顶层设计、编写创新建言献策、集思广益，在此一并致以衷心感谢！

本套教材供本科护理学类专业用，也可供临床护理教师和护理工作者使用及参考。希望广大师生多提宝贵意见，反馈使用信息，以逐步完善教材内容，提高教材质量。

前　言

在健康中国战略背景下，我国的护理事业迎来了新的发展契机，同时对护理人才提出了更高的要求和更大的挑战。为了适应新时期新的发展需要，提升护理学专业本科生传染病防控的理论水平与实践能力，经相关专家充分论证，将《传染病护理学》从《内科护理学》中抽离出来，作为独立的教材进行编写。基于北京大学医学出版社本轮教材编写的总体指导思想和编写原则，经过编写团队的充分研讨，形成了本教材的编写思路和框架设计。

1. 教材定位和编写思路　落实护理学专业本科生的培养目标，注重价值引领和品格塑造，体现"以人为中心"的整体护理理念，重视评判性思维和临床思维能力的培养；充分利用信息技术优势，将纸质教材与数字资源有机融合，通过多种形式的数字资源提供丰富的、可扩展的自我学习情景。

2. 教材编写的基本框架　本教材共 7 章。第一章总论主要介绍传染病发生、发展及传播的基本规律，诊断、治疗及预防的基本原则，传染病护理的基本特点，并按照护理程序介绍了常见症状护理，为各论的学习奠定了基础。第二章至第七章分别介绍了常见病毒性传染病、细菌性传染病、立克次体病、螺旋体病、原虫病及蠕虫感染性疾病等患者的护理。在常见疾病的选择上，除传统的传染病以外，还注重新发传染病，尤其是近年来对人类健康威胁比较突出的中东呼吸综合征、新型冠状病毒感染、人感染高致病性禽流感、手足口病及登革热等。

3. 编写体例

（1）导学目标：以章为单位设置导学目标，分为基本目标、发展目标和思政目标。基本目标主要体现在相关的专业知识和能力方面应实现的学习目标；发展目标则体现了在知识整合创新及综合应用方面可努力实现的学习目标；而思政目标则是在政治素养、家国情怀、人文素养、专业素养以及科学精神等方面的塑造与成长。

（2）案例：通过案例将理论知识与临床实践紧密联系，激发学生的学习兴趣，增强对学生反思意识、临床思维与评判性思维能力的培养。

（3）知识链接：以文本形式介绍学科前沿、疾病发现与命名等历史事件，以实现拓展学生知识面、引发思考、激励创新的目的，更好地发挥教材的价值引领、品格塑造作用，尤其是对学生严谨求实、勇于探索的科学精神的感染与传承。

（4）科研或整合小提示：增强学生的循证意识和知识整合的能力，启发创新以及科研意识的培养。

（5）小结与思考题：小结是对本章内容的概括性总结，具有提纲挈领的作用，有助于学生归纳总结和提炼能力的提升。建议学生可以利用思维导图等形式对本章内容进行归纳、总结，并在此基础上形成自己的学习小结。思考题包括简述题和案例分析题两种类型，一方面可以检验对相关知识的理解和运用能力，另一方面也有助于评判性思维能力、整合思维能力和临床思维能力的培养。

（6）丰富的数字资源：每章数字资源提供了 PPT 课件、随堂测、案例解析、部分思考题的答题思路，部分章节还提供彩色图表，学生可通过扫描二维码获取。其中的随堂测以选择题为主，并提供了参考答案，学生完成测试后可即时得到反馈。

本版教材的顺利出版离不开全体编委的辛勤付出、相关院校以及北京大学医学出版社的关心和支持，在此一并致以最诚挚的谢意。

传染病相关的研究日新月异。由于我们的学识和水平所限，加之编写时间仓促，书中难免有疏漏和不当之处，殷切希望广大师生和读者在教材使用过程中提出宝贵意见，惠予指正。

孙玉梅　吕　冬

目　录

第一章

总 论

通过本章内容的学习，学生应能够：

◆ **基本目标**

1. 解释感染过程中的5种表现。
2. 描述传染病传播与流行的基本条件与影响因素。
3. 解释传染病的基本特征及临床特征。
4. 描述传染病的诊断要点、治疗原则以及主要的预防措施。
5. 说明传染病护理的主要特点。
6. 具有传染病防护意识，表现出良好的评判性思维能力。

◆ **发展目标**

1. 综合运用传染病的基本特征及临床特征等相关知识解释传染病的诊断要点、治疗原则以及主要的预防措施。
2. 综合运用消毒与隔离及传染病预防原则等提出传染病医院的设计原则。

◆ **思政目标**

1. 认同我国的社会主义制度，具有强烈的家国情怀。
2. 具有较强的社会责任感和使命感，勇于担当，乐于奉献。
3. 具有勤奋刻苦、严谨求实、勇于探索、乐于创新的科学精神。
4. 具有尊重和爱护患者、救死扶伤、护佑生命、慎独利他的专业精神。
5. 具有较强的法律与伦理意识。

 传染病（communicable diseases）是由各种病原微生物（如细菌、病毒、立克次体、螺旋体、朊粒、支原体）和寄生虫（原虫、蠕虫等）感染人体后所引起的一组具有传染性、在一定条件下可造成流行的疾病。其中由原虫或蠕虫等寄生虫感染人体后所产生的疾病，又称为寄生虫病（parasitic disease）。需要注意的是，传染病与感染性疾病（infectious disease）是有区别的，感染性疾病是指由病原体感染所致的疾病，包括传染病和非传染性疾病。

 在漫长的人类历史长河中，传染病曾给人类的健康带来巨大的灾难。在与传染病抗争的过程中，随着人类经验的不断积累、认识的不断提高，形成了对传染病的有效防治策略，尤其是20世纪中叶抗生素的发明，使传染病的防治进入了新的历史时期，许多传染病都得到了有效控制，包括消灭了天花，控制了霍乱和鼠疫的流行等。正因为如此，人们开始乐观地认为，会有更多的传染病被控制和消灭。然而，事实一次又一次地警示我们：传染病没有消失，也不会消失，随时都可能对人类的健康造成更大的危害。人类与传染病的抗争实际上是人类与病原体的抗争，而病原体不可能被彻底消灭，因此传染病也将一直与我们相伴而行。作为医务人员，应树立正确的传染病防治观念，时刻保持警惕，以最大限度地降低传染病的危害。

> **知识链接**
>
> ### 被人类彻底消灭的天花
>
> 天花是一种古老的烈性传染病，在公元前 1156 年去世的古埃及法老拉姆西斯五世的木乃伊上，考古学家就发现了疑似天花的痕迹。最早有文字记载的一次大流行是在公元前 430—前 427 年雅典发生的天花大流行，导致雅典的军队和城邦人口 1/4 死亡，并因此使得雄霸一方的雅典开始走向衰落。随着农业文明的发展，人们改变了以往的游牧生活而定居下来，人口密度不断增加，为传染病的传播与流行创造了有利条件。天花这种古老的烈性传染病自公元 4 世纪开始向外蔓延，先后在中东地区、欧洲引起大流行，18 世纪全欧洲死于天花的总人数高达 1.5 亿。16 世纪初，天花随西班牙殖民者登陆美洲大陆，导致无数对天花完全没有免疫力的美洲原住民被夺去生命。在与天花抗争的过程中，人类发明了种痘技术。随着疫苗接种的普及和推广，1980 年世界卫生组织（World Health Organization，WHO）终于宣布彻底消灭了天花，天花成为目前严格意义上唯一被人类彻底消灭的传染病。

传染病护理学是借助基础医学及传染病学的发展来研究传染病对个体与群体的影响以及可能的护理干预措施的一门临床学科。传染病护理学作为临床护理学的重要组成部分，在传染病防治与健康维护工作中具有不可或缺的重要作用。护理学专业的学生必须学习和掌握传染病的相关知识，如病原学、流行病学、临床表现、诊断与治疗、预防，树立传染病防护意识，具备运用护理学理论做好传染病患者的整体护理以及公众的健康指导的能力。传染病的发生、发展有其自身的规律和特点，同学们在学习过程中应在掌握其总体规律的基础上，进行不同疾病的各论学习，最后归纳和总结不同疾病之间的异同，更重要的是能够将理论知识与临床实践紧密结合，运用所学知识解决临床实际问题。

第一节　感染与免疫

一、感染的概念

感染（infection）是病原体侵入人体后与人体相互作用或斗争的过程中所表现出来的病理生理过程，也是病原体对人体的寄生过程。有些病原体与人体宿主之间在漫长的进化过程中，达到了互相适应、互不损害的平衡状态，如肠道中的大肠埃希菌。但这种平衡状态在机体免疫功能受损、大量应用抗生素导致菌群失调等情况下被打破而引起机会性感染（opportunistic infection）。大多数病原体与人体宿主之间是不相适应的，因而引起病原体与免疫系统之间的斗争，由于双方斗争力量的对比以及环境因素的影响等，导致斗争的结果各异，因而产生了感染过程中的各种不同表现。

二、感染过程的表现

（一）一过性感染

一过性感染（momentary infection）也称病原清除型感染（elimination of pathogen），是指病原体侵入人体后，可被人体的非特异性免疫屏障阻挡或清除，如皮肤、黏膜、胃酸、溶菌酶、巨噬细胞及自然杀伤细胞（简称 NK 细胞）；也可经被动免疫或主动免疫后，被存于体内的特异性免疫效应物质所清除。此过程不引发任何病理生理反应。

（二）隐性感染

隐性感染（covert infection）也称为亚临床感染（subclinical infection），是指病原体入侵人体后引发了特异性免疫应答，但未引起或只引起轻微的组织损伤，无任何临床症状、体征及生理功能变化，只有通过免疫学检查才能被发现。在大多数传染病中，隐性感染是最常见的，其数量远超显性感染。当隐性感染结束后，大多数人可获得不同程度的特异性主动免疫，病原体被清除。少数人会转变为病原携带状态，病原体持续存在于体内，称为无症状携带者，如伤寒、乙型肝炎可出现无症状携带者。

（三）显性感染

显性感染（overt infection）也称临床感染（clinical infection），是指病原体入侵人体后，不但引起免疫应答，而且通过病原体的直接作用和机体的超敏反应等，引起组织损伤和病理改变，出现临床症状和体征。在大多数传染病中，显性感染占比较少，仅有少数传染病以引起显性感染为主，如天花、麻疹。显性感染结束后，病原体被清除，机体获得特异性免疫。由于不同病原体的免疫原性存在差异，其感染后所获得的特异性免疫力持久性不同，有的稳定持久而不易再受感染，如麻疹、水痘、流行性斑疹伤寒；有的免疫力不牢固，易再感染而发病，如细菌性痢疾。少部分患者由于病原体不能完全被清除而成为病原携带者，称为恢复期病原携带者。部分患者也可成为慢性病原携带者。

（四）潜伏性感染

潜伏性感染（latent infection）是指病原体感染人体后，由于机体的免疫功能将之局限于某些特定部位寄生，不足以引起显性感染，但又不能将病原体彻底清除而使病原体蛰伏下来。当机体免疫力下降时，可引起显性感染。潜伏性感染常见于单纯疱疹病毒、水痘-带状疱疹病毒、结核分枝杆菌感染等。潜伏性感染期间，病原体一般不被排出，因而不具有传染性，这是与病原携带状态的不同之处。

（五）病原携带状态

病原携带状态（carrier state）是指病原体入侵人体后，在人体内生长、繁殖，因与机体的免疫系统处于相对平衡状态而未引起明显的组织损伤和病理生理改变，无明显临床表现，但可排出病原体。按病原体类型，可分为带菌者、带虫者和病毒携带者；按发生时相，可分为潜伏期携带者、恢复期携带者；根据携带时间长短（3～6 个月或以下），可分为急性携带者和慢性携带者。有些病原体罕见病原携带状态，如麻疹病毒和流感病毒。由于病原携带者不断排出病原体而无临床表现，不易被发现，而成为许多传染病的重要传染源。

上述感染的 5 种表现形式在不同的传染病可有所不同，一般而言以隐性感染最常见，病原携带者次之，显性感染比例最低，但一旦出现，则最容易识别。5 种表现形式也不是一成不变的，在一定条件下可以相互转化。

随堂测 1-1

三、感染过程中病原体的作用

病原体感染后引起人体疾病的能力称为致病性。致病性往往取决于病原体的侵袭力、毒力、数量和变异性。

（一）侵袭力

侵袭力（invasiveness）是病原体侵入机体并在体内生长、繁殖、扩散的能力。有些病原体可直接侵入人体，如钩端螺旋体和血吸虫的尾蚴；有些病原体则通过黏附于呼吸道或消化道等黏膜表面，再进一步侵入相应的组织细胞，引起病变；有的病原体侵袭力弱，需要通过伤口才能进入人体，如破伤风梭菌、狂犬病毒，或者借助节肢动物的叮咬等进入人体，如流行性乙型脑炎病毒、疟原虫。有些病原体到达机体后仅在局部停留、繁殖，如白喉棒状杆菌、百日咳鲍特菌；有些则有很强的扩散能力，如金黄色葡萄球菌、伤寒沙门菌。

（二）毒力

毒力（virulence）包括毒素和其他毒力因子。毒素通常分为内毒素和外毒素。内毒素是革兰氏阴性菌细胞壁的结构成分，在细菌裂解时释放出来，可诱导干扰素、肿瘤坏死因子等的产生，加强单核巨噬细胞系统的功能，具有一定的防御效应，但同时可引起休克、弥散性血管内凝血（DIC）、血小板减少等。外毒素大多数由革兰氏阳性菌产生，通过与靶细胞结合而起作用，如白喉毒素、破伤风痉挛毒素、肉毒毒素，属于典型的外毒素。在其他毒力因子中，有些具有穿透能力（如钩虫丝状蚴）、有些具有侵袭能力（如痢疾志贺菌）、有些具有溶组织能力（如溶组织内阿米巴原虫）。

（三）数量

在同种传染病中，入侵病原体的数量一般与致病能力呈正相关。但在不同传染病中，能引起疾病发生的最低病原体数量却有很大不同，如伤寒需要 10 万个菌体以上，细菌性痢疾仅需 10 个菌体。

（四）变异性

病原体可因物理或化学等环境因素的影响而产生变异。一般来讲，人工多次传代培养可使病原体致病力减弱，如卡介苗是结核分枝杆菌在罗氏培养基下多年传代培养后获得的。若病原体在宿主间反复传播感染，则可能使其致病力或传播性增强，如肺鼠疫、新型冠状病毒感染（COVID-19）的德尔塔毒株。许多病毒在人体内不断发生抗原变异而逃避机体的特异性免疫，实现免疫逃逸，进而导致在人群中的周期性流行和感染的慢性化，如流感病毒、人类免疫缺陷病毒（human immunodeficiency virus，HIV）。

四、感染过程中机体的免疫应答作用

病原体入侵人体后会激发机体的免疫应答，以阻止感染和清除病原体而发挥保护作用。但同时也可能引起组织脏器的损伤，发生病理改变。机体的免疫应答可分为非特异性免疫和特异性免疫两大类（图 1-1）。

（一）非特异性免疫

非特异性免疫（nonspecific immunity）也称固有免疫（innate immunity）或先天性免疫（native immunity），是机体对侵入病原体的一种抵抗和清除机制，不涉及抗原的识别、提呈和二次应答，是机体免疫的第一道防线。

1. 免疫屏障 包括外部屏障，如完整的皮肤、黏膜及其分泌物、胃酸、正常菌群；内部屏障，如血脑屏障、胎盘屏障。

2. 免疫分子 包括补体、溶菌酶、细胞因子等。这些物质可直接杀灭或清除病原体，如补体通过旁路途径、结合凝集素途径激活后杀伤病原体；干扰素、肿瘤坏死因子、白介素等也可通过免疫调节机制清除病原体。

3. 免疫细胞 包括单核巨噬细胞、粒细胞、自然杀伤细胞等，可直接吞噬或杀伤病原体。

（二）特异性免疫

特异性免疫（specific immunity）也称适应性免疫（adaptive immunity）或获得性免疫

（acquired immunity），是指体内抗原特异性淋巴细胞受到相应抗原刺激后通过自身活化、增殖、分化为效应细胞和产生效应分子来清除病原体的过程，可分为体液免疫和细胞免疫。

1．体液免疫　B 淋巴细胞受病原体刺激致敏后转变为浆细胞，并产生能与病原体结合的特异性抗体。这些抗体通过中和作用、激活补体、抗体依赖细胞介导的细胞毒作用和调理作用等清除体内的病原体。抗体主要作用于细胞外的病原体，其中 IgM 出现最早，是体液免疫的"先头部队"，但持续时间短，是感染早期诊断的依据；IgG 出现相对晚，但持续时间长，是体液免疫的"主力军"，并能通过胎盘，为胎儿提供被动免疫；IgA 主要参与黏膜局部抗感染；IgE 则与抗寄生虫感染相关。

2．细胞免疫　T 淋巴细胞是介导细胞免疫的效应细胞。当病原体入侵机体后，T 淋巴细胞受抗原刺激后活化、增殖、分化为效应 T 淋巴细胞，主要包括细胞毒性 $CD8^+T$ 淋巴细胞和辅助 $CD4^+T$ 淋巴细胞。$CD8^+T$ 淋巴细胞可通过直接杀伤靶细胞而阻止病原体感染；$CD4^+T$ 淋巴细胞则通过产生细胞因子，募集并激活更多的免疫细胞清除病原体。

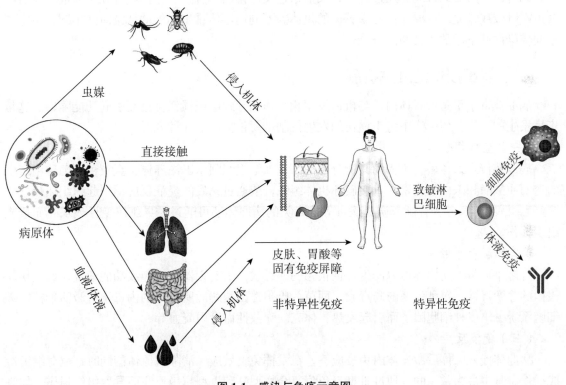

图 1-1　感染与免疫示意图

（刘　丹）

第二节　传染病的发病机制

一、传染病的发生与发展

传染病的发生与发展大多具有一个共性特征，即阶段性。发病机制的阶段性与临床表现的阶段性在很多情况下是相互吻合的。

（一）病原体入侵

病原体入侵机体是传染病感染的第一步，不同的传染病病原体入侵机体的门户不同。入侵门户与传染病的发病机制密切相关，只有入侵门户恰当，病原体才能在人体内定植、生长、繁殖和引起病变。如流感病毒、结核分枝杆菌、鼠疫耶尔森菌需由呼吸道进入人体；甲型肝炎病毒、霍乱弧菌等则需经消化道入侵；破伤风梭菌必须经伤口感染才能引起相应的疾病。

（二）病原体定植

不同的病原体入侵机体后，依据其与宿主组织特异性结合能力而定植于特定部位，可以是侵入部位，也可能是远离侵入部位的其他组织脏器。当病原体定植成功后，在该处生长、繁殖和引起病变。有的病原体在繁殖过程中可产生毒素，经血液循环引起其他部位的病变，如白喉和破伤风。有的病原体定植后也可能再通过血液循环，定植于其他组织和器官，如伤寒沙门菌通过菌血症侵袭其他器官，金黄色葡萄球菌通过脓毒血症引发肾脓肿。

（三）病原体的排出

在病原体感染过程中，可从受感染机体以不同方式排出体外，从而使感染他人成为可能。有些病原体的排出途径是单一的，如志贺菌属只通过粪便排出；有些病原体可以有多种排出途径，如脊髓灰质炎病毒既可通过粪便，又能通过飞沫排出；有些病原体则存在于血液中，需经由虫媒叮咬或输血、注射才离开受感染的机体。不同病原体排出体外的持续时间不同，决定了不同传染病有不同的传染期。

二、组织损伤的发生机制

病原体寄生于感染者体内，与机体发生相互作用导致组织损伤，进而引起功能障碍。这是疾病发生的本质。传染病中组织损伤的发生机制主要包括以下 3 种方式。

（一）直接损伤

病原体侵入人体后，可借助其所分泌的酶（如溶组织阿米巴滋养体、金黄色葡萄球菌产生的透明质酸酶和杀白细胞素）直接破坏机体组织，或通过诱发的炎症反应而引起组织坏死（如鼠疫），巨细胞病毒、脊髓灰质炎病毒等病毒类的病原体还可通过诱导细胞变性或坏死而造成组织损伤。

（二）毒素作用

许多细菌类的病原体可以产生毒性很强的外毒素，引起靶器官损害或功能紊乱，如破伤风梭菌的痉挛毒素、霍乱弧菌的肠毒素。而革兰氏阴性菌裂解后所释放的内毒素可激活单核巨噬细胞系统分泌多种细胞因子而引起发热、休克、弥散性血管内凝血等。

（三）免疫反应

病原体侵入人体后激发体内免疫应答，在发挥免疫效应、清除病原体的同时，也对组织造成损伤。其中最为常见的是通过Ⅲ型（免疫复合物型）和Ⅳ型超敏反应而导致组织损伤，如肾综合征出血热、结核病。某些病原体可抑制细胞免疫（如麻疹病毒）或直接破坏 T 淋巴细胞（如 HIV）。

三、重要的病理生理变化

（一）发热

发热是传染病的一个重要临床表现，但并非传染病所特有。当机体受到感染、炎症、损伤或外源性致热原的作用时，使之释放内源性致热原，并经过一系列作用，最终产生前列腺素并作用于下丘脑体温调节中枢，从而导致发热。

（二）急性期改变

感染、创伤、炎症等过程可诱发一系列宿主应答，伴随特征性的代谢改变。由于应答往往出现于感染或创伤后的几小时或几天，因而称为急性期改变。①蛋白代谢：肝合成的一系列应急蛋白中，C 反应蛋白升高是急性感染的重要指标；血浆中的糖蛋白和球蛋白的浓度升高可

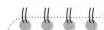

导致红细胞叠连而使红细胞沉降率加快；机体感染时耗能增加，使蛋白通过糖异生作用应急供能，使肌肉蛋白分解而出现消瘦。②糖代谢：葡萄糖生成速度加快，导致血糖升高，糖耐量短暂下降，这与糖异生作用加速和内分泌影响有关。③水、电解质代谢：急性感染时，氯离子和钠离子会因出汗、呕吐、腹泻而丢失，加上抗利尿激素的分泌增加，尿量减少，水分潴留，会导致低钠血症。钾离子的摄入减少而排出增加会导致低钾血症。④内分泌：急性感染早期，随着发热的开始，由促肾上腺皮质激素介导的糖皮质激素和类固醇在血液中浓度增高，其中糖皮质激素可升高至正常的 5 倍。但在败血症并发的肾上腺出血时，则可导致糖皮质激素分泌减少或停止。此外，还可伴有醛固酮、胰高血糖素、胰岛素等激素分泌增加。

（刘 丹）

第三节 传染病的特征

一、传染病的基本特征

传染病与其他疾病相比较有以下四大基本特征。

（一）病原体

每种传染病都是由对应的特异性病原体引起的，在诊断上，检查病原体具有重要意义。

（二）传染性

传染性（infectivity）是传染病区别于其他疾病的主要特征。感染者或患者排出病原体，具有传染性的时期称为传染期。不同传染病的传染期长短不一。了解各种传染病的传染期是决定隔离期的重要依据。

（三）流行病学特征

在自然因素和社会因素的共同影响下，传染病的流行过程可表现出各种流行病学特征（epidemiologic feature）。

1. 流行性 传染病的流行程度按其发病率可分为散发、暴发、流行和大流行。若某种传染病在某地的发病率处于常年水平，称为散发（sporadic）；若某一地区或某一单位在短时间内突然出现大量同一疾病的患者，而这些患者多来自同一传染源或同一传播途径，称为暴发（outbreak）；若某种传染病的发病率显著高于常年水平，称为流行（epidemic）；若流行范围很广，超过了国界甚至洲界时，称为大流行（pandemic）。

2. 季节性 有些传染病的发生与季节有着明显的关联性，如消化道传染病多发于夏季；呼吸道传染病多发于秋季和冬季。

3. 地方性 部分传染病易发生于某些特定地区，如疟疾、登革热主要流行于热带和亚热带地区。

（四）感染后免疫

感染后免疫（postinfection immunity）是指当病原体进入人体后，无论显性还是隐性感染，都可以激活机体的特异性免疫应答。感染后免疫属于主动免疫，实验室可以检测出所产生的特异性免疫效应物质，如抗体、抗原特异性淋巴细胞。不同的传染病感染后免疫持续的时间不同。通常病毒性传染病的感染后免疫持续时间最长，有的可终生免疫，但也有例外，如流行性感冒。除伤寒以外的其他细菌性传染病的感染后免疫持续时间相对较短，可发生再感染（reinfection）。而寄生虫病的感染后免疫持续时间通常更短、更弱。

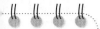

朊粒

朊粒又称朊蛋白、朊病毒，是一种由宿主基因编码的构象异常而产生的蛋白质。朊粒不含核酸，具有自我复制能力和传染性，是人和动物传染性海绵状脑病的病原体。朊粒传染动物可引起羊瘙痒病、牛海绵状脑病（疯牛病）；感染人体可引起克 - 雅病、库鲁病等。典型临床表现为进行性发展的痴呆、肌肉痉挛、共济失调、运动性失语、瘫痪及癫痫等，最后患者死于神经系统功能衰竭。库鲁病因发现于巴布亚新几内亚高原的库鲁族原住民部落而得名。该病与部落原始的丧葬祭祀风俗（食用已故亲人尸体脏器）有关，当摒弃这一风俗后，现已无病例发生。D.C.Cajdusek 因研究库鲁病的成就获 1976 年诺贝尔生理学或医学奖。

二、临床特征

（一）病程发展的阶段性

不同的急性传染病，其发生、发展和转归大致都可归纳为下述 4 个阶段。

1. 潜伏期（incubation period） 从病原体侵入机体起到开始出现临床症状的这一时间段，称为潜伏期。潜伏期相当于病原体在机体内定植、繁殖和转移，引起组织损伤和功能改变导致出现临床症状之前的整个过程。其长短与侵入病原体的种类、数量、侵入部位、侵袭力以及机体的免疫力强弱等因素有关。因此，每种传染病的潜伏期都有一个范围。大多数传染病的潜伏期在数日内，短的仅数小时（如细菌性食物中毒），长者可达数月（如狂犬病），甚至数年以上 [如获得性免疫缺陷综合征（简称艾滋病）]。潜伏期是确定传染病检疫期的重要依据，对追溯传染源与传播途径，推算传染期、安排免疫接种时间以及某些传染病的诊断也具有重要意义。

2. 前驱期（prodromal period） 从起病开始到临床症状明显这一阶段为前驱期。在此阶段，疾病的临床表现不具备特异性，为很多传染病所共有，可表现为发热、头痛、乏力、食欲减退、肌肉酸痛等，一般持续时间多为 1 ~ 3 天，此时疾病已具有传染性。起病急者可无前驱期。

3. 症状明显期（period of apparent manifestation） 前驱期过后，大部分患者症状逐渐明显，出现该传染病特有的症状和体征，如具有特征性的皮疹、肝大、脾大、黄疸、脑膜刺激征等。此时病情由轻转重，达到高峰，而后随机体免疫力的产生，病情逐渐减轻，最后进入恢复期。

4. 恢复期（convalescent period） 随着机体免疫应答的逐步增强，此阶段机体的病理生理过程逐渐终止，症状和体征渐渐消失，病原体被清除或被局限在某些特定组织。恢复期患者的体温、食欲、体力、精神状况等也开始恢复正常，紊乱的功能和受损的组织开始恢复，血液中抗体效价升高。病程中所造成的病理损伤一般尚需一段时间康复。部分患者还可能出现超敏反应性疾病，如链球菌感染导致猩红热的患者在恢复期可能出现急性肾小球肾炎和风湿病等。有些传染病（如霍乱、细菌性痢疾）此期病原体还未完全清除，其传染性还要持续一段时间。

有些进入恢复期的患者体温已恢复正常一段时间，由于体内潜伏的病原体再度繁殖活跃，再次出现初发病症，称为复发（relapse）。有些患者在体温下降、临床症状及体征减轻的过程中，体内残存的病原体再度活跃而导致体温再次升高，初发症状和体征再次出现，称为再燃（recrudescence）。复发与再燃多见于伤寒、疟疾和细菌性痢疾等。某些传染病患者在恢复期结束后，机体功能受损而未能恢复正常，留有后遗症，多见于中枢神经系统传染病，如脊髓灰质炎、乙型脑炎、流行性脑脊髓膜炎。

（二）临床分型

由于感染过程中病原体与人体免疫力的斗争力量对比以及环境因素的影响等，相同传染病会有不同的临床表现，其转归和预后也有一定的差异。临床上通常根据其起病性质、病程经过、临床表现、病情轻重等分为不同类型。

1. 按起病性质与病程经过分型 可分为急性、亚急性和慢性。不同传染病按病程分型所依据的时间有所差异，如慢性肝炎指病程半年以上的肝炎患者；慢性细菌性痢疾指病程在 2 个月以上的慢性细菌性痢疾患者。

2. 按临床表现分型 可分为典型和非典型。典型即普通型，具有该病特有的症状和体征。非典型者常缺乏特有的症状和体征，造成诊断困难。

3. 按病情轻重分型 可分为轻型、中型、重型和暴发型。随着病情加重，病死率依次增高。

（三）常见症状与体征

1. 发热 是传染病最常见的表现，大多数传染病都可引起发热，但热度、热程、热型等依传染病不同而有差别，因此对传染病的鉴别诊断有较为重要的临床意义。稽留热在斑疹伤寒、伤寒的极期较为多见。弛张热可见于伤寒的缓解期、流行性出血热和败血症等。间歇热见于疟疾、败血症等。波状热见于布鲁菌病。登革热患者则表现为连续发热数日后温度降至正常 1 日，之后又再发热数日，称为马鞍热。

2. 皮疹 是传染病的常见表现之一，伴有皮疹的传染病称为发疹传染病。皮疹包括外疹和内疹（也称黏膜疹）两大类。皮疹的出现时间、形态、先后次序、出现部位等在临床上对传染病的诊断和鉴别诊断有着重要的参考意义。例如水痘、风疹多发生于起病第 1 日，猩红热发生于起病第 2 日，天花为第 3 日，麻疹为第 4 日，斑疹伤寒为第 5 日，伤寒为第 6 日。水痘的皮疹多分布于躯干；天花多分布于面部和四肢；麻疹有黏膜疹（科氏斑），其皮疹先出现于面部和耳后，之后向躯干和四肢蔓延。

3. 毒血症症状 病原体产生的毒素和代谢物进入血液，可引起多种症状，如发热、乏力、全身不适、头痛、关节肌肉酸痛、厌食、恶心等全身症状。严重者可引起意识障碍、中毒性脑病、中毒性休克、呼吸衰竭及多脏器衰竭等而危及生命。

4. 单核巨噬细胞系统反应 在病原体及其代谢产物的作用下，单核巨噬细胞系统会发生增殖、趋化，部分相关组织、器官充血，临床会出现肝大、脾大、淋巴结肿大。

（刘 丹）

第四节 传染病的流行过程及影响因素

传染病的流行过程本质就是传染病在人群中发生、发展、转归的过程。传染病在人群中的发生和发展必须同时具备传染源、传播途径和易感人群三个基本条件。缺少或阻断任何一个环节，流行即告终止。传染病的流行过程还同时受自然因素、社会因素以及个人因素的影响。

一、传染病流行的三个基本条件

（一）传染源

传染源（source of infection）是指病原体已在体内生存、繁殖，并能将病原体排出体外的人或动物。

1. 患者 对于多数传染病而言，患者是重要的传染源，但不同传染病的传染期、同一传染病的不同临床时期和临床类型，其传染性的强弱及危害大小不同。病毒性肝炎、水痘在潜伏期末期即有传染性，而大部分传染病在其发病期传染性最强。某些传染病的轻型、慢性患者传染性不强，但因病情轻，不易被注意，且活动范围大，因此危害性大。

2. 隐性感染者 某些传染病，如COVID-19、流行性脑脊髓膜炎，隐性感染者常是重要的传染源。

3. 病原携带者 其中慢性病原携带者自身无临床症状，但可长期排出病原体，成为许多传染病的主要传染源，如HIV携带者、伤寒沙门菌携带者、乙型肝炎病毒携带者。

4. 受感染动物 某些动物之间传播的传染病也可以感染人类引起人群传播，如鼠疫、狂犬病、布鲁菌病。还有一些病原体可感染动物但不引起发病，当传染人类时便引发疾病，如经猪传播的流行性乙型脑炎、经鼠传播的钩端螺旋体病。这些以动物为传染源传播的疾病称为动物源性传染病，其中以野生动物为传染源传播的疾病称为自然疫源性疾病。

（二）传播途径

传播途径（route of transmission）是指病原体经传染源排出，进入其他易感者体内的途径。不同的传染病，其传播途径不同，同一传染病可存在多种传播途径。

1. 呼吸道传播 易感者吸入含有病原体的飞沫或气溶胶等而感染疾病，如肺鼠疫、流行性感冒、肺结核、麻疹、腮腺炎及猩红热。

2. 消化道传播 易感者进食被病原体污染的食物、水或使用被污染的食具，经口而引起感染，如甲型肝炎、细菌性痢疾、伤寒及霍乱。

3. 接触传播 易感者通过接触被病原体污染的水源、土壤、皮毛、用品等导致感染，如白喉、手足口病、破伤风、沙眼及炭疽。

4. 血液、体液传播 病原体存在于传染源的血液或体液中，易感者通过输注有病原体的血液制品、接受器官移植、性交等方式接触其血液或体液而导致感染，如乙型肝炎、丙型肝炎及艾滋病。

5. 虫媒传播 经被病原体感染的节肢动物，如蚊、白蛉、虱、蚤、蜱、螨叮咬后导致感染，如流行性乙型脑炎、疟疾、登革热、黑热病、恙虫病及流行性斑疹伤寒。

6. 母婴传播 病原携带者或患者在妊娠期间通过胎盘感染胎儿，或在分娩过程中通过产道时以及出生后的母婴密切接触中造成病原体传播，如乙型肝炎、艾滋病。

科研小提示

明确传播途径对传染病的防控具有重要意义。对于原因不明的传染病，如何科学、快速地确定其传播途径？

（三）易感人群

易感者（susceptible person）是指对某种传染病缺乏特异性免疫力的人。易感者在某一特定人群中的比例决定了该人群的易感性（susceptibility of the crowed）。人群易感性与传染病的流行性呈正相关。当易感者在人群中达到一定数量时，则易发生传染病的流行。感染后免疫力比较稳定的传染病，经过一次流行后，人群普遍获得特异性免疫力，需经过几年后人群易感性再次上升到一定水平，才会发生又一次流行。这种现象称为传染病流行的周期性。对易感人群接种疫苗可以显著提高人群特异性免疫力，降低人群易感性，从而有效地控制传染病的流行。

二、影响流行过程的因素

（一）自然因素

自然环境中的各种因素，如地理、气候、生态条件对传染病的发生和发展有着重要的影响。自然因素可直接影响病原体的生存能力、人体抵抗力及接触和受感染的机会等，对寄生虫病和虫媒传染病的影响尤为明显。传染病的地区性与季节性是自然因素影响的具体表现。如气候温和、雨量充沛、草木丛生，适于节肢动物、啮齿类动物的生存和繁殖，因而有利于经由这些动物传播的传染病的流行。冬季寒冷、干燥的气候会降低人体呼吸道的抵抗力而易发呼吸道传染病，而炎热的夏季易滋生细菌，以及人的胃酸分泌减少，则有利于消化道传染病的发生和流行。某些自然因素为传染病在野生动物之间的传播创造了良好条件，如鼠疫、钩端螺旋体病，人类进入这些地区时，易受感染。

（二）社会因素

社会因素包括社会制度、经济状况、生活条件和文化水平等，对传染病的流行过程也有着重要的影响。社会经济的进步、人民生活水平和卫生意识的提高、社会健康教育和传染病防治工作的开展、不健康生活方式的改变等，均有利于控制传染病的流行。此外，科学应对突发灾难性事件也有助于预防和控制灾后传染病的发生和发展。

（三）个人因素

传染病的传播与个人的行为习惯，包括在日常生活、旅游、集会等情境下的卫生防范意识和措施等存在密切关系。

随堂测 1-2

（刘 丹）

第五节 传染病的诊断与治疗

一、传染病的诊断

传染病的早期诊断是早期隔离患者、早期治疗及有效防止传染病传播的先决条件。传染病的诊断应从下述几个方面进行综合分析。

（一）流行病学资料

在传染病的诊断中，流行病学资料具有重要意义。其中，患者的年龄、性别、职业、居住状况、饮食习惯、预防接种史等情况与患者的易感性相关，近期可疑病例接触史、旅行史、发病季节、发病地区等可进一步提供病原学相关信息，早期掌握流行病学资料是诊断传染病重要的一步。

（二）临床表现

详细了解患者的起病状况、起病方式、病情进展速度、疾病持续时间、伴随症状等，仔细完善生命体征、精神状态、皮肤、淋巴结、肝、脾等检查对疾病的早期治疗及诊断有着重要意义，尤其是具有诊断意义的症状和体征，如皮疹的表现及其与发热的关系有助于发疹性疾病的诊断，发热伴有醉酒貌为肾综合征出血热的典型表现，发热伴无欲貌应考虑伤寒的可能等。

（三）实验室及其他检查

1. 一般检查

（1）血常规：外周血白细胞计数和分类有助于判断传染病病原体的类型和感染程度。白细胞总数升高多见于细菌性传染病，如流行性脑脊髓膜炎、败血症和猩红热。但革兰氏阴性杆菌感染时白细胞总数升高不明显甚至减少,如伤寒、布鲁菌病。白细胞总数正常或减少多见于病毒性传染病,如麻疹、登革热、病毒性肝炎,但流行性乙型脑炎、狂犬病及肾综合征出血热除外。血红蛋白浓度降低可见于疟疾和黑热病。嗜酸性粒细胞增多常见于各种寄生虫感染的急性期,若嗜酸性粒细胞减少,则见于伤寒、流行性斑疹伤寒等。

(2)尿常规:尿蛋白显著增多见于肾综合征出血热等;尿胆红素检测有助于肝炎时黄疸的鉴别诊断。

(3)粪便常规:粪便的性状和镜检有助于细菌性痢疾、霍乱、感染性腹泻和寄生虫病的诊断。

(4)生化检查:评估肝、肾等脏器功能变化情况,有助于病毒性肝炎、肾综合征出血热的诊断。

2.病原学检查

(1)病原体直接检查:有些病原体可直接用显微镜或肉眼检查出,如从血液或骨髓涂片中检出疟原虫及利什曼原虫,从血涂片中检出微丝蚴及回归热螺旋体,痰液涂片检出结核分枝杆菌等;蛔虫、绦虫节片等可随粪便排出,通过肉眼检查大便即可确认;又如夜间检查患儿肛门,可见蛲虫虫体活动。

(2)病原体的培养和分离:细菌、螺旋体和真菌可用不同培养基进行培养和分离。病毒及立克次体等胞内寄生性病原体须用组织培养和动物接种等方式进行病原体的培养和分离。用于病原体分离的标本可以是血液、尿液、粪便、脑脊液、痰液、骨髓或皮疹吸出液等。为提高阳性率和准确率,应尽量在病程的早期及使用抗病原体药物之前进行,根据不同传染病的病变特点采集病变部位明显的材料。同时应注意标本的正确保存和运输,及时送检等。

(3)病原体核酸检查:随着分子生物学技术的广泛应用,如基因扩增及限制性片段长度多态性分析,病原体的检测更加快速和准确,病原体的核酸检测不仅有助于疾病的诊断,同时高危人群的核酸检测还有助于及时发现隐性感染者,控制传染病的传播和掌握传染病的传播情况,如 COVID-19 病原体的反转录聚合酶链反应(RT-PCR)筛查。

3.免疫学检查

(1)特异性抗原检测:常用酶联免疫吸附试验(enzyme-linked immunosorbent assay,ELISA)或流式细胞术(flow cytometry,FCM),抗原检测比抗体检测更具有早期病原学诊断意义。

(2)特异性抗体检测:通过补体结合试验、沉淀试验、凝集试验、中和试验、ELISA、放射免疫测定、蛋白质印迹法等方法检测抗体 IgM 和 IgG。IgM 在特异性免疫应答中出现较早、持续时间短,可用于早期感染的诊断;IgG 出现较晚,但持续时间长,是既往感染的标志,可用于评价个人及人群的免疫状态。若急性期与恢复期双份血清检测其抗体由阴性转为阳性或效价升高 4 倍以上,则具有诊断意义。

(3)皮内试验:用病原体的特异性抗原通过皮内注射途径能引起机体较强的免疫应答,如结核菌素试验。若试验结果为阳性,提示感染过该病原体。某些寄生虫的皮内试验可作为辅助诊断。

(4)T 淋巴细胞群检测:用单克隆抗体检测 T 淋巴细胞亚群,可以了解各分化的亚群 T 淋巴细胞数量和比例,如对 CD4$^+$ 细胞、CD8$^+$ 细胞的比例分析常用于艾滋病的诊断或疾病发展的判断。

4.其他检查

(1)影像学检查:X 线检查可用于肺结核和肺吸虫病;超声检查常用于诊断肝炎、肝硬化、肝脓肿等;CT 及 MRI 常用于诊断脑脓肿和脑囊虫病等。

(2)内镜检查:纤维结肠镜常用于诊断细菌性痢疾、阿米巴痢疾、真菌性肠炎、空肠弯曲菌肠炎、耶尔森菌小肠结肠炎和血吸虫病等；纤维支气管镜常用于艾滋病并发的肺孢子菌肺炎和支气管淋巴结结核等。

（3）活体组织检查：通过局部病变组织的活体组织检查，可以深入了解病原体、病变性质和严重程度，如对慢性肝炎和肝硬化的肝组织活体进行分子生物学检查；对各类结核组织的检查、淋巴瘤、卡波西肉瘤等的活体组织检查。

近年来，基因组学、蛋白质组学、生物芯片等生物学技术已逐渐用于传染病的诊断与研究中，使病原学检测向高通量、自动化、标准化方向不断发展。

二、传染病的治疗

传染病治疗的目的不仅在于促进患者的康复，还在于控制传染源、防止传染病的扩散和传播。因此，要坚持防治结合的原则，在治疗的同时，还必须做好消毒与隔离、疫情报告、接触者检疫与流行病学调查等。传染病的治疗措施包括一般治疗、病原治疗、对症治疗等。

（一）一般治疗

根据具体病情给予适当的休息和营养支持，保证足够的热量和维生素等，维持水、电解质代谢和酸碱平衡，输注血液或血液制品等，以提高机体的防御能力和免疫功能。

（二）病原治疗

病原治疗也称特异性治疗，是指以杀灭、清除或抑制病原体为目的的治疗。

1. 抗菌治疗 对于细菌感染，可采用抗生素和化学制剂进行抗菌治疗。抗菌药物种类较多，常用的有天然青霉素类、半合成青霉素类、喹诺酮类、头孢类、大环内酯类及氨基糖苷类等。近年来，因广泛和不合理使用抗菌药物导致耐药菌株明显增多，甚至出现超级细菌，在治疗时需注意合理用药，结合药敏试验结果优化抗菌药物的使用方案。

2. 抗病毒治疗 抗病毒药发展较慢，效果尚不理想，同时也存在耐药问题。常见的抗病毒药有广谱抗病毒药，如利巴韦林；抗 RNA 病毒药物，如索非布韦、奥司他韦；抗 DNA 病毒药物，如阿昔洛韦、更昔洛韦、拉米夫定及恩替卡韦。

3. 抗真菌治疗 抗真菌药包括氟康唑、伊曲康唑、两性霉素 B 及氟胞嘧啶等。

4. 抗寄生虫治疗 抗寄生虫药有用于抗疟疾的氯喹、伯氨喹；用于丝虫病的枸橼酸乙胺嗪；治疗阿米巴痢疾的甲硝唑；抗吸虫的吡喹酮；广谱抗寄生虫药阿苯达唑。

（三）免疫治疗

1. 抗毒素治疗 某些细菌产生的毒素会严重损害机体，应使用抗毒素治疗，如抗白喉毒素、抗破伤风毒素。对抗毒素过敏者，需采用小剂量逐渐增加的脱敏方法。

2. 免疫调节 应用各种特异性或非特异性的免疫球蛋白进行被动免疫，应用干扰素等免疫调节药以及胸腺肽等免疫增强剂调节机体的免疫功能。

（四）对症治疗

对症治疗不但能减轻患者的痛苦，还可以通过调整患者各系统功能，达到减少机体损耗、保护重要脏器的目的。如颅内压高时进行脱水疗法，高热时进行物理降温，休克时采取循环支持，抽搐时给予镇静，严重毒血症时给予糖皮质激素等。

（五）康复治疗

某些传染病，如脊髓灰质炎和乙型脑炎等可能引起一定程度的后遗症，需要采用针灸、理疗、功能锻炼等促进康复。

（六）中医治疗

中医治疗在调节各脏器功能、增强免疫力等方面具有独特的优势。此外，某些中药，如小檗碱、鱼腥草、板蓝根有抗微生物作用。

除此之外，由于传染病的特殊性，在治疗、隔离过程中可能会引起患者恐惧、焦虑、孤独等情绪，应加强心理疏导，必要时给予心理治疗。

（刘　丹）

第六节　传染病的预防

传染病的预防是一项非常重要的工作。做好此项工作，可减少或避免传染病的发生及流行，甚至可达到消灭传染病的目的。传染病的预防应针对传染病流行的三个环节进行。由于不同传染病的流行特征不同，因而其预防措施应针对的重点环节不同。

一、管理传染源

早期发现传染源是及时进行管理的基础。针对不同类型的传染源，须采取不同的管理措施。

1. 对患者的管理　应尽量做到早发现、早诊断、早隔离、早治疗和彻底治疗。有关隔离的具体措施详见本章第七节传染病的隔离与消毒。对确诊和疑似传染病患者，应按规定及时上报。传染病报告制度是早期发现和控制传染病的重要措施。严格遵守《中华人民共和国传染病防治法》及《突发公共卫生事件与传染病疫情监测信息报告管理办法》，可保障防疫部门及时掌握疫情，采取必要的流行病学调查和防疫措施。

依据传染病的传播方式、传播速度及对人类的危害程度等，我国将传染病分为甲类、乙类和丙类，进行分类管理。国务院卫生行政部门可根据传染病疫情变化调整不同类传染病的病种并予以公布。目前我国纳入分类管理的传染病共计40种。①甲类：为强制管理的传染病，包括鼠疫和霍乱，应于2小时以内上报。②乙类：为严格管理的传染病，包括严重急性呼吸综合征（severe acute respiratory syndrome，SARS）、艾滋病、病毒性肝炎、脊髓灰质炎、人感染高致病性禽流感、麻疹、流行性出血热、狂犬病、流行性乙型脑炎、登革热、炭疽、细菌性和阿米巴痢疾、肺结核、伤寒和副伤寒、流行性脑脊髓膜炎、百日咳、白喉、新生儿破伤风、猩红热、布鲁菌病、淋病、梅毒、钩端螺旋体病、血吸虫病、疟疾、人感染H7N9禽流感（2013年增加）、新型冠状病毒肺炎（2020年增加，2022年12月更名为新型冠状病毒感染），城镇应于6小时内上报，农村应于12小时内上报。需要特殊指出的是，在乙类传染病中，严重急性呼吸综合征、炭疽中的肺炭疽、人感染高致病性禽流感，须采取甲类传染病的报告和预防、控制措施。③丙类：为监测管理的传染病，包括流行性感冒、流行性腮腺炎、风疹、急性出血性结膜炎、麻风病、流行性和地方性斑疹伤寒、黑热病、包虫病、丝虫病、手足口病，以及除霍乱、细菌性和阿米巴痢疾、伤寒和副伤寒以外的感染性腹泻，应当于24小时内上报。

2. 对密切接触者的管理　及时、科学地开展流行病学调查，根据相应传染病的潜伏期确定对密切接触者的观察期，结合具体情况进行必要的隔离和观察，给予适当的药物或预防接种。

3. 对病原携带者的管理　在人群中，尤其是餐饮服务行业及托幼机构的工作人员应定期检查，以便及时发现病原携带者。结合病情评估对携带者治疗的必要性，加强传染病的健康教育，避免从事可能造成传染病扩散的工作，定期复查病原学状态。

4. 对动物传染源的管理　对有经济价值的家禽、家畜，应尽可能给予隔离、治疗，必要时予以宰杀后进行消毒处理；对无经济价值者，则应予以捕杀和消毒。

二、切断传播途径

应根据传染病的不同传播途径，采取相应的防御措施。对于各种传染病（尤其是消化道传染病、虫媒传染病及许多寄生虫病）来说，切断传播途径通常是起主导作用的预防措施。消毒是切断传播途径的重要措施，狭义的消毒是指用物理或化学的手段消灭停留在周围环境中及传播媒介上的病原体，从而切断传播途径，阻止和控制传染病的发生；而广义的消毒还包括消灭传播媒介（如老鼠、臭虫、跳蚤、苍蝇及蚊子）。开展爱国卫生运动、搞好环境卫生是预防传染病的重要措施。对于消化道传染病，应着重保护水源，加强饮食卫生、个人卫生及粪便管理，消灭苍蝇、蜚蠊（蟑螂）等。对呼吸道传染病，应着重保持室内空气流通，必要时可进行空气消毒，在呼吸道传染病流行季节戴口罩等。

有关消毒的具体措施详见本章第七节传染病的隔离与消毒。

三、保护易感人群

保护易感人群主要通过提高非特异性免疫力、提高特异性免疫力和个体防护三个方面实现。

（一）提高非特异性免疫力

通过改善营养状况，保持规律的生活、良好的心理状态，加强体育锻炼等，从而加强机体的非特异性免疫力。

（二）提高特异性免疫力

通过预防接种（包括主动免疫和被动免疫）提高人体的特异性免疫力是预防传染病的关键。主动免疫是指有计划地接种疫苗、菌苗、类毒素等制品后，使机体在 1～4 周内主动产生针对病原体或类毒素的特异性免疫力，这种特异性免疫力可维持数月至数年。被动免疫是指注射抗毒素、含特异性抗体或细胞因子等制剂，以达到治疗或紧急预防传染病的措施。被动免疫制剂并非由被接种者自己产生，缺乏主动补充来源，因而接种后免疫效果维持时间较短暂。

（三）个体防护

加强传染病健康教育，普及传染病相关的科学知识，提高公众对传染病的防护意识和防护能力。对于有职业性感染的高危人群，应严格操作规范，做好个人防护。一旦发生职业暴露，立即进行有效的预防接种或预防用药。

（刘　丹）

第七节　传染病的隔离与消毒

一、传染病的隔离

隔离（isolation）是指将传染病患者或病原携带者安置在指定的隔离单元中，暂时避免与周围人群及环境接触，积极进行治疗、护理，并对具有传染性的分泌物、排泄物用品及用具等进行消毒处理，防止病原体向外扩散传播的医疗措施。隔离的意义在于切断传染源、传播途径和易感人群三个关键环节之间的联系，以达到控制传染病蔓延的目的，同时也可降低医务人员发生感染的风险。

（一）隔离原则

（1）隔离单元的建筑布局需符合隔离要求。

（2）在标准预防的基础上，根据疾病的传播途径（接触传播、空气传播、飞沫传播和其他途径传播）及隔离单元的实际情况制定相应的隔离与预防措施。标准预防的相关内容参见《护理学基础》相关内容。

（3）当一种疾病可能有多种传播途径时，应综合采取多种防护措施。

（4）隔离病室应有隔离标志，门口应配备消毒设施，并限制人员出入。隔离标志中黄色为空气传播的隔离、粉色为飞沫传播的隔离，蓝色为接触传播的隔离。工作人员进入隔离病室应按要求穿戴相应的防护用品。

（5）传染病患者宜安置在单人隔离房间，经空气传播的患者居住的房间应保持隔离室呈负压状态。受条件限制时，已明确为同种病原体的感染者可安置于一室。

（6）根据传染病防控的要求确定隔离期限及解除隔离的标准。一旦传播可能造成严重危害的烈性传染病，在我国按甲类传染病管理，一般需要连续多次病原检测阴性，确定被隔离者不再排出病原体，方可解除隔离。

（二）隔离单元的建筑布局与区域划分

1. 建筑布局 传染病医院应与人口稠密区保持一定的距离，并且远离水源、餐厅、学校、商业中心等公共场所。综合医院的传染病科室宜相对独立，与普通科室及生活区分开。工作流程应确保洁污分开，避免因人员流动、物品转运等导致交叉污染。通风系统应分区域独立管理，防止各区域间空气流动造成交叉感染。隔离区出入口处应设有工作人员更衣的过渡区，并配有手卫生设施及充足的隔离衣、帽子、口罩、手套等适宜的防护用品。

2. 区域划分及隔离要求 在传染病隔离区域内，根据污染程度及工作需要划分为清洁区、污染区与潜在污染区（图1-2）。不同区域有不同的隔离要求，必须严格遵守。

（1）清洁区：指未与患者接触、未被病原体污染的区域，如值班室、配餐室、会议室。

隔离要求：①患者和患者接触过的物品不得进入清洁区。②工作人员不得穿工作服、戴帽子、戴口罩、穿隔离鞋进入清洁区。

（2）污染区：指与患者接触、被病原体污染的区域，包括病室、患者的洗浴间和厕所、患者活动的外走廊、医疗废弃物处置间等。

隔离要求：①工作人员进入污染区时需按要求穿戴隔离衣、帽子、口罩、隔离鞋等。②污染区内的一切物品必须经严格消毒后方可进入潜在污染区。③需送出污染区处理的物品应置于污物袋中，并做出明显标记。

（3）潜在污染区：指有可能被病原体污染的区域，如内走廊、医护办公室、治疗室，外于清洁区与污染区之间。

隔离要求：①尽量专区工作，减少人员流动，以减少交叉感染的机会，潜在污染区的工作人员进入污染区时需加穿隔离衣。②患者不得进入潜在污染区。

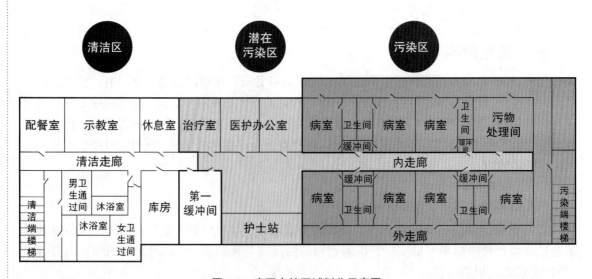

图1-2 病区内的区域划分示意图

知识链接 ------------------------------------

传染病隔离区的三区两通道

传染病隔离区有着严格的区域划分及工作流程，以确保洁污分开，避免因相互交叉而导致污染，引起传染病的传播。其中，清洁区、污染区及潜在污染区被简称为三区，两通道即清洁通道和污染通道。隔离区需设有清洁端和污染端（简称两端），分别与清洁通道和污染通道相连，以便不同人员和物品的流动。如工作人员上下班、清洁物品经由清洁端通过清洁通道出入隔离区；而患者、陪同患者的医务人员、污染物品等由污染端经污染通道出入隔离区。

（三）隔离的种类与方法

由于不同传染病的传播途径不同，在隔离期间，需根据不同传播途径采取对应的隔离措施。临床工作中常用的隔离种类包括严密隔离、呼吸道隔离、消化道隔离、接触隔离、血液-体液隔离、昆虫隔离及保护性隔离。随着患者与医务人员双向防护的标准预防的实施，原国家卫生部于 2009 年颁布《医院隔离技术规范》，规定在标准预防的基础上，将疾病隔离系统修改为接触传播的隔离、空气传播的隔离、飞沫传播的隔离和其他传播途径的隔离。

1．接触传播的隔离 适用于通过手、媒介物直接或间接接触传播的疾病，如肠道感染、多重耐药菌感染、皮肤感染患者。在标准预防的基础上，还应采用接触传播的隔离：①应限制患者的活动范围。②减少转运，如需转运时，应采取有效措施，减少对其他患者、医务人员和环境表面的污染。③医务人员执行可能污染工作服的操作时应穿隔离衣，可能接触污染物时应戴手套。

2．空气传播的隔离 适用于含有病原体的微粒（粒径 ≤ 5 μm）通过空气流动导致传播的疾病，如肺结核、水痘。在标准预防的基础上，还应采用空气传播的隔离：①收治条件不足时，应尽快转送至有条件收治呼吸道传染病的医疗机构，并注意转运过程中医务人员的防护。②当患者病情容许时，应使其戴防护口罩或外科口罩，定期更换，并限制其活动范围。③严格空气消毒。

3．飞沫传播的隔离 适用于含有病原体的飞沫核（直径 > 5 μm）在空气中短距离（1 m内）移动到易感者的口、鼻黏膜或眼结膜等导致传播的疾病，如百日咳、白喉、流行性感冒、流行性腮腺炎及流行性脑脊髓膜炎。在标准预防的基础上，还应采用飞沫传播的隔离：①应减少患者转运，当需要转运时，医务人员应注意防护。②当患者病情容许时，应使其戴外科口罩，定期更换，应限制患者的活动范围。③患者之间、患者与探视者之间相隔距离在 1 m 以上，探视者应戴外科口罩。④加强通风，或进行空气消毒。

4．其他传播途径的隔离 应根据疾病的特征采取相应的隔离措施。如虫媒传染病做好防蚊、灭蚊、灭虱等卫生管理措施。

二、传染病的消毒

消毒（disinfection）是指通过物理、化学或生物学方法，清除或杀灭环境中病原体（但不包括细菌的芽孢），使其达到无害化的一系列处理方法。通过消毒，可以清除或杀灭传染源排出到外环境中的病原体，从而切断传播途径，预防和控制传染病的传播，保护易感人群免受感染或发病。

（一）消毒的种类

1．疫源地消毒 是指对有传染源存在或曾经有过传染源的地点进行消毒。疫源地消毒又分为随时消毒和终末消毒。

（1）随时消毒：随时对传染源的排泄物、分泌物、污染物品进行消毒，以便及时杀灭从传染源中排出的病原体，防止疾病传播。

（2）终末消毒：是指传染源已经离开疫源地后进行的最后一次彻底的消毒措施，以便杀灭残留在疫源地内各种物体上的病原体。如患者出院、转科或死亡，对其所住病室和用物等的消毒。

2．预防性消毒 是对可能受到病原体污染的物品和场所进行的消毒，以预防传染病的发生，如室内的日常卫生打扫、空气消毒、餐具消毒、饭前便后洗手。

（二）消毒方法

消毒方法包括物理方法、化学方法及生物方法等。但因生物方法利用生物因素，如噬菌体、酶类或通过发酵去除病原体，作用缓慢，成本高，灭菌不彻底，一般不用于疫源地消毒。医学上的消毒主要应用物理消毒法和化学消毒法。

1．物理消毒法 是指用物理方法杀灭或清除病原体及其他有害微生物的方法。临床常用的有煮沸消毒、焚烧、干热灭菌、压力蒸汽灭菌及巴氏消毒法等热力消毒法，其中以压力蒸汽灭菌最为常用。此外，也常采用紫外线、红外线、微波、γ射线等辐射消毒法，以及过滤除菌、超声波消毒灭菌等。

2．化学消毒法 利用化学消毒剂破坏病原体的蛋白质酶系统或核酸，使之氧化、变性、凝固、裂解，以干扰病原体的生理功能或损坏其生物学结构。常用的化学消毒剂包括含氯消毒剂、氧化消毒剂、碘类、酚类、醇类消毒剂以及烷基化消毒剂等。消毒剂的作用效果除与消毒剂的性质、浓度及作用时间有关外，还与病原体的种类和数量、有无血液及黏液等有机物的保护有关，同时还受环境温度及酸碱度等因素的影响。

（孙玉梅）

第八节　传染病的护理

一、传染病护理工作的特点

传染病有很多不同于其他疾病的特点，特别是由于传染病具有传染性，在一定条件下可以造成疾病传播，因此在做好患者护理的同时，还要做好传染病的预防。

1．严格执行消毒与隔离制度和管理方法 严格的消毒、隔离制度和管理方法是传染病护理工作的重点。因传染病院（科）是传染病患者集中的场所，易造成院内、院外交叉感染。为了有效地控制传染病的传播，要求医护人员、患者及家属必须严格执行隔离、消毒制度。传染科医护工作者必须熟练掌握传染病的各种防护措施、隔离技术和消毒方法等，在保护自身的同时，还要指导患者及家属做好相关的防护措施。

2．随时做好突发应急处理准备 一方面，大多数传染病发病急骤、病情危重、病情变化快、并发症多，传染科护士需要有很强的预判能力，能够细致、准确地观察病情，及时发现病情变化，配合医生分秒必争地采取抢救措施，挽救患者的生命；另一方面，突发的传染病疫情往往需要医护人员及防护物资等短时间内准备到位，尤其是原因不明的疫情，需要传染科护士具有很强的应急处理能力。

3．传染病流行前应做好准备工作 由于某些传染病具有季节性特征，每当流行高峰期患者数量激增、危重患者增加时，应根据传染病不同病种，在每次流行高峰前做好充分的准备。

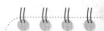

4. 护理工作范围广泛　作为传染科护士，不仅要参加患者的治疗和护理，还要指导患者、家属及其工作单位做好防疫工作，进行预防传染病的健康教育。

5. 护士是传染病责任报告人　传染科护士是传染病的责任报告人之一，应严格执行传染病报告制度。

二、传染病常见症状和体征的护理

传染病常见症状和体征包括发热、皮疹、毒血症症状、肝大及脾大等。除此以外，由于传染病的特殊性，患者常会出现焦虑以及因隔离而产生的孤独感等心理情绪反应。本部分主要以发热、皮疹及焦虑三个常见症状和体征为例进行介绍。

（一）发热

【护理评估】

1. 健康史　重点是现病史、流行病学史及心理社会状况。①起病缓急、发热程度、热程与热型。②伴随症状：如有无皮疹、腹泻、黄疸、意识障碍、头痛、食欲减退、呕吐及体重减轻。③诱因及病因：有无受凉、劳累等诱因，所进行的检查及检查结果，医疗诊断是否明确等。④处理经过：所采取的处理措施，包括病原治疗、解热药及降温措施的名称、用法及效果等。⑤流行病学史：包括发病地区、发病季节、有无传染病或同类疾病接触史、有无不洁饮食史、预防接种史等。⑥心理社会状况：对疾病相关知识的了解情况，有无焦虑、自卑、应对无效等心理社会问题及其可能的原因。

2. 体格检查　根据健康史所提供的线索，在系统检查的同时明确体格检查的重点，包括生命体征、营养状况、意识状态、面色、有无皮疹、皮肤弹性有无减退、全身浅表淋巴结有无肿大、扁桃体大小及有无分泌物、颈部软硬度、肺部叩诊音、呼吸音及啰音、心率及心音强弱、腹部压痛及肝脾大小、神经系统检查等。

3. 实验室及其他检查　血、尿、粪便常规检查；病原学及血清学检查；脑脊液、肝功能等检查；必要时作胸部 X 线、CT、超声等影像学检查及活体组织检查等。

【常见护理诊断/问题】

1. 体温过高　与病原体感染后释放致热源有关；与病原体感染导致体温调节中枢障碍有关。

2. 营养失调：低于机体需要量　与发热所致的食欲减退及消耗增加有关。

3. 有皮肤完整性受损的危险　与发热所致出汗较多有关。

4. 焦虑　与担心疾病预后有关。

5. 舒适度减弱　与病原体感染所致的毒血症症状有关。

6. 知识缺乏：缺乏发热的护理知识。

【护理计划】

以护理诊断"体温过高　与病原体感染后释放致热源有关"为例，制订护理计划。

1. 护理目标

（1）体温下降直至恢复正常，患者舒适感增加。

（2）由发热引起的身心反应减轻、消失。

（3）患者及家属会复述发热的护理措施及注意事项。

（4）患者及家属能够正确实施物理降温等护理措施。

2. 护理措施

（1）病情观察：注意观察生命体征、意识状态、液体出入量、体重、食欲的变化，心理情绪状态，治疗及护理效果等。

（2）环境：发热患者病室应保持适宜的温度和湿度，一般室温维持在 18 ～ 20 ℃、湿度

60%左右较适宜，还应注意通风，避免噪声。

（3）休息：传染病患者在症状明显期多表现为高热，故应绝对卧床休息，保持心情平静，注意勤变换体位，促进患者舒适。

（4）饮食护理：应给予高热量、高蛋白、富含维生素、易消化的流质或半流质饮食，注意补充足够的液体，必要时静脉输液以保证入量。

（5）降温措施：可采用物理降温，如温水擦浴、酒精擦浴、冰袋、冰帽、冰毯、冷盐水灌肠等。但应注意有些患者在出疹期禁用物理降温或酒精擦浴，以避免对皮肤的刺激。对持续高热使用物理降温效果不明显者，可按医嘱给予药物降温，应了解降温药物的主要成分、药理作用、禁忌证等，避免发生不良反应。还应注意用量不宜过大，以免大量出汗引起虚脱。高热伴惊厥者，可应用亚冬眠疗法治疗。护理人工冬眠患者时应注意观察生命体征；随时吸痰以保持呼吸道通畅；并应注意做好皮肤护理，防止冻伤。

（6）口腔及皮肤护理：协助患者在饭后、睡前漱口，对病情危重者给予口腔护理，避免口腔内感染。患者大量出汗后应用温湿毛巾擦拭，更换内衣、寝具，保持皮肤清洁、干燥，预防感染。

（7）用药护理：病原体感染引起的发热需进行病原治疗，护士应了解病原治疗药物的作用、用法、剂量、用药间隔时间、药物的不良反应等，严格按规定用药，以保证药物疗效。

（8）健康教育：向患者解释发热的原因、诱因、治疗方法及有关的传染病预防知识，鼓励患者提出问题，并给予耐心解答，以使其解除焦虑。同时，还应向患者、家属介绍发热时的休息、饮食、饮水要求及物理降温方法，使其参与护理活动，学会自我护理。

【护理评价】

（1）体温降至正常，发热引起的身心反应消失，患者感到舒适。

（2）患者及家属能够说出发热的有关知识，并能正确地执行物理降温等自我护理措施。

（二）皮疹

【护理评估】

1．健康史　对于出现皮疹的患者，重点询问如下内容。①皮疹出现的时间、初发部位、发展情况、皮肤损害性质及损害程度。②伴随症状：有无发热、食欲减退、瘙痒等伴随症状。③诱因及病因：有无食物或药物过敏史等，所进行的检查及检查结果、引起皮疹的可能疾病。④处理经过：应用药物的名称、用法、不良反应及效果等。⑤流行病学史：传染病接触史及预防接种史等。⑥心理社会状况：注意有无焦虑、孤独等心理情绪反应；对疾病相关知识的了解程度等。

2．体格检查　重点评估生命体征、意识状态、面色，皮疹的性质、部位、形态，全身浅表淋巴结有无肿大，扁桃体大小及有无分泌物，颈部软硬度，肝脾大小，神经系统检查等。

3．实验室及其他检查　血常规、粪便常规检查，病原学、血清学及脑脊液检查等。

【常见护理诊断／问题】

1．皮肤完整性受损：皮疹　与脑膜炎球菌内毒素所致的血管内皮损伤有关；与麻疹病毒感染有关。

2．舒适度减弱　与皮疹所致的瘙痒有关。

3．知识缺乏：缺乏皮疹的自我护理知识。

4．体温过高　与病原体感染后释放致热源有关。

5．焦虑　与担心疾病预后有关。

【护理计划】

以护理诊断"皮肤完整性受损：皮疹　与脑膜炎球菌内毒素所致的血管内皮损伤有关"为

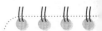

例制订护理计划。

1. 护理目标

（1）患者皮肤不发生继发性损伤及感染。

（2）患者及家属能说出加重皮肤损伤的各种因素。

（3）患者及家属掌握最有效的皮肤自我护理的方法。

2. 护理措施

（1）病情观察：①生命体征；②意识状态；③皮肤的完整性，包括皮疹性质、数量、部位的变化，有无皮肤感染征象等；④伴随症状的变化；⑤治疗及护理效果等。

（2）环境：病室应保持整洁、定时通风、定时空气消毒。

（3）休息：皮疹较重、伴有发热等症状者应卧床休息。

（4）饮食：应避免进食辛辣及刺激性食物。

（5）皮肤护理

1）注意保持皮肤清洁，每日用温水轻擦皮肤，禁用肥皂水、乙醇擦拭皮肤。

2）有皮肤瘙痒者应避免搔抓，防止抓伤皮肤造成感染。应注意修剪指甲，幼儿自制能力差，可将手包起来。皮肤剧痒者可涂止痒药等。

3）皮肤结痂后让其自行脱落，不要强行撕脱，翘起的痂皮可用消毒剪刀剪去。疹退后，若皮肤干燥，可涂以润肤露保护皮肤。

4）对大面积瘀斑的坏死皮肤，应注意保护，定时进行皮肤消毒。翻身时，应注意避免拖、拉、拽等动作，防止皮肤擦伤，并应防止尿便浸渍。也可使用保护性措施，如海绵垫、气垫，尽量不使其发生破溃。

5）皮疹破溃后应注意及时处理，小面积破溃者可涂以 0.5%聚维酮碘或抗生素软膏；大面积破溃者给予消毒后无菌敷料包扎，必要时外科处理，防止继发感染。如有感染，给予定时换药，必要时遵医嘱敷外用药治疗以促进组织再生。医护人员操作前注意手卫生，还应注意对病室空气定时消毒。

6）衣着应宽松、舒适、柔软，内衣及内裤应勤换洗。床褥应保持清洁、松软、平整、干燥，必要时被服经压力蒸汽灭菌后使用。

（6）用药护理：遵医嘱进行病原治疗，注意用药方法、剂量、效果及不良反应等。

（7）健康教育：向患者及家属讲解皮肤护理的重要性及加重皮肤损伤的因素，并教授其上述皮肤护理的方法。

【护理评价】

（1）皮肤保持完好，无继发损伤及感染。

（2）患者及家属能够说出加重皮肤损伤的各种因素，并能够正确进行皮肤护理。

（三）焦虑

【护理评估】

1. 健康史 重点是心理社会状况评估，除问诊以外，应注意观察患者的行为表现，也可借助相关量表进行评定，必要时可请精神科会诊。①焦虑的表现：如紧张、不安、睡眠不佳、食欲减退；②焦虑的严重程度及持续时间：如对日常生活、学习、工作以及认知功能等有无影响；③焦虑的可能原因：对疾病相关知识的了解程度、对传染病消毒、隔离的认识；是否因疾病痛苦、担心预后不良，或忧虑患病对工作、学习的影响等；④应激与应对能力：平时的应对方式与应对效果；⑤社会支持：家庭关系及人际关系，在患病过程中给予或可以给予的支持等。

2. 体格检查 注意有无心率、血压、呼吸频率、面色、出汗、注意力、定向力、语速及语调等改变。

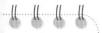

【常见护理诊断/问题】

1.焦虑 与担心疾病预后及疾病对工作的影响有关。

2.知识缺乏：缺乏传染病隔离防护的相关知识。

3.睡眠型态紊乱 与焦虑及环境改变有关。

4.健康维护行为无效 与焦虑及知识缺乏有关。

5.家庭维护行为无效 与家庭成员间关系紧张有关。

【护理计划】

以护理诊断"焦虑 与住院隔离和（或）担心疾病预后有关"为例，制订护理计划。

1.护理目标

（1）患者能够描述自己的焦虑及应对方式。

（2）焦虑所引起生理和心理的不适感减轻。

（3）患者能够应用有效的应对机制来控制焦虑。

2.护理措施

（1）病情观察：观察患者的焦虑表现，如面色变化、出汗、坐立不安、注意力不集中、失眠、厌食、尿频及定向力变化，根据表现评估焦虑程度。

（2）治疗性沟通：与患者进行有效沟通，尊重患者，态度和蔼，耐心倾听患者的叙述，鼓励其述说，认同患者目前的应对方式。

（3）营造安全的环境：提供安全、舒适的环境，减少对患者的不良刺激。对于进行抢救的患者，护士应保持镇静，守候在患者身边，密切观察患者的病情变化，及时采取措施。应态度认真、动作迅速、技术熟练、工作有条不紊，并向患者介绍周围环境。这些都会使患者产生可信赖感、安全感，从而消除焦虑、紧张不安的心理。

（4）对因护理：针对患者焦虑的原因进行指导与教育。使患者认识自己的焦虑，帮助其分析产生焦虑的可能原因。针对焦虑原因进行指导与教育，如向患者介绍住院环境，生活制度，消毒与隔离的目的、方法、要求，解除隔离的标准及隔离时间。说明隔离的目的是保护患者、保护他人、防止交叉感染，希望患者自觉遵守隔离制度。护士对患者要热情，千万不可流露出怕传染的厌恶情绪。

对于慢性传染病患者，应向其介绍疾病发展过程、预后、治疗过程中的注意事项、复发因素等。护士应对患者表示理解与同情，并根据每个患者的不同情况教会其应对措施。

（5）放松技术指导：指导患者使用松弛术，如进行深而慢的呼吸、按摩、听轻松而愉快的音乐，有助于减轻焦虑。

【护理评价】

（1）患者焦虑减轻，舒适感增加。

（2）患者已学会应用有效的应对机制来控制焦虑。

（孙玉梅）

小 结

传染病是人体免疫系统与病原体相互斗争的结果，可表现为一过性感染、隐性感染、显性感染、潜伏性感染以及病原携带状态5种不同形式。传染病具有病原体、传染性、流行病学特征、感染后免疫等基本特征。临床经过分为潜伏期、前驱期、症状明显期和恢复期，常见发热、皮疹、毒血症、肝大、脾大、淋巴结肿大及焦虑等表现。

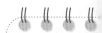

　　传染病的流行过程取决于传染源、传播途径和易感人群三个关键因素，并受自然因素、社会因素及个人因素的影响。传染病的诊断除依据临床表现及实验室检查外，还要考虑流行病学资料，其防治应坚持治疗、护理与预防相结合，对症支持治疗与病原治疗相结合，西医与中医相结合的原则，而传染病的消毒与隔离是重要的防治措施。

思考题

简述题

1. 感染过程5种不同表现之间有何区别和联系？
2. 举例说明自然因素与社会因素如何影响传染病的流行过程。

病毒性传染病

第二章

导学目标

通过本章内容的学习，学生应能够：

◆ **基本目标**

1. 描述常见病毒性传染病的病原学、流行病学特点。
2. 结合发病机制说明常见病毒性传染病的临床表现、诊断要点及主要的治疗原则。
3. 结合病原学及流行病学特点说明常见病毒性传染病的主要预防措施。
4. 运用护理程序对常见病毒性传染病患者进行全面系统的健康评估、确定护理诊断并制订护理计划。
5. 具有较强的评判性思维及临床思维能力。

◆ **发展目标**

1. 综合运用疾病的相关知识为常见病毒性传染病患者实施整体护理。
2. 善于分析和发现理论与临床实践中值得探究的问题，并提出切实可行的研究方案。

◆ **思政目标**

1. 具有强烈的社会责任感和使命感，勇于担当，乐于奉献。
2. 具有勤奋刻苦、严谨求实、勇于探索、乐于创新的科学精神。
3. 具有尊重和爱护患者、救死扶伤、护佑生命、慎独利他的专业精神。
4. 具有较强的法律与伦理意识。

病毒为严格的细胞内寄生的非细胞型微生物。病毒感染所引起的传染病不仅传染性强，流行范围广，而且有效防治的药物少，一直是威胁人类健康的主要传染病。随着对病毒性传染病的认识不断深入，通过疫苗接种，及时有效地发现、治疗和管理传染源等综合防治措施的落实，某些病毒性传染病（如天花）已被消灭，麻疹、流行性乙型脑炎等病毒性传染病的发病率已明显下降。但其他新的严重的病毒性传染病不断出现，如艾滋病、SARS、中东呼吸综合征（Middle East respiratory syndrome，MERS）、人感染高致病性禽流感、新型冠状病毒感染。病毒性传染病是近年来新发再发传染病的主要类型。深入研究和理解病毒性传染病发生、发展及传播的特点和规律是有效防治病毒性传染病，降低其对人类健康危害的关键。

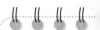

第一节　病毒性肝炎

案例 2-1

　　某患者，男性，50 岁，职员，发现乙型肝炎表面抗原阳性 30 年。患者 2 周前开始自觉乏力、食欲下降、眼黄、尿色加深，未予重视。1 周前自觉症状逐渐加重，并出现恶心、呕吐及腹胀。门诊检查结果：丙氨酸转氨酶（ALT）414 U/L，天冬氨酸转氨酶（AST）84.4 U/L，血清总胆红素（STB）185 μmmol/L，HBsAg、HBeAb、HBcAb 均为阳性，以"慢性乙型病毒性肝炎"收入院。

　　请回答：

　　1．病毒性肝炎有哪些临床分型？

　　2．该患者诊断慢性乙型病毒性肝炎的依据有哪些？

　　3．病毒性肝炎患者常存在哪些护理问题？

　　病毒性肝炎（viral hepatitis）是由多种肝炎病毒引起的以肝损害为主的一组传染病。目前确定的肝炎病毒有甲型、乙型、丙型、丁型及戊型，临床上以疲乏、食欲减退、肝大、肝功能异常为主要表现，部分病例出现黄疸。其中甲型及戊型主要表现为急性肝炎，而乙型、丙型及丁型大多呈慢性感染。

【病原学】

　　甲型、乙型、丙型、丁型、戊型五种肝炎病毒是病毒性肝炎的主要致病因子。巨细胞病毒、EB 病毒、单纯疱疹病毒、黄热病毒、风疹病毒以及肠道病毒等感染也可引起肝脏炎症，但属于全身感染的一部分，而不列为肝炎病毒。此外，尚有 10%～20% 的肝炎病因不明，提示可能存在尚未发现的新的肝炎病毒。

　　1. 甲型肝炎病毒（hepatitis A virus，HAV）　属于小 RNA 病毒科的嗜肝病毒属，呈球形，直径 27～32 nm，无包膜。电镜下可见实心和空心两种颗粒，前者为完整的 HAV，有传染性，后者为未成熟的不含 RNA 的颗粒，有抗原性，但无传染性。HAV 可分为 7 个基因型，我国流行的主要为 I 型。世界各地分离的 HAV 抗原性稳定，仅有 1 个血清型，1 个抗原抗体系统。HAV 主要感染人类及高级灵长类动物，如黑猩猩、狨猴、猕猴、恒河猴及短尾猴。我国学者最早建立了短尾猴 HAV 感染动物模型，主要用于病原学研究、疫苗免疫效果评价等。HAV 对外界抵抗力较强，耐酸、碱，室温下可生存 1 周，在贝壳类动物、污水、淡水、海水、泥土中可存活数月。HAV 能耐受 60 ℃ 30 分钟，80 ℃ 5 分钟，100 ℃ 1 分钟，70% 乙醇可使之完全灭活。HAV 对紫外线、氯和甲醛等敏感。

　　2. 乙型肝炎病毒（hepatitis B virus，HBV）　属于嗜肝 DNA 病毒科。电镜下可见 3 种病毒颗粒：①大球形颗粒，又称丹氏颗粒（Dane granule），为完整的 HBV 颗粒，直径 42 nm，包括包膜和核心两部分。包膜内含 S 蛋白、前 S1 蛋白（Pre S1）、前 S2 蛋白（Pre S2）与细胞脂质，其中的 S 蛋白即乙型肝炎表面抗原（HBsAg）。核心内含环状双股 DNA、DNA 聚合酶（DNAP）以及由乙型肝炎核心抗原（HBcAg）组成的核衣壳，是病毒复制的主体（图 2-1）。②小球形颗粒。③管形颗粒。后两种由 HBsAg 组成，为空心包膜，不含核酸，无感染性（图 2-2）。HBV 基因组易突变，影响血清学指标的检测，并与疫苗接种失败、抗病毒药耐药、肝炎慢性化、肝衰竭、肝细胞肝癌的发生密切相关。

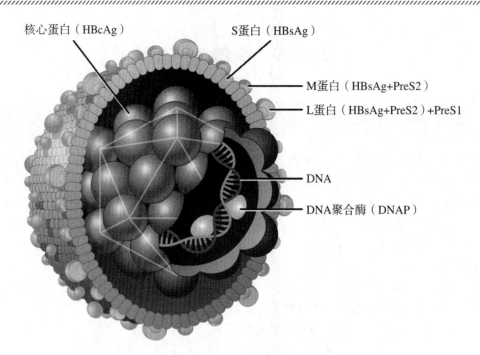

核心蛋白（HBcAg）
S蛋白（HBsAg）
M蛋白（HBsAg+PreS2）
L蛋白（HBsAg+PreS2）+PreS1
DNA
DNA聚合酶（DNAP）

图2-1　HBV 丹氏颗粒结构示意图

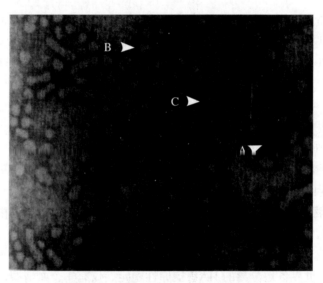

图2-2　电镜下所见的 HBV 不同形态

A．丹氏颗粒；B．小球形颗粒；C．管形颗粒

　　HBV 有 3 对抗原抗体系统。①乙型肝炎表面抗原（HBsAg）与乙型肝炎表面抗体（HBsAb）：成人感染 HBV 后最早 1～2 周，最迟 11～12 周在血液中首先出现 HBsAg，一般持续 1～4 个月消失。若持续 6 个月以上，则提示转为慢性感染。慢性感染者可持续多年，甚至终身。在 HBsAg 转阴后数周，血液中出现保护性抗体 HBsAb，在 6～12 个月逐渐上升至高峰，可持续多年。②乙型肝炎 e 抗原（HBeAg）与乙型肝炎 e 抗体（HBeAb）：HBeAg 为一种可溶性蛋白，其出现一般略晚于 HBsAg。HBeAg 阳性提示 HBV 在体内复制活跃，传染性强。HBeAg 消失而 HBeAb 产生被称为 e 抗原血清转换。HBeAb 阳性多数提示病毒复制处于静止状态，传染性低。③乙型肝炎核心抗原（HBcAg）与乙型肝炎核心抗体（HBcAb）：HBcAg 主要存在于受感染的肝细胞内的丹氏颗粒的核心，难于检测，较少用于临床检查。HBcAg 有很强的抗原性，HBV 感染者几乎均可产生 HBcAb，HBcAb IgM 绝大多数于 HBsAg 阳性后 2～4 周出现，多在 6 个月内消失，提示 HBV 处于复制状态，传染性强；HBcAb IgG

出现较晚，但可持续多年，甚至终身。

HBV 的抵抗力很强，对热、低温、干燥、紫外线及一般浓度的消毒剂均能耐受。在血清中 30 ~ 32 ℃可保存 6 个月，−20 ℃可保存 15 年，但煮沸 10 分钟、65 ℃ 10 小时或高压蒸汽消毒可使之灭活，环氧乙烷、戊二醛、过氧乙酸和聚维酮碘等对 HBV 也有较好的灭活效果。

3．丙型肝炎病毒（hepatitis C virus，HCV）　属于黄病毒科丙型肝炎病毒属，呈球形颗粒，直径 30 ~ 60 nm，外有脂质外壳、囊膜和棘突结构，内有核心蛋白及核酸组成核衣壳。HCV 基因组为线状单股正链 RNA，目前可至少分为 11 个基因型及 100 多个亚型。我国以 1 型和 2 型较为常见。HCV 对理化因素抵抗力不强，对乙醚、氯仿、甲醛等有机溶剂敏感，煮沸、紫外线照射等也可灭活 HCV。血液或血液制品经 60 ℃处理 30 小时可使 HCV 的传染性消失。

4．丁型肝炎病毒（hepatitis D virus，HDV）　是一种缺损 RNA 病毒，必须有 HBV 或其他嗜肝 DNA 病毒辅助才能复制、表达。HDV 呈球形颗粒，直径 35 ~ 37 nm，内部含丁型肝炎病毒抗原（HDVAg）和基因组 HDV RNA，外壳为 HBsAg。若 HDVAg 单独被 HBsAg 包装，可形成不含 HDV RNA 的"空壳颗粒"。HDVAg 刺激机体产生的 HDVAb 不是中和抗体，不能清除病毒。

5．戊型肝炎病毒（hepatitis E virus，HEV）　属戊肝病毒科戊肝病毒属，呈球形颗粒，直径 27 ~ 38 nm，无包膜。基因组为单股正链 RNA。HEV 主要在肝细胞内复制，通过胆道排出。HEV 在碱性环境下较稳定，对高热、氯仿、氯化铯敏感。

【流行病学】

1．甲型肝炎

（1）传染源：甲型肝炎无慢性病毒携带状态。传染源是急性期患者和隐性感染者，因隐性感染者数量多，又不易识别，故其是最重要的传染源。粪便排毒期为起病前 2 周至血清 ALT 达高峰后 1 周，少数可延长至起病后 1 个月，当 HAVAb 出现时，粪便不再排出病毒。患者起病前 2 周至起病后 1 周从粪便中排出的 HAV 数量最多，传染性最强。

（2）传播途径：主要经粪 - 口途径传播。污染的水源、食物可导致暴发流行，日常生活接触大多为散发性发病，输血后感染 HAV 极为少见。

（3）人群易感性：HAVAb 阴性者均易感。6 个月以下婴儿有来自母体的 HAVAb 而不易感染，6 个月以后抗体逐渐消失而成为易感者。由于 HAV 感染以隐性感染为主，感染后可产生持久的免疫力，大多在幼儿、儿童、青少年时期获得感染，成人 HAVAb 阳性率可达 80%，其发病率较低。近年来，随着甲型肝炎疫苗的广泛接种，儿童的发病率大幅下降，成人的发病构成比相对升高。

（4）流行特征：甲型肝炎的流行率与居住条件、卫生习惯及教育程度有密切关系，农村高于城市，发展中国家高于发达国家。

2．乙型肝炎

（1）传染源：包括急、慢性乙型肝炎患者和病毒携带者，其传染性与感染者体液中的乙型肝炎病毒含量呈正比。急性乙型肝炎患者在潜伏期末及急性期均有传染性。慢性乙型肝炎患者和病毒携带者由于传染期长、不易被发现等，其作为传染源的意义更大，是最主要的传染源。

（2）传播途径：含 HBV 的体液或血液经破损的皮肤或黏膜进入机体而使人类获得感染，主要有以下传播途径。

1）血液传播：感染者血液中 HBV 含量最高，极微量的血液即可导致感染。输注含有病毒的血液及血液制品、不洁注射（如注射药瘾者共用注射器）、手术、针刺、血液透析、器官移植、共用剃刀和牙刷等均可传播。血液传播曾是我国 HBV 感染的主要传播途径，随着供血人员的严格筛查、一次性注射用品的普及等，血液传播，尤其是其中的医源性传播已明显下降。值得注意的是，目前对供血人员的筛查不能筛出 HBsAg 阴性的 HBV 携带者。

2）母婴传播：主要经胎盘、产道分娩、哺乳和喂养等方式传播。HBeAg 阳性、HBV DNA 高水平母亲的新生儿更易感染 HBV。在广泛接种乙型肝炎疫苗和注射乙型肝炎免疫球蛋白后，我国 HBV 母婴传播率由以前的 50% 降至 6%。同时，妊娠期抗病毒治疗进一步显著降低了高病毒载量孕妇的母婴传播率。

3）性传播：与 HBV 阳性者发生无防护的性接触，特别是有多个性伴侣者，其感染 HBV 的危险性增高。

4）其他：现已证实，精液、阴道分泌物、唾液、汗液等体液中均含有不同浓度的 HBV，故生活中的密切接触可因存在微小创伤而发生体液交换，使其中含有的 HBV 侵入机体而感染。日常学习、工作或生活接触，如在同一办公室工作（包括共用计算机等）、握手、拥抱、住同一宿舍、同一餐厅用餐和共用厕所等无血液暴露的接触，不会传染 HBV。目前，尚未发现 HBV 能经吸血昆虫（蚊和臭虫等）传播。

（3）人群易感性：HBsAb 阴性者均为易感人群。新生儿通常不具有来自母体的先天性 HBsAb，因而普遍易感。高危人群包括 HBsAg 阳性母亲的新生儿、HBsAg 阳性者的家属、反复输血及血液制品者（如血友病患者）、血液透析患者、多个性伴侣者、注射药瘾者、接触血液的医务工作者。感染后或疫苗接种后出现 HBsAb 者有免疫力。

（4）流行特征：本病以散发为主，无明显季节性，男女发病比例约为 1.4∶1，有家庭聚集现象，主要与母婴传播及日常生活接触传播有关。按流行的严重程度分为低、中、高三种流行区，发展中国家发病率较高。自乙型肝炎疫苗被纳入计划免疫以来，我国 HBV 感染率逐渐下降。2019 年数据报告显示，我国一般人群 HBsAg 流行率为 5% ～ 6%，已由原来的高流行区降为中流行区。

3．丙型肝炎

（1）传染源：急、慢性丙型肝炎患者和无症状病毒携带者，其中慢性患者和病毒携带者具有更为重要的传染源意义。

（2）传播途径：与乙型肝炎类似。①血液传播：输血及血液制品曾是最主要的传播途径，目前主要因使用非一次性注射器和针头、未经严格消毒的医疗器械、侵入性诊疗操作、静脉注射毒品、器官移植及血液透析等而导致感染。②性传播：由于性观念的改变和多个性伴侣及同性恋的增加，经性接触途径传播近年有增加趋势。③母婴传播：HCV RNA 阳性母亲传播给新生儿的概率为 4% ～ 7%。

（3）人群易感性：人群普遍易感。丙型肝炎病毒抗体并非保护性抗体，感染后对不同病毒株无保护性免疫。

4．丁型肝炎　传染源和传播途径与乙型肝炎相似。人类对 HDV 普遍易感，有混合感染（HBV 和 HDV 同时感染）和重叠感染（在 HBV 感染基础上感染 HDV）两种形式。已感染 HBV 者对 HDV 的易感性更强。丁型肝炎病毒抗体不是保护性抗体。本病以南美洲、中东等为高发区。我国在 HBsAg 阳性人群中感染率超过 3%，以西南地区最高。

5．戊型肝炎　传染源和传播途径与甲肝相似。传染源主要为戊肝患者或隐性感染者，主要经粪 - 口途径传播。散发多由不洁食物和饮品所引起，暴发流行均由粪便污染水源所致。戊型肝炎以隐性感染为主，显性感染主要见于成年人。原有慢性 HBV 感染者或妊娠晚期孕妇感染 HEV 后病死率高。戊型肝炎病毒抗体多在短期内消失。春季、冬季高发。主要流行于亚洲和非洲，可呈地方性流行。

【发病机制与病理改变】

各型病毒性肝炎的发病机制目前尚未完全明确。

1．发病机制

（1）甲型肝炎：HAV 经口进入体内后，由肠道入血，引起短暂的病毒血症，1 周后在肝细胞内复制，2 周后由胆汁排出体外。一般认为病毒增殖并不直接引起细胞病变，肝细胞损伤主要是免疫损伤所致，HAV 有较强的抗原性，容易激活细胞毒性 T 淋巴细胞攻击被病毒感染的肝细胞（细胞免疫），感染后期体液免疫也参与其中。

（2）乙型肝炎：HBV 进入机体后，迅速通过血液到达肝和其他器官，包括胰腺、胆管、肾小球基膜、血管等肝外组织，引起肝及肝外相应组织的病理改变，多数以肝病最为突出。HBV 并不直接引起明显的肝细胞损伤，肝细胞损伤主要是由病毒诱发的免疫反应，尤其是细胞免疫所引起。若感染者免疫功能正常，可彻底清除病毒，则表现为隐性感染或急性肝炎，成年人感染 HBV 常属于这种情况。机体处于免疫耐受状态，则不发生免疫反应而成为无症状携带者，常见于围产期感染者。若机体免疫功能低下，不完全免疫耐受，又无法彻底清除病毒，则导致慢性肝炎。儿童期感染或某些 HLA 基因型易出现慢性肝炎。若机体免疫功能过强，处于超敏反应状态，而引起大量肝细胞坏死，则表现为重型肝炎（肝衰竭）。乙型肝炎的肝外损伤主要由免疫复合物引起。急性乙型肝炎早期可出现血清病样表现。慢性乙型肝炎可出现肾小球肾炎、肾病综合征、结节性动脉炎等。HBV 与肝细胞肝癌（HCC）有密切关系，认为 HBV 在肝细胞内与人体染色体的整合、某些原癌基因的激活以及抑癌基因的突变等促进了癌变的发生。

（3）丙型肝炎：HCV 的直接致病作用可能是急性丙型肝炎中肝细胞损伤的主要原因。而慢性丙型肝炎则以免疫损伤为主。HCV 感染后易慢性化，50%～80% 的患者转为慢性。可能的机制：① HCV 易变异，从而逃避机体免疫；② HCV 在血中的浓度很低，容易产生免疫耐受；③ HCV 具有泛嗜性，不易清除；④免疫细胞可被 HCV 感染，导致免疫紊乱。

（4）丁型肝炎：其发病机制尚未完全阐明，一般认为 HDV 对肝细胞的直接损伤及免疫损伤均有参与。

（5）戊型肝炎：其发病机制可能与甲型肝炎类似，细胞免疫是引起肝细胞损伤的主要原因。

2．病理改变　除甲型和戊型肝炎无慢性肝炎的病理改变以外，各型肝炎的病理改变基本相同。其基本病变为肝细胞肿胀、气球样变性或嗜酸性变性，可有点灶状或融合性坏死或凋亡小体，炎症细胞浸润及库普弗细胞增生、肥大。慢性病例可见肝纤维增生形成纤维间隔。重型肝炎可见肝细胞大量坏死。

【病理生理】

1．黄疸　以肝细胞性黄疸为主，多数伴有不同程度的肝内梗阻性黄疸。其原因有：①肝细胞坏死，小胆管破裂导致胆汁反流入血窦；②小胆管受压导致胆汁淤积；③肝细胞膜通透性增加；④肝细胞对胆红素的摄取、结合、排泄等功能障碍。

2．肝性脑病（hepatic encephalopathy，HE）　多见于重型肝炎和晚期肝硬化。原因包括：①血氨及其他毒性物质蓄积，目前认为是肝性脑病产生的主要原因；②支链氨基酸／芳香族氨基酸比例失调；③假性神经递质假说。肝性脑病的诱因：大量利尿引起低钾血症和低钠血症、大量放腹水、消化道大出血、高蛋白饮食、便秘、低血糖、尿毒症、外科手术、合并感染及使用镇静催眠药等。

3．出血　肝功能严重受损时可引起出血。其主要原因有：①肝合成凝血因子减少；②肝衰竭出现应激性溃疡；③肝硬化伴脾功能亢进导致血小板减少；④ DIC 导致凝血因子减少和血小板消耗；⑤并发血小板减少性紫癜或再生障碍性贫血。

4．腹水　主要见于重型肝炎和失代偿期肝硬化。早期腹水主要与钠潴留有关，晚期腹水则与门静脉高压、低蛋白血症及肝淋巴液生成增多等有关。

5．肝肾综合征　又称为急性肾功能不全或功能性肾衰竭，主要见于重型肝炎和晚期肝硬化。由内毒素血症、肾血管收缩、肾缺血、前列腺素 E_2 减少及有效血容量下降等原因导致肾小球滤过率下降而发生肾损害。

6．肝肺综合征 肝衰竭和肝硬化可出现肺水肿、间质性肺炎、肺不张、胸腔积液和低氧血症等改变，统称肝肺综合征。根本原因是肺内毛细血管扩张，出现动 - 静脉分流，严重影响气体交换功能。

【**临床表现**】

不同类型的病毒引起的肝炎潜伏期不同：甲型肝炎 2～6 周，平均 4 周；乙型肝炎 1～6个月，平均 3 个月；丙型肝炎 2 周～6 个月，平均 40 天；丁型肝炎 4～20 周；戊型肝炎 2～9周，平均 6 周。甲型和戊型肝炎主要表现为急性肝炎。乙型、丙型、丁型肝炎除了表现为急性肝炎外，慢性肝炎更常见。5 种肝炎病毒之间可出现重叠感染或混合感染，导致病情加重。

1．急性肝炎 通常病程不超过 6 个月，包括急性黄疸型肝炎和急性无黄疸型肝炎。

（1）急性黄疸型肝炎：临床经过的阶段性较为明显，分为 3 期，总病程 2～4 个月。

1）黄疸前期：平均 5～7 天。甲型及戊型肝炎起病较急，可有畏寒、发热，体温多在38 ℃以上。乙型、丙型和丁型肝炎起病较缓慢，多无发热或发热不明显。本期患者的主要症状有全身乏力、食欲减退、厌油、恶心、呕吐、腹胀、腹痛和腹泻等。部分乙型肝炎病例可出现荨麻疹、斑丘疹、血管神经性水肿和关节痛等血清病样表现。本病期末出现尿黄。

2）黄疸期：持续 2～6 周。发热消退，但尿色深如浓茶，巩膜、皮肤出现黄染，1～3周内黄疸达到高峰。部分患者可有一过性粪便颜色变浅、皮肤瘙痒、心动过缓等梗阻性黄疸的表现。体格检查可见肝大、质软、边缘锐利，有轻压痛及叩击痛。部分患者有轻度脾大。血清胆红素和转氨酶升高，尿胆红素阳性。

3）恢复期：持续 2 周～4 个月。上述症状消失，黄疸逐渐消退，肝、脾回缩，肝功能逐渐恢复正常。

（2）急性无黄疸型肝炎：较急性黄疸型肝炎多见。除无黄疸外，其他临床表现与急性黄疸型肝炎相似。通常起病较缓慢，症状较轻，恢复较快，病程多在 3 个月内。有些患者无明显症状，不易引起重视，因而成为重要的传染源。

2．慢性肝炎 急性肝炎病程超过 6 个月，或原有乙型、丙型、丁型肝炎急性发作再次出现肝炎症状、体征及肝功能异常者为慢性肝炎。依据病情轻重，分为轻度、中度和重度。根据HBeAg 阳性与否，可分为 HBeAg 阳性或阴性慢性乙型肝炎。分型有助于对预后的判断和指导抗病毒治疗。

（1）轻度慢性肝炎：症状较轻，反复出现乏力、食欲减退、厌油、尿黄、肝区不适、肝大伴轻压痛，可有轻度脾大。部分患者无症状、体征。肝功能指标仅 1 项或 2 项异常。病程迁延，只有少数发展为中度慢性肝炎。

（2）中度慢性肝炎：症状、体征和实验室检查介于轻度和重度之间。

（3）重度慢性肝炎：有明显或持续的肝炎症状、体征，包括乏力、食欲减退、厌油、腹胀、腹泻、面色灰暗、肝掌、蜘蛛痣、肝大及脾大。肝功能持续异常，ALT 和（或）AST 反复或持续升高，清蛋白降低，A/G 比值异常。若清蛋白 ≤ 32 g/L、血清总胆红素大于 5 倍正常上限、PTA 为 40%～60%、胆碱酯酶 ≤ 4500 U/L 等 4 项指标中，满足任何 1 项即可诊断为重度慢性肝炎。

3．重型肝炎（肝衰竭） 是一种最严重的临床类型，占全部病例的 0.2%～0.5%。各型肝炎均可引起肝衰竭，但甲型、丙型较少见。其病因及诱因复杂，包括重叠感染、妊娠、HBV前 C 区突变、过度疲劳、精神刺激、饮酒、应用肝损害药物、机体免疫状况差、合并细菌感染及有其他合并症（如甲状腺功能亢进、糖尿病）等。

（1）临床表现：肝衰竭的主要表现如下。①极度乏力，严重消化道症状；②黄疸进行性

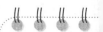

加重，血清胆红素高于 171 μmol/L，而转氨酶升高不明显或正常（胆酶分离）；③肝进行性缩小，出现肝臭；④出血倾向，凝血酶原活动度（PTA）低于 40%；⑤迅速出现腹水、中毒性鼓肠；⑥神经精神症状（肝性脑病）：早期可出现计算能力下降、定向障碍、精神行为异常、烦躁不安、嗜睡和扑翼样震颤等，晚期可出现昏迷、深反射消失；⑦肝肾综合征：少尿甚至无尿，血尿素氮（BUN）升高；⑧电解质代谢紊乱、酸碱失衡等。

（2）分型：根据病理组织学特征和病情进展速度，可分为以下 4 种类型。

1）急性重型肝炎：起病急，发病 2 周内出现以Ⅱ度以上肝性脑病为特征的肝衰竭综合征。发病多有诱因。本型病死率高，病程不超过 3 周。

2）亚急性重型肝炎：起病较急，发病 15 日至 26 周内出现肝衰竭的临床表现。晚期可出现难治性并发症，如脑水肿、消化道大出血、严重感染、电解质代谢紊乱及酸碱平衡失调。本型病程较长，常超过 3 周至数月，易发展为慢性肝炎或肝硬化。

3）慢加急性重型肝炎：在慢性肝病基础上出现急性肝功能失代偿。

4）慢性重型肝炎：在肝硬化基础上发生肝衰竭。此型主要以同时具有慢性肝病的症状、体征和实验室检查的改变及肝衰竭的临床表现为特点。

（3）分期：根据临床表现及病情演变，亚急性和慢加急性重型肝炎可分为早期、中期、晚期 3 个时期。

1）早期：主要表现如下。①极度乏力，并有明显厌食、呕吐和腹胀等严重消化道症状；② ALT 和（或）AST 大幅升高，黄疸进行性加重（血清总胆红素 ≥ 171 μmol/L 或每日上升 ≥ 17.1 μmol/L）；③有出血倾向，30% < PTA ≤ 40%；④未出现肝性脑病或明显腹水。

2）中期：在肝衰竭早期表现基础上，病情进一步发展，ALT 和（或）AST 快速下降，总胆红素持续上升（胆酶分离），并出现以下两条之一者：①出现Ⅱ度以下肝性脑病和（或）明显腹水；②出血倾向明显（出血点或瘀斑），且 20% < PTA ≤ 30%。

3）晚期：在肝衰竭中期表现基础上，病情进一步加重，出现以下三条之一者：①有难治性并发症，如肝肾综合征、上消化道大出血、严重感染和难以纠正的电解质代谢紊乱；②出现Ⅲ度以上肝性脑病；③有严重出血倾向，PTA ≤ 20%。

由于发病诱因、个体的免疫功能状态、病理改变等存在差异，各期持续时间长短不一。若得到及时、有效的治疗，可进入相对稳定的平台期或缓解期，症状逐渐好转，生命体征逐渐稳定，各项生化指标改善。

4. 淤胆型肝炎 是以肝内胆汁淤积为主要表现的一种特殊的临床类型，又称为毛细胆管炎型肝炎。临床表现类似急性黄疸型肝炎，但自觉症状较轻，黄疸较深，并具有梗阻性黄疸的特点：皮肤瘙痒，粪便颜色变浅或呈灰白色；血清碱性磷酸酶（ALP）、谷氨酰转移酶（γ-GT 或 GGT）和胆固醇显著升高，尿胆红素增加，尿胆原明显减少或消失。ALT、AST 升高不明显，PTA 下降不明显（PTA > 60%）。本型病程较长，可达 2 ～ 4 个月或更长时间。在慢性肝炎或肝硬化的基础上出现上述表现者，称为慢性淤胆型肝炎。

【实验室及其他检查】

1. 肝功能检查

（1）血清酶测定：ALT 在肝的含量最高，是目前临床上判定肝细胞损害程度的重要指标。急性肝炎 ALT 常明显升高，慢性肝炎和肝硬化时 ALT 持续或反复升高；重型肝炎患者可出现 ALT 快速下降，胆红素不断升高的胆酶分离现象，提示肝细胞大量坏死。AST 在心肌的含量最高，其次为肝、骨骼肌、肾、胰腺等，其对判断肝细胞损害的特异性不如 ALT。肝内 AST 主要存在于线粒体内，仅 20% 存在于细胞质中。因此，若肝病时 AST 明显升高，提示线粒体破坏，其升高水平通常与病情严重程度呈正相关。急性肝炎时，若 AST 持续在高水平，有转为慢性肝炎的可能。其他常用的血清酶类指标，如碱性磷酸酶（ALP）、γ- 谷氨酰转肽酶

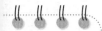

（γ-GT）在肝炎时也可升高；胆碱酯酶（CHE）与之相反，其活性降低提示肝细胞有明显损伤，且数值越低，病情越重。

（2）血清蛋白检测：清蛋白（A）由肝合成，球蛋白（G）由浆细胞和单核巨噬细胞系统合成。当肝功能损害并持续时间较长时，因肝合成功能不足，可致清蛋白合成减少；而肝解毒功能下降，使较多抗原性物质进入血流，刺激免疫系统，产生大量的免疫球蛋白。因此，慢性肝病可出现清蛋白下降、球蛋白升高和 A/G 比值下降甚至倒置。

（3）血清胆红素和尿胆红素：血清胆红素检查包括总胆红素、直接胆红素和间接胆红素检查。黄疸型肝炎时，直接胆红素和间接胆红素均升高。淤胆型肝炎则以直接胆红素升高为主。黄疸型肝炎患者的尿胆原和尿胆红素明显增加，淤胆型肝炎时尿胆红素增加，而尿胆原减少或阴性。

（4）凝血酶原活动度（PTA）：与肝损害程度呈反比，用于肝衰竭的临床诊断及预后判断。PTA 越低，预后越差。

（5）血氨：若并发肝性脑病，可有血氨升高。

2. 肝炎病毒病原学（标志物）检测

（1）甲型肝炎

1）HAVAb IgM：是 HAV 近期感染的证据，是确诊甲型肝炎最主要的标志物。

2）HAVAb IgG：为保护性抗体，是具有免疫力的标志，见于甲型肝炎疫苗接种后或既往感染 HAV 的患者。

3）HAV RNA：RT-PCR 检测血或粪便中 HAV RNA 的阳性率低，临床应用较少。

（2）乙型肝炎

1）乙型肝炎表面抗原（HBsAg）与乙型肝炎表面抗体（HBsAb）：HBV 感染后 2 周血中先出现 HBsAg。急性 HBV 感染可表现为自限性，但慢性 HBV 感染者 HBsAg 阳性可持续多年。HBsAg 阴性并不能完全排除 HBV 的现症感染，因为可能有 S 基因突变株存在。HBsAb 阳性见于乙型肝炎康复期或接种乙型肝炎疫苗后。

2）乙型肝炎 e 抗原（HBeAg）与乙型肝炎 e 抗体（HBeAb）：HBeAg 阳性提示 HBV 复制活跃，传染性较强。HBeAg 消失而 HBeAb 产生称为血清学转换，提示病毒复制多处于静止状态，传染性降低。但是，长期 HBeAb 阴性者 HBV 仍然复制活跃，有较强的传染性，这可能是由于 HBV 前 C 区基因发生变异，导致不能形成 HBeAb。

3）乙型肝炎核心抗原（HBcAg）与乙型肝炎核心抗体（HBcAb）：HBcAg 因常规方法难以检出，较少用于临床检测。HBsAg 出现后的 3～5 周机体出现 HBcAb。HBsAg 已消失，而 HBsAb 尚未出现，只检出 HBcAb，此阶段称为窗口期。HBcAb IgM 阳性多见于急性乙型肝炎或慢性 HBV 感染急性发作期；HBcAb IgG 是过去感染的标志。

4）乙型肝炎病毒脱氧核糖核酸（HBV DNA）：位于 HBV 的核心部分，是反映 HBV 感染最直接、最特异和最灵敏的指标。阳性提示 HBV 的存在、复制，传染性强。HBV DNA 定量检测有助于抗病毒治疗适应证选择及疗效判断。

（3）丙型肝炎

1）丙型肝炎病毒核糖核酸（HCV RNA）：病程早期即可出现，是病毒感染和复制的直接标志，有助于了解病毒复制程度、抗病毒治疗病例选择以及疗效判断；其基因分型有助于判断治疗的难易程度及制定抗病毒治疗的个体化方案。

2）丙型肝炎病毒抗体（HCVAb）：是 HCV 感染的标志。HCVAb IgM 见于丙型肝炎急性期，治愈后可消失。高效价 HCVAb IgG 常提示 HCV 现症感染，而低效价 HCVAb IgG 可见于丙型肝炎恢复期，甚至治愈后仍可持续存在。

（4）丁型肝炎：血清或肝组织中的 HDVAg 和（或）HDV RNA 阳性有确诊意义。急性 HDV 感染时，HDVAg 仅在血中出现数日，继之出现 HDVAb IgM，持续时间也较短。而 HDVAb IgG 效价增高见于慢性丁型肝炎。

（5）戊型肝炎：常检测 HEVAb IgM 及 HEVAb IgG。由于 HEVAb IgG 持续时间不超过 1 年，两者均可作为近期感染的指标。但因检测方法仍不理想，需结合临床进行判断。发病早期采用 RT-PCR 可在粪便和血中检测 HEV RNA，但 HEV 存在时间短，临床应用较少。

3．影像学检查 腹部超声、CT 及磁共振成像可显示肝的组织结构、大小及表面情况、腹水等，彩色超声检查可观察血流变化。

4．肝组织病理检查 可以判断肝的炎症活动度、纤维化程度等，对慢性肝炎的诊断以及疗效评估具有重要意义。

【诊断要点】

1．流行病学资料

（1）甲型、戊型肝炎：曾进食未煮熟的海产品，尤其是贝壳类食物等，或饮用受污染的水和食用其他不洁食物等，有辅助诊断意义。

（2）乙型、丙型及丁型肝炎：有不洁注射史、手术史、输血和血液制品史、肝炎患者密切接触史等，有辅助诊断意义。

2．临床诊断 典型的临床症状、体征及病情发展过程，结合肝功能检查、血常规及尿常规检查、影像学检查及肝组织病理检查等，可对临床分型及疾病严重程度等做出临床诊断。

（1）急性肝炎：有起病较急、发热、食欲减退、恶心、呕吐、厌油等症状；检查有肝大、压痛及叩击痛，少数患者有脾大；ALT 升高，病程在 6 个月以内，如血清胆红素升高可诊断为急性黄疸型肝炎，血清胆红素正常可诊断为急性无黄疸型肝炎。

（2）慢性肝炎：病程超过半年，有肝炎症状、体征及肝功能异常可诊断为慢性肝炎。

（3）重型肝炎：急性黄疸型肝炎起病 2 周内迅速出现以 Ⅱ 度以上肝性脑病为特征的肝衰竭症候群，可诊断为急性重型肝炎。病程在 15 日至 26 周出现肝衰竭症候群，可诊断为亚急性重型肝炎。在肝硬化的基础上出现亚急性重型肝炎表现者，可诊断为慢性重型肝炎。

3．病原学诊断 病毒性肝炎的病原学诊断主要依赖于相关的病原学检查。

【治疗要点】

病毒性肝炎目前仍无特效的治疗方法。治疗原则为综合性治疗，以足够休息、合理营养为主，辅以适当的药物治疗，避免饮酒、过度劳累和使用损害肝的药物。

1．急性肝炎 一般为自限性，多可完全康复，以一般治疗及对症支持治疗为主。一般不采用抗病毒治疗。但急性丙型肝炎除外，只要检查 HCV RNA 阳性，应尽快开始抗病毒治疗，可治愈。

2．慢性肝炎 应根据患者的具体情况给予抗病毒、抗纤维化、调节机体免疫力等综合治疗措施。

（1）改善和恢复肝功能

1）补充维生素类：如复合维生素 B。

2）促进解毒功能的药物：如还原型谷胱甘肽、葡萄糖醛酸内酯。

3）促进能量代谢的药物：如肌苷、腺苷三磷酸（ATP）、辅酶 A。

4）退黄药物：丹参、茵栀黄、腺苷蛋氨酸、前列腺素 E_1、山莨菪碱、皮质激素及低分子右旋糖酐等。

5）抗炎、抗氧化、保肝药物：甘草酸制剂、水飞蓟素制剂、多不饱和卵磷脂制剂及双环醇等。

6）抗纤维化治疗：安络化纤丸、复方鳖甲软肝片、扶正化瘀片等。

（2）抗病毒：对于 HBV DNA 阳性，且 ALT 持续异常或疾病进展风险较大的慢性 HBV 感染者以及 HCV RNA 阳性的丙型肝炎患者，均应给予抗病毒治疗。抗病毒治疗的目的是最大限度地长期抑制病毒复制，减少传染性；改善肝功能；减轻肝组织病变；改善生活质量；减少或延缓肝硬化、肝衰竭和肝细胞肝癌的发生，延长生存时间，对部分患者，尽可能追求临床治愈。

1）干扰素：能抑制 HBV DNA 及 HCV RNA 的复制。一般采用 500 万 U 皮下注射或肌内注射，隔日 1 次，或聚乙二醇干扰素 180 μg，每周 1 次，疗程 6 ~ 12 个月。联合使用利巴韦林可提高疗效。但应注意以下禁忌证：①绝对禁忌证，包括妊娠或短期内有妊娠计划、精神病史（具有精神分裂症或严重抑郁症等病史）、未能控制的癫痫、失代偿期肝硬化、未控制的自身免疫病、严重感染、视网膜疾病、心力衰竭及慢性阻塞性肺病等；②相对禁忌证，包括甲状腺疾病，既往抑郁症史，未控制的糖尿病、高血压、心脏病等。

2）核苷（酸）类似物：主要用于乙型肝炎的抗病毒治疗，作用于 HBV 的聚合酶，通过取代病毒复制过程中延长聚合酶链所需的核苷，终止链的延长，抑制病毒复制。目前我国常用的一线抗 HBV 药物包括恩替卡韦、替诺福韦、替比夫定等，安全性较好，总体耐药率较低，长期应用可显著降低肝硬化和肝细胞肝癌的发生率。疗程根据患者情况而定，HBeAg 阳性慢性乙型肝炎患者血清 HBeAg 转换后，再巩固治疗至少 3 年，HBeAg 阴性慢性乙型肝炎患者 HBsAg 消失且 HBV DNA 检测不到后停药随访，失代偿期肝硬化患者需长期应用。

3）直接抗病毒药（direct-acting antivirals，DDAs）：直接抑制 HCV 蛋白酶、RNA 聚合酶或病毒的其他位点来抑制病毒，具有持续病毒学应答率高、疗程短、不良反应发生率低等优点，已广泛用于慢性丙型肝炎抗病毒治疗。应用时需检测患者 HCV 基因型，根据不同的基因型选择合适的抗病毒药，常用索磷布韦、维帕他韦等。用药期间应注意监测与其他药物产生相互作用。

（3）免疫调节：如胸腺肽、转移因子、特异性免疫核糖核酸，猪苓多糖、云芝多糖、香菇多糖等中草药提取物。

（4）中医中药治疗：主要有丹参、赤芍、毛冬青等。

3. 重型肝炎　目前，重型肝炎的内科治疗尚缺乏特效药物和手段。原则上强调早期诊断、早期治疗，采取相应的病因治疗和综合治疗措施，并积极防治并发症。

（1）对症支持治疗：静脉输注白蛋白、新鲜血浆；保持水和电解质平衡，防止和纠正低血钾；补充维生素 B、维生素 C、维生素 K。必要时给予免疫调节治疗。

（2）促进肝细胞再生：可选用肝细胞生长因子、前列腺素 E、肝细胞及肝干细胞或干细胞移植等。

（3）抗病毒治疗：乙型重型肝炎应尽早抗病毒治疗，以核苷类似物为主，一般不主张使用干扰素。

（4）防治并发症

1）出血：①使用止血药物，如垂体后叶素、生长抑素，或口服凝血酶、去甲肾上腺素或云南白药；②输注新鲜血浆或凝血因子复合物以补充凝血因子；③H_2 受体拮抗药：如雷尼替丁、法莫替丁，防治消化道出血；④有消化道溃疡者可用奥美拉唑；⑤补充维生素 K、维生素 C；⑥必要时在内镜下直接止血；⑦出现 DIC 时，根据情况补充凝血成分，慎用肝素。

2）肝性脑病：治疗措施如下。①氨中毒的防治：低蛋白饮食，口服诺氟沙星抑制肠道细菌，口服乳果糖浆酸化肠道和保持排便通畅。静脉使用醋谷胺或门冬氨酸鸟氨酸降低血氨；②恢复正常神经递质：左旋多巴静脉滴注或保留灌肠，其进入大脑转化为多巴胺，取代假性神经递质如羟苯乙醇胺，起到苏醒作用；③维持氨基酸比例平衡：静脉滴注复方氨基酸注射液；④防治脑水肿：甘露醇快速静脉滴注，必要时加用呋塞米，以提高脱水效果。

3）继发感染：肝衰竭常伴多菌种、多部位感染，多见于肝胆系感染、原发性腹膜炎、革兰氏阴性菌感染。治疗可选用半合成青霉素如哌拉西林，第二代或第三代头孢菌素如头孢西

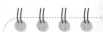

丁、头孢噻肟。有厌氧菌感染时可用甲硝唑。如使用杀菌力强的广谱抗生素时间过长，患者可出现二重感染，以真菌感染最为常见。并发真菌感染时，应加用氟康唑等抗真菌药。有条件者可加用丙种球蛋白或胸腺肽以提高机体免疫力。

4）肝肾综合征：避免引起血容量降低和使用损害肾的药物。少尿时应扩张血容量，可选用低分子右旋糖酐、血浆或白蛋白。使用扩张肾血管的药物，如小剂量多巴胺，以增加肾血流量。应用利尿药如呋塞米。

（5）人工肝支持系统（artificial liver support system，ALSS）：简称人工肝，是暂时替代肝部分功能的体外支持系统。其治疗机制是基于肝细胞的强大再生能力，通过体外的机械、理化和生物装置，清除各种有害物质，补充必需物质，改善内环境，为肝细胞再生及肝功能恢复创造条件，或作为肝移植前的桥接。人工肝分为非生物型、生物型和混合型3种。目前非生物型人工肝在临床使用广泛，并被证明是行之有效的体外肝支持方法。

（6）肝移植：是治疗重型肝炎最有效的方法。目前该技术基本成熟。近年来，采用核苷类似物、高效价抗乙型肝炎免疫球蛋白进行移植前后抗病毒治疗，明显提高了HBV感染所致的肝衰竭患者肝移植的成功率。然而，由于肝移植价格昂贵，供肝来源有限，移植后排斥反应、继发感染（如巨细胞病毒）等阻碍其应用。

【预后】

甲型、戊型肝炎一般不会发展为慢性肝炎，其余各型均可出现病程迁延，发展为慢性肝炎、肝硬化，甚至肝癌。重型肝炎预后不良，病死率50%～70%。年龄较小、治疗及时、无并发症者，病死率较低。孕妇或老年患者感染戊型肝炎有发展为重型的倾向。慢性淤胆型肝炎易转变为胆汁性肝硬化，预后较差。

【预防】

1．管理传染源

（1）患者的隔离：急性患者应隔离至病毒消失，甲型、戊型肝炎患者应隔离至发病后3周，乙型、丙型和丁型肝炎患者参考病毒标志物检测结果。慢性患者按照病毒携带者进行管理。

（2）病毒携带者的管理：对无症状的病毒携带者，应定期进行病毒标志物检测，阳性者不能捐献血液和组织器官，不能从事食品加工、餐饮服务、托幼保育等国家明文规定的职业或工种。若有治疗适应证，应进行抗病毒治疗。

（3）密切接触者的管理：甲型肝炎患者的密切接触者检疫45天，其余类型肝炎的检疫期尚未确定。

2．切断传播途径

（1）甲型和戊型肝炎：重点是加强粪便管理，保护水源，严格饮用水的消毒，加强食品卫生和食具消毒。

（2）乙型、丙型和丁型肝炎：预防重点是防止通过血液和体液传播。①对供血者进行严格筛查，做好血源检测。②严格遵循医院感染管理中的标准预防原则，重视安全注射，大力推广一次性注射用具安全注射，重复使用的医疗器械要严格消毒灭菌。服务行业所用的理发、刮脸、修脚、穿刺和文身等器具也应严格消毒。③注意个人卫生，不和任何人共用剃须刀和牙具等用品。④若性伴侣为HBsAg阳性者，应接种乙型肝炎疫苗或采用避孕套；在性伴侣健康状况不明的情况下，必须使用避孕套以预防乙型肝炎及其他血源性或性传播疾病。

3．保护易感人群

（1）甲型肝炎：目前国内使用的甲肝疫苗有灭活疫苗和减毒活疫苗两类。灭活疫苗需接种两针，保护期可达5年以上；减毒活疫苗接种一针，保护期可持续20年以上，已被广泛使用。近期有与甲型肝炎患者密切接触的易感者，可用人免疫球蛋白进行被动免疫。

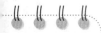

（2）乙型肝炎

1）乙型肝炎疫苗：易感者均应接种。主要接种对象包括新生儿、HBV 感染者的密切接触者、医务工作者、同性恋者、药瘾者等高危人群，以及从事托幼保育、食品加工、饮食服务等职业的人群。乙型肝炎疫苗全程需接种 3 针（0、1、6 个月程序）。新生儿应在出生后 24 小时内完成第 1 针接种，越早越好。

2）乙型肝炎免疫球蛋白（HBIG）：为高效价 HBVAb IgG，适用于即将暴露或意外暴露的高危人群，应尽早注射，保护期约为 3 个月，对乙型肝炎疫苗效果无明显干扰。母亲 HBsAg 阳性的新生儿应在出生后立即注射 HBIG，剂量 100 ～ 200 IU，同时在不同部位注射乙型肝炎疫苗，在 1 个月和 6 个月时分别接种第 2 针和第 3 针乙型肝炎疫苗，可显著提高阻断病毒母婴传播的效果。

（3）戊型肝炎：重组戊型肝炎疫苗（大肠埃希菌）由我国著名专家夏宁邵教授带领的研究组历经 14 年研制成功，是世界上第一个用于预防戊型肝炎的疫苗。

（4）丙型与丁型肝炎：目前尚缺乏特异性免疫预防措施。因丁型肝炎病毒为缺陷病毒，需借助乙型肝炎病毒才能致病，因此对乙型肝炎病毒的有效阻断可避免丁型肝炎的发病。

【主要护理诊断 / 问题】

1. 活动耐力下降 与肝功能受损、能量代谢障碍有关。

2. 营养失调：低于机体需要量 与食欲下降、呕吐、消化和吸收功能障碍有关。

3. 知识缺乏：缺乏疾病相关活动、饮食、用药、随访等知识。

4. 焦虑 与病情反复、久治不愈、担心预后等有关。

5. 有皮肤完整性受损的危险 与胆盐沉着刺激皮肤神经末梢引起瘙痒，肝硬化大量腹水形成、长期卧床有关。

6. 潜在并发症：出血、肝性脑病、继发感染、肝肾综合征等。干扰素治疗的不良反应。

【护理措施】

1. 一般护理

（1）消毒与隔离：甲型、戊型肝炎自发病之日起进行接触隔离 3 周。急性乙型肝炎进行血液、体液隔离至 HBsAg 转阴，恢复期仍不转阴者，按病原携带者管理；丙型肝炎急性期应隔离至病情稳定。

（2）休息与活动：急性肝炎患者应卧床休息，重型肝炎患者应绝对卧床休息，保持情绪稳定、心态平和，以降低机体代谢率和肝负担，增加肝的血流量，有利于肝细胞修复。病情严重时，协助患者做好进餐、沐浴、如厕等生活护理。待症状好转、黄疸消退、肝功能改善后，逐渐增加活动量，以不感到疲劳为度。肝功能正常 1 ～ 3 个月后可恢复日常活动及工作，但仍应避免过度劳累和重体力劳动。

（3）饮食护理：合理的营养、适宜的饮食可以在保证营养的同时避免对肝造成负担。应注意对患者营养状况及消化系统症状的评估，以便制定合理的饮食方案。急性期患者常有食欲减退、厌油、恶心、呕吐等症状，宜进食清淡、易消化、富含维生素的饮食。鼓励患者少食多餐，注意调整食物的色、香、味、形等以增进患者的食欲。如进食量过少，不能满足生理需要，可遵医嘱静脉输注 10% 葡萄糖及维生素 C 等。恢复期患者食欲恢复，应避免营养过剩，最好维持体重在病前水平或略重。重型肝炎患者食欲极差，肝合成能力低下，应给予低脂、低盐、高糖、富含维生素、易消化的流质或半流质饮食，控制蛋白质的摄入，以优质蛋白为主，减少脂肪和蛋白质的分解。

2. 病情观察

（1）急性肝炎：严密观察患者食欲减退、恶心、呕吐等消化道症状的变化，乏力有无改善或加重，黄疸有无加深或减退等情况。及时了解肝功能、病毒标志物等相关检查的结果。

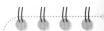

（2）重型肝炎：应注意观察患者的生命体征及意识状态；乏力、消化道症状是否进行性加重；注意有无神经精神症状，及时发现肝性脑病先兆；黄疸及肝浊音界等体征的变化；注意有无出血及感染的表现；及时了解肝功能的变化；严格记录液体出入量，及时了解尿常规、尿比重、血尿素氮、肌酐等检查结果，及时发现肾衰竭。

3．皮肤护理　黄疸型肝炎患者由于胆盐刺激皮肤神经末梢，可以引起瘙痒。指导患者勤沐浴，不用刺激性的肥皂与化妆品；穿柔软、宽松的内衣裤，勤换洗，保持床单清洁、干燥；瘙痒明显者局部涂抹炉甘石洗剂等止痒药，或口服抗组胺药；修剪指甲，避免抓破皮肤，如皮肤已有破损，应注意预防感染。

4．抗病毒治疗的护理

（1）用药指导：抗病毒治疗的依从性是最大限度实现治疗目标，降低耐药性的关键因素，用药前务必做好用药指导，说明抗病毒治疗的目的、意义、可能出现的不良反应及处理措施，尤其是要强调遵医嘱用药的重要性，使患者做好充分的心理准备，以便能够坚持用药治疗。

（2）药物不良反应的观察与处理

1）干扰素：常见不良反应及处理措施如下。①发热反应：一般在注射干扰素的最初 3 ～ 5 次发生，以第 1 次注射后的 2 ～ 3 小时发热最明显。低热至高热不等，可伴有头痛、肌痛、骨骼酸痛、疲倦无力等。反应随治疗次数增加逐渐减轻。嘱患者多饮水，卧床休息，可在睡前注射，或在注射干扰素的同时服用解热镇痛药。②骨髓抑制：白细胞计数降低较常见，若白细胞在 3.0×10^9/L 以上，应坚持治疗，遵医嘱给予升白细胞药物。当白细胞显著减少，低于 3.0×10^9/L 或中性粒细胞 $\leq 0.75 \times 10^9$/L，或血小板 $\leq 50 \times 10^9$/L 时，可减少干扰素的剂量，甚至停药。干扰素对红细胞计数的影响一般不明显。③神经精神症状：极少数患者在疗程的后期可出现忧郁、焦虑等神经精神症状，严重者应减药或者停药。④肝功能损害：极少数患者发生肝功能损害，出现黄疸、ALT 增高等，酌情继续治疗或停药。⑤脱发：有 1/3 ～ 1/2 的患者在疗程的中、后期出现脱发，但停药后可恢复。⑥胃肠道反应：部分患者可出现恶心、呕吐、食欲减退、腹泻等胃肠道症状，一般对症处理，严重者应停药。⑦诱发自身免疫性疾病，如甲状腺炎、血小板减少性紫癜、溶血性贫血、风湿性关节炎，应停药。

2）核苷（酸）类似物：总体安全性和耐受性良好，但在临床应用中确有少见的严重不良反应发生，如使用替诺福韦治疗出现肾功能不全、低磷性骨病，使用恩替卡韦治疗出现肌炎、横纹肌溶解、乳酸酸中毒等。治疗前应仔细询问相关病史，以减少风险。治疗中监测血常规、血肌酐和肌酸激酶。如患者出现肌酐、肌酸激酶或乳酸脱氢酶水平明显升高，并伴相应临床表现，如全身情况变差、明显肌痛、肌无力，应密切观察，一旦确诊为尿毒症、肌炎、横纹肌溶解或乳酸酸中毒等，应及时停药或改用其他药物，并给予积极的相应治疗和干预。

3）药物疗效的观察：及时了解病毒标志物及病毒载量的检查结果，帮助患者树立抗病毒治疗的信心。

科研小提示

慢性乙型病毒性肝炎患者抗病毒治疗非常重要。在抗病毒治疗中可能会遇到哪些问题？如何提高患者的治疗依从性？

5．并发症的护理　对于重型肝炎患者，应做好并发症的观察与护理。

（1）肝性脑病：使用利尿药、高蛋白饮食、消化道大出血或放腹水患者易诱发肝性脑病，应注意观察病情，发生肝性脑病后协助医生进行抢救并给予相应的护理。

（2）出血：常见的出血部位有鼻、牙龈、注射部位及消化道等。

1）及时查血型、血红蛋白及凝血功能等，并配血备用。

2）告知患者不要用手指挖鼻或用牙签剔牙，不用硬毛牙刷刷牙。刷牙后如有出血，可用棉棒擦洗或用水漱口。注射后局部压迫 10 ～ 15 分钟，以避免出血。

3）若发生出血，根据不同出血部位给予相应的护理。

（3）继发感染：常见的感染部位是口腔、肺、腹腔、肠道、皮肤等，可出现相应的症状及体征。应采取预防感染的措施：①保持病室空气流通，减少探视。②做好病室环境消毒，每日对地面、家具、空气消毒 2 ～ 3 次，防止交叉感染。③做好口腔护理，定时翻身，及时清除呼吸道分泌物，防止口腔及肺部感染。④注意饮食卫生及餐具的清洁和消毒，防止肠道感染。⑤患者的衣服、被褥保持清洁，防止皮肤感染。⑥发生感染时，及时按医嘱应用抗菌药物。

（4）肝肾综合征：是重型肝炎患者死亡的原因，上消化道出血、大量利尿、大量及多次放腹水、严重感染等易诱发肾衰竭，对发生肝肾综合征者应给予相应的护理。

随堂测 2-1

6. 心理护理　无论急性肝炎、慢性肝炎还是重型肝炎，病毒性肝炎患者都会对疾病的传染性、慢性化的可能、疾病的预后等存在各种不同的担心和顾虑，出现孤独、焦虑，甚至恐惧等情绪，不利于疾病的恢复。除了要做好相关知识的宣传和指导外，还应积极调动家属等社会支持系统，鼓励和支持患者正确地对待疾病，保持稳定、乐观的情绪。

【健康教育】

1. 对公众的健康指导　积极宣传病毒性肝炎的预防知识，甲型、戊型肝炎应预防消化道传播，其余各类型肝炎主要应预防血液传播。凡接受输血、应用血液制品、接受大手术等患者，出院后应定期检测肝功能及病毒标志物，以便早期发现由血液传播所致的各型肝炎。强调疫苗接种对预防甲型、乙型病毒性肝炎的重要作用。意外接触 HBV 感染者的血液和体液后，如未接种过乙型肝炎疫苗，或虽接种过乙型肝炎疫苗，但 HBsAb < 10 mIU/ml 或 HBsAb 水平不详，应立即注射 HBIG 200 ～ 400 IU，并同时在不同部位接种一针乙型肝炎疫苗（20 μg），于 1 个月和 6 个月后分别接种第 2 针和第 3 针乙型肝炎疫苗（各 20 μg）。应立即检测 HBV DNA、HBsAg、HBsAb、HBeAg、HBcAb、ALT 和 AST，并在 3 个月和 6 个月后复查。如已接种过乙型肝炎疫苗，且已知 HBsAb ≥ 10 IU/L 者，可不进行特殊处理。

2. 患者及家属的健康指导　介绍疾病的发生、发展及演变规律，根据患者的实际情况指导其注意身心休息、合理营养、戒烟戒酒、保持规律的生活，不滥用药物，遵医嘱进行抗病毒治疗，不可自行停药或调整用药方案等。指导家属进行必要的检查和采取适宜的预防措施。急性肝炎患者出院后定期复查肝功能和病毒相关指标等，第 1 个月复查 1 次，以后每 1 ～ 2 个月复查 1 次，半年后每 3 个月复查 1 次，定期复查 1 ～ 2 年。慢性肝炎患者定期复查肝功能、病毒的血清学指标、肝 B 型超声和与肝纤维化有关的指标，以指导调整治疗方案。

（罗　玲）

第二节　流行性乙型脑炎

流行性乙型脑炎（epidemic encephalitis B）简称乙脑，又称日本脑炎，是由乙型脑炎病毒引起的以脑实质炎症为主要病变的中枢神经系统急性传染病。本病主要分布于亚洲，多见于儿童。经蚊传播，常流行于夏、秋季。临床上以高热、意识障碍、抽搐、病理反射及脑膜刺激征为特征，严重者可有呼吸衰竭，部分病例可留有严重后遗症。

【病原学】

乙型脑炎病毒属虫媒病毒乙组的黄病毒科，呈球形，核心为单股正链 RNA，有包膜，包膜中镶嵌有糖基化蛋白（E 蛋白）和非糖基化蛋白（M 蛋白）。E 蛋白和 M 蛋白在诱生保护性免疫中有重要作用。其中 E 蛋白是病毒的主要抗原成分，由它形成的表面抗原决定簇具有血凝活性和中和活性，同时还与多种重要的生物学活性密切相关。乙型脑炎病毒为嗜神经病毒，感染后可产生补体结合抗体、中和抗体及血凝抑制抗体，通过检测这些抗体，用于临床诊断和流行病学调查。乙型脑炎病毒在细胞质内繁殖，能在小鼠脑组织内传代，在鸡胚成纤维细胞、猴肾细胞及海拉（HeLa）细胞中增殖，故可用于病毒分离。

乙型脑炎病毒易被常用消毒剂所杀灭，对乙醚、酸等均很敏感，并且不耐热，100 ℃ 2 分钟或 56 ℃ 30 分钟即可灭活，但耐低温和干燥。

【流行病学】

1. 传染源 乙脑是人畜共患的自然疫源性疾病，动物（如猪、牛等家畜，鸭、鸡等家禽）或人都可成为本病的传染源。人感染后因血中病毒数量少，病毒血症期短，所以不是主要的传染源。而猪（尤其是幼猪）感染后病毒血症时间长、血中病毒数量多，且猪饲养面广、更新快，因而猪是本病最主要的传染源。其他动物（如蝙蝠）也可为本病的传染源和长期贮存宿主。

2. 传播途径 本病通过蚊叮咬而传播。库蚊、伊蚊和按蚊是主要的传播蚊种，其中三带喙库蚊为主要传播媒介。蚊不仅可作为传播媒介，而且是乙型脑炎病毒的长期贮存宿主，蚊感染后可携带病毒越冬或经卵传代。此外，被感染的候鸟、蠛蠓、蝙蝠也是乙型脑炎病毒的越冬宿主。

3. 人群易感性 人群普遍易感，感染后以隐性感染最为常见，感染后可获得持久免疫力。发病年龄主要集中在 10 岁以下儿童，以 2～6 岁发病率最高。近年来，由于儿童和青少年广泛接种疫苗，成人和老年人的发病率则相对增加。

4. 流行特征 本病流行于亚洲东部的热带、亚热带及温带地区。亚热带和温带有严格的季节性，多集中在 7 月、8 月、9 月，与气温、雨量和蚊虫滋生密度高峰有关。我国除东北地区、新疆维吾尔自治区、青海省和西藏自治区外均有本病流行。发病农村高于城市，随着 2007 年我国将乙脑疫苗纳入国家免疫规划，乙脑发病率已逐年下降，近年以中西部的河南、江西、云南为高流行区。本病呈散发性，家庭成员中罕见同时发病者。

【发病机制与病理改变】

1. 发病机制 带病毒的蚊在叮咬人或动物后，病毒即侵入机体，在单核巨噬细胞内繁殖，继而进入血液循环引起病毒血症。若机体免疫力强，只形成短暂的病毒血症，病毒不侵入中枢神经系统，临床表现为隐性感染或轻型病例。当机体免疫力低下，或病毒数量多、毒力强时，病毒可通过血脑屏障进入中枢神经系统，引起脑实质病变。

乙型脑炎病毒对神经组织的直接侵袭及诱发的免疫性损伤是造成脑组织损伤的重要机制。病毒可直接侵袭神经组织，致神经细胞坏死、胶质细胞增生及炎症细胞浸润。此外，体液免疫诱导特异性 IgM 与病毒抗原结合，激活补体及细胞免疫，导致血管壁破坏，形成附壁血栓，脑组织供血障碍和坏死。

2. 病理改变 乙脑的病变范围较广，脑及脊髓均可受累，尤以大脑皮质、间脑和中脑最为严重。主要病理变化如下。

（1）神经细胞变性、肿胀与坏死：乙型脑炎病毒在神经元内增殖，形成病毒包涵体，可见细胞肿胀、细胞质空泡形成、尼氏体消失、核偏位、神经元坏死（核固缩、溶解、消失），周围有大量的炎症细胞和少量胶质细胞环绕。严重者可形成大小不等、散在的软化灶。

（2）炎症细胞浸润和胶质细胞增生：脑实质中有淋巴细胞和大单核细胞浸润，常聚集在血管周围形成所谓"血管套"。胶质细胞增生，聚集在坏死神经细胞周围，形成胶质小结。胶质细胞、中性粒细胞侵入神经细胞内，形成"噬神经细胞现象"。

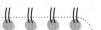

（3）血管病变：脑实质和脑膜血管扩张、充血，大量浆液性渗出，产生脑水肿。小血管内皮细胞肿胀、坏死、脱落，产生附壁血栓及血管周围坏死、出血。

【临床表现】

本病潜伏期为 4～21 天，一般为 10～14 天。

1．典型的临床表现

（1）初期：病初的 1～3 天相当于病毒血症期。起病急，一般无明显前驱症状，体温在 1～2 天上升至 39～40℃，伴头痛、嗜睡、恶心、呕吐，多有精神萎靡或嗜睡。婴幼儿可出现腹泻，体温持续不退，由于神经系统症状及体征不明显而易被误诊为上呼吸道感染。少数患者出现神志淡漠、激惹或颈项强直。

（2）极期：病程的第 4～10 天，除初期症状加重外，突出表现为脑实质受损的症状。

1）持续高热：体温常高达 40℃，一般持续 7～10 天，重型者可达 3 周以上。体温越高，热程越长，病情越重。

2）意识障碍：为本病的主要症状，表现为嗜睡、谵妄、昏迷、定向力障碍等。意识障碍最早可见于病程的第 1～2 天，但多发生于第 3～8 天，通常持续 1 周左右，重者可长达 1 个月以上。昏迷的深浅、持续时间的长短与病情的严重程度和预后呈正相关。

3）惊厥或抽搐：是病情严重的表现，发生率为 40%～60%，多见于病程的第 2～5 天，主要由于高热、脑实质炎症及脑水肿所致。表现为先出现面部、眼肌、口唇的小抽搐，随后出现肢体阵挛性抽搐，可发生于单肢、双肢或四肢。重型者可发生全身强直性抽搐，历时数分钟至数十分钟不等，均伴有意识障碍。长时间或频繁抽搐可导致患者发绀、甚至呼吸暂停，加重脑缺氧和脑水肿。

4）呼吸衰竭：多发生于深度昏迷者，是本病最严重的表现和患者主要死亡原因。①中枢性呼吸衰竭：多见于重型患者，由于脑实质炎症、缺氧、脑水肿、颅内高压、脑疝和低血钠脑病等所致，其中以脑实质病变，尤其是延髓呼吸中枢病变为主要原因。表现为呼吸节律不规则及幅度不均，如呼吸表浅、双吸气、叹息样呼吸、潮式呼吸及抽泣样呼吸，最后呼吸停止。脑疝患者常出现枕骨大孔疝及颞叶钩回疝，除前述呼吸异常外，尚有其他表现，如剧烈头痛、喷射性呕吐、昏迷加重、血压升高、脉搏减慢及反复抽搐。②周围性呼吸衰竭：因脊髓病变导致呼吸肌瘫痪、呼吸道痰阻或并发肺部感染等所致。特点为呼吸节律规则，频率先快后慢，呼吸表浅。③混合性呼吸衰竭：中枢性和周围性呼吸衰竭并存。高热、抽搐和呼吸衰竭是乙脑极期的严重表现，三者互相影响，呼吸衰竭为乙脑患者死亡的主要原因。

5）颅内高压：患者颅内压增高，表现为剧烈头痛、呕吐、血压升高和脉搏变慢。重者发展为脑疝，表现为昏迷加深、肌张力增强及频繁抽搐、瞳孔忽大忽小、对光反射消失。常见小脑幕切迹疝（主要压迫中脑）及枕骨大孔疝（压迫延脑）。患者可并发呼吸骤停而致死。

6）其他神经系统症状和体征：多在病程 10 天内出现，这个时期是乙脑患者最危险的时期。发病 2 周后很少出现新的神经系统表现。主要表现为浅反射减弱或消失，深反射先亢进后消失；肢体强直性瘫痪、肌张力增强、病理征阳性等锥体束受损表现；不同程度的脑膜刺激征，婴幼儿多无脑膜刺激征而有前囟隆起；因病变损害部位不同而出现相应的神经症状，如颞叶受损可有失语、听觉障碍；自主神经受累可有膀胱和直肠麻痹而导致大小便失禁或尿潴留。

7）循环衰竭：少见，常与呼吸衰竭同时出现，表现为血压下降、脉搏细速、休克和胃肠道出血。产生原因多为心功能不全、有效循环血量减少、消化道失血及脑水肿等。

（3）恢复期：患者于病程第 8～11 天进入恢复期。表现为体温逐渐下降，神志逐渐转清，神经系统症状和体征日趋好转，通常 2 周左右可完全恢复，但重型患者需 1～6 个月才能逐渐恢复。此阶段可有持续性低热、多汗、失眠、痴呆、失语、流涎、吞咽困难、颜面瘫痪、肢体强直性瘫痪或不自主运动，以及癫痫样发作等。经积极治疗，大多数患者能恢复，如半年后上述症状仍不能恢复，则称为后遗症。

（4）后遗症期：5%～20%的重型乙脑患者在半年后仍有神经精神症状，留有后遗症，主要有失语、肢体瘫痪、意识障碍、精神失常及痴呆等，经积极治疗后可有不同程度的恢复。癫痫后遗症有时可持续终身。

2．临床分型 临床上根据体温、意识障碍、有无抽搐、病程长短、有无后遗症等病情轻重不同而将乙脑分为以下4型。

（1）轻型：体温在39 ℃以下，神志清楚，可有轻度嗜睡，无抽搐，头痛、呕吐不严重，脑膜刺激征不明显。约1周可恢复。

（2）普通型：体温在39～40 ℃，有意识障碍（如昏睡或浅昏迷），头痛、呕吐、脑膜刺激征明显，偶有抽搐，病理征可为阳性。病程7～14天，多无恢复期症状。

（3）重型：体温持续在40 ℃以上，昏迷，反复或持续抽搐，瞳孔缩小，浅反射消失，深反射先亢进后消失，病理征阳性，常有神经系统定位症状和体征，可有肢体瘫痪和呼吸衰竭。病程多在2周以上，常有恢复期症状，部分患者留有不同程度的后遗症。

（4）极重型（暴发型）：起病急骤，体温于1～2天升至40 ℃以上，反复或持续性强烈抽搐，伴深度昏迷，迅速出现中枢性呼吸衰竭及脑疝，病死率高，患者多在极期死亡，幸存者常留有严重后遗症。

【并发症】

本病并发症以支气管肺炎最常见，多因昏迷患者呼吸道分泌物不易排出或应用人工呼吸机后引起。其次为肺不张、败血症、尿路感染、压力性损伤等。重型患者可发生应激性溃疡而出现上消化道大出血。

【实验室及其他检查】

1．一般检查

（1）血常规检查：白细胞计数增高，常在（10～20）×10⁹/L，中性粒细胞百分比达80%以上，部分患者血象始终正常。

（1）血常规检查：白细胞计数增高，常在 $(10～20)×10^9/L$ ，中性粒细胞百分比达80%以上，部分患者血象始终正常。

（2）脑脊液检查：压力增高，外观无色透明或微浑浊，白细胞计数多在（50～500）× $10^6/L$ ，少数可> $1000×10^6/L$ ，早期以中性粒细胞为主，以后则以单核细胞为主。免疫功能严重受损者，白细胞计数可始终不高。蛋白轻度增高，糖正常或偏高，氯化物基本正常。部分患者起病初期脑脊液检查正常，如有疑诊，可重复检查。

2．免疫学及病原学检查

（1）免疫学检查

1）特异性 IgM 抗体测定：此抗体于病后3～4天即可在血清中出现。脑脊液中最早在病程第2天即可检测到，2周达到高峰，可用作早期诊断。

2）补体结合试验：为 IgG 抗体，具有较高的特异性，多在发病后2周出现，5～6周达高峰，抗体水平可维持1年左右。由于出现时间较晚，不能用于早期诊断，多用作回顾性诊断或流行病学调查。

3）血凝抑制试验：血凝抑制抗体在病后4～5天出现，2周达高峰，抗体水平可维持1年以上，可用于临床诊断或流行病学调查。临床诊断需双份血清效价增高4倍以上。

（2）病原学检查

1）病毒分离：由于乙型脑炎病毒主要存在于脑组织中，血及脑脊液中不易分离出病毒，但病程第1周内死亡病例的脑组织用组织培养法可获得病毒。

2）病毒抗原或核酸检测：在组织、血液或其他体液中通过直接免疫荧光或聚合酶链反应（PCR）可检测到乙型脑炎病毒抗原或特异性核酸。此方法多用于研究工作。

【诊断要点】

1．流行病学资料　10 岁以下儿童或成人，有夏、秋季发病等流行病学资料。

2．临床表现　急起高热、头痛、呕吐、意识障碍、抽搐、呼吸衰竭、病理反射及脑膜刺激征阳性者应考虑本病。

3．实验室及其他检查　外周血白细胞计数及中性粒细胞比例增高，脑脊液呈无菌性脑膜炎改变，有助于诊断。明确诊断依赖于血清学检查特异性 IgM 抗体阳性，恢复期血清中乙型脑炎病毒 IgG 抗体或中和抗体滴度比急性期增高 4 倍，或急性期乙型脑炎病毒 IgM/IgG 抗体阴性而恢复期阳性者也可确诊。

【治疗要点】

本病目前尚无特效抗病毒药，可试用利巴韦林、干扰素等。对症支持治疗，控制好高热、抽搐、呼吸衰竭、脑水肿等是乙脑患者抢救成功的关键。

1．一般支持治疗　及时补充必要的营养物质，注意水和电解质平衡。重型患者应静脉输液，但不宜过多，以免加重脑水肿。一般成人每日补液 1500 ～ 2000 ml，儿童每日补液 50 ～ 80 ml/kg，并酌情补充钾盐，纠正电解质代谢紊乱及代谢性酸中毒。昏迷者可采用鼻饲。

2．对症治疗

（1）高热：以物理降温为主，药物降温为辅，同时降低室温，使肛温保持在 38 ℃左右。对于持续高热伴反复抽搐者，可给予亚冬眠疗法。常用氯丙嗪和异丙嗪每次各 0.5 ～ 1 mg/kg，肌内注射，每 4 ～ 6 小时 1 次，疗程一般为 3 ～ 5 天。

（2）惊厥或抽搐：应针对引起惊厥或抽搐的不同原因进行治疗。

1）脱水治疗：脑水肿所致者以脱水治疗为主，常用 20% 甘露醇静脉滴注或静脉注射，每次 1 ～ 2 g/kg，4 ～ 6 小时可重复使用。

2）镇静治疗：脑实质病变引起的惊厥或抽搐应给予镇静药，首选地西泮，成人每次 10 ～ 20 mg，小儿每次 0.1 ～ 0.3 mg/kg（每次不超过 10 mg），肌内注射或缓慢静脉滴注；此外，还可使用水合氯醛每次 1 ～ 2 g 保留灌肠，儿童酌减。可用苯巴比妥钠预防抽搐，每次 0.1 ～ 0.2 g 肌内注射。

3）保持呼吸道通畅：对因呼吸道分泌物阻塞所致脑细胞缺氧引起惊厥或抽搐者，应给予吸痰、吸氧、保持呼吸道通畅，必要时行气管切开。

4）其他：对高热者，给予降温、纠正电解质代谢紊乱及酸碱平衡失调等。

（3）呼吸衰竭：应针对发生病因进行相应的治疗。

1）氧疗：选用鼻导管或面罩给氧，增加吸入氧浓度，以纠正患者的缺氧状态。

2）脱水治疗：因脑水肿、脑疝所致者，加强脱水治疗。常用 20% 甘露醇静脉滴注（20 ～ 30 分钟内），还可加用 50% 葡萄糖、呋塞米、肾上腺皮质激素静脉注射等。

3）气管插管、气管切开及呼吸机的应用：气管插管适用于呼吸衰竭发展迅速或呼吸突然停止者。气管切开适用于深昏迷、痰阻塞，经多种处理呼吸功能仍恶化者；脑干型呼吸衰竭；呼吸肌麻痹经吸痰、吸氧仍不能维持其换气功能者。如自主呼吸停止或呼吸微弱、有严重换气障碍，可应用呼吸机辅助呼吸。

4）呼吸兴奋剂：中枢性呼吸衰竭可使用呼吸兴奋剂，首选洛贝林，成人每次 3 ～ 6 mg，儿童每次 0.15 ～ 0.2 mg/kg，肌内注射或缓慢静脉滴注；也可选用尼可刹米、盐酸哌甲酯（利他林）、二甲弗林（回苏林）等。

5）改善微循环：使用血管扩张药可改善脑微循环、减轻脑水肿、解除脑血管痉挛和兴奋呼吸中枢。可用东莨菪碱或山莨菪碱（654-2）、阿托品、酚妥拉明等。

（4）循环衰竭：可根据情况补充血容量，应用升压药、强心药、利尿药等，并注意维持水及电解质的平衡。

3．其他治疗

（1）肾上腺皮质激素：具有减轻炎症反应、保护血脑屏障、减轻脑水肿的作用。但其抑制机体的免疫功能，增加继发感染的机会，临床上可根据具体情况酌情使用。

（2）抗菌药物：已合并细菌感染者，可适当选用抗菌药物。

（3）中医治疗：白虎汤加减、清瘟败毒饮等。

4．恢复期及后遗症处理 重点是吞咽、语言和肢体功能训练，可行理疗、针灸、推拿、按摩、中药治疗及高压氧治疗等。

科研小提示

如何根据循证证据拟定预防重症乙型脑炎患者肺部感染发生的护理措施？

【预后】

轻型和普通型患者多能顺利恢复。但重型和暴发型患者的病死率可高达20%以上。主要死因为中枢性呼吸衰竭，存活者可有程度不等的后遗症。

【预防】

1．管理传染源 加强对家畜的管理，尤其是幼猪，做好牲畜饲养场所的环境卫生。在流行季节前对猪进行疫苗接种，能有效地控制乙脑在人群中的流行。

2．切断传播途径 加强宣传，大力开展防蚊、灭蚊工作，消灭蚊虫滋生地。流行季节使用驱蚊剂、蚊帐等防止蚊虫叮咬。

3．保护易感人群 对重点人群及其家属加强预防接种教育，接种对象为10岁以下的儿童和初次进入流行区的人员。目前我国主要采用的是乙型脑炎减毒活疫苗，于满8月龄、2周岁时各接种1次即可。特殊人群如有禁忌证，可采用乙型脑炎灭活病毒疫苗进行预防接种，初种2次，间隔7～10天。2周岁、6周岁各接种1次。对前往乙型脑炎病毒传播高风险地区的无免疫史的成人，推荐至少接种1剂次乙型脑炎减毒活疫苗或2剂次乙型脑炎灭活病毒疫苗。疫苗接种应在疾病流行前1个月完成。接种后保护率达60%～90%。接种时应注意不能与伤寒菌苗同时注射，以免引起过敏反应，有中枢神经系统疾病和慢性酒精中毒者禁用。

【主要护理诊断／问题】

1．体温过高 与乙型脑炎病毒感染有关。

2．急性意识障碍 与乙型脑炎病毒所致的脑实质炎症、脑水肿有关。

3．有受伤的危险 与乙脑所致惊厥、抽搐发作有关。

4．营养失调：低于机体需要量 与持续高热及呕吐、摄入减少有关。

5．气体交换受损 与乙脑所致的中枢性呼吸衰竭有关。

6．有感染的危险 与昏迷时间较长有关。

7．躯体移动障碍 与意识障碍、感觉缺失、瘫痪、长期卧床有关。

8．有皮肤完整性受损的危险 与昏迷、长期卧床有关。

9．潜在并发症：颅内压增高、脑疝、惊厥。

【护理措施】

1．一般护理

（1）休息与活动：患者应绝对卧床休息，昏迷患者取头高足低位，呈15°～30°，头偏向一侧，待病情好转后酌情取侧卧位。

（2）饮食护理：应按不同病期给予不同的饮食，补充营养和水分，初期及极期应给予高热量、高蛋白、富含维生素、清淡、易消化的流质饮食，如西瓜汁、绿豆汤、菜汤、鱼汤、牛奶、豆浆。每日应保证足够的热量和液体摄入量（每日 2000 ml），以维持水、电解质代谢。必要时遵医嘱静脉输液，以补充水分。有吞咽困难或昏迷者，以鼻饲饮食或静脉输液，补充足够的水分和营养。病程早期以清淡的流质饮食为宜，恢复期患者应注意增加营养。

2. 病情观察　乙脑患者的病情变化快，需严密观察病情变化，以便准确评估护理效果，及时采取恰当的护理措施。主要内容如下。①生命体征：重点观察体温的变化，每 1 ～ 2 小时测体温一次；观察呼吸频率、节律、幅度的改变，呼吸道是否通畅，以判断有无呼吸衰竭及呼吸衰竭的类型。②精神和意识状态：注意意识障碍是否加重。③惊厥的表现：发作先兆，如烦躁不安、眼球上翻、口角抽动、指（趾）抽动、两眼凝视、肌张力增高，以及惊厥发作的次数、每次发作持续时间、抽搐部位和方式。④颅内压增高及脑疝的先兆：除观察生命体征、意识状态外，还应重点观察瞳孔大小、形状、两侧是否对称、对光反射等。⑤准确记录液体出入量。⑥并发症：如有无肺部感染及压力性损伤等症状及体征。

3. 对症护理

（1）发热：常采用综合性措施控制体温，使肛温保持在 38 ℃左右。①控制室温：室温争取降至 30 ℃以下。②物理降温：采用大血管放置冰袋、温水擦浴、冷盐水灌肠。头部使用冰帽、冰枕，必要时使用冰毯，在使用中需防止局部冻伤或坏死；降温不宜过快、过猛，禁用冰水擦浴，以免引起寒战和虚脱。③药物降温：可应用解热药。避免用量过大导致大量出汗而引起虚脱。对于高热、频繁抽搐的患者，可给予亚冬眠疗法。因其可抑制呼吸中枢及咳嗽反射，故用药中应密切观察生命体征的变化，注意保持呼吸道通畅。高热患者大量出汗后，应及时用温水擦拭，更换衣被，保持皮肤清洁、干燥。

（2）惊厥或抽搐

1）预防惊厥或抽搐发作，防止窒息及外伤：①保持病室环境安静、光线柔和，防止声音、强光刺激患者；②有计划地安排各种检查、治疗、护理，操作集中进行，避免频繁操作刺激，以免诱发惊厥或抽搐。

2）针对引起抽搐的不同原因进行处理：遵医嘱给予 20%甘露醇静脉滴注，在 20 ～ 30 分钟内滴完。及时给予物理和药物降温。给予镇静药者，应注意有无呼吸抑制等。给予氧疗、拍背吸痰等，保障良好的通气和氧气供给。

3）惊厥或抽搐发作时的护理：①保持呼吸道通畅，将患者置于平卧位，头偏向一侧，清除呼吸道分泌物，松解衣服和领口，如有义齿，应取下；如舌后坠阻塞呼吸道，可用缠有纱布的舌钳拉出后坠的舌体，并使用简易口咽通气管，必要时行气管切开；②提高氧流量，以改善脑缺氧；③专人守护，设置床档，防止患者坠床和受伤；④惊厥发作时切勿用力牵拉或按压患者肢体，以防引起骨折。

（3）呼吸衰竭

1）保持呼吸道通畅：是本病最主要的护理措施。患者因意识障碍、呼吸肌麻痹等易致呼吸道分泌物阻塞，应及时吸痰，定时翻身、拍背。必要时可用祛痰药雾化吸入。

2）氧疗：增加吸入氧浓度，以纠正患者缺氧状态，可选用鼻导管或面罩给氧。

3）及时、准确给予脱水治疗。

4）做好气管切开或插管护理，正确使用人工呼吸机辅助呼吸，密切观察相关参数是否准确，有无异常，做好呼吸管路的护理，保障气道通畅。

5）遵医嘱给予呼吸兴奋剂、血管扩张药，并观察药物治疗的效果及不良反应。

（4）意识障碍

1）口腔护理：每日口腔清洁 2 次，口唇涂以液状石蜡，以防干裂；若发现口腔或上呼吸道感染，应及时处理。

2）皮肤护理：保持床单位清洁、干燥，床单平整、无褶；如有排泄物污染床褥，应及时更换；每 2～3 小时翻身一次，用热湿毛巾擦洗骨凸起处，每日至少 2～3 次；注意观察受压部位皮肤有无发红、苍白等；骶尾部等受压处垫海绵垫、凝胶垫，或使用减压贴，有条件者可睡气垫床，防止压力性损伤形成。

3）眼睛护理：如眼睑闭合不全，每日清洗眼睛 1～2 次，并用生理盐水湿纱布或眼罩保护。

4）泌尿系统护理：昏迷患者一般需留置导尿，应每 4 小时放尿一次；定时更换导尿管及集尿袋；定时清洗尿道外口，女性患者定时冲洗外阴；大便后肛门及其周围也应冲洗干净。

5）安全护理：注意患者安全，防止坠床，必要时使用床档或约束带约束。

6）肢体瘫痪的护理：应将患者的肢体置于功能位，并进行肢体按摩及被动运动，防止肌肉挛缩及功能障碍。

4．恢复期和后遗症的护理

（1）加强营养：对于恢复期患者，应注意给予营养补充，防止继发感染。

（2）观察功能恢复情况：注意观察患者的神志、各种生理功能、运动功能的恢复情况，以便早期采取有针对性的治疗措施。

（3）指导功能锻炼：重症乙脑患者常留有不同程度的后遗症，如迟钝、失语、吞咽困难、肢体运动障碍，指导家属针对可能出现的后遗症进行功能锻炼。对吞咽困难者，指导家属细心喂养。对四肢活动障碍者，每日用温水擦洗并做肢体被动或主动运动，将肢体摆放于功能位置，同时辅以针灸、理疗、推拿。对失语者，给予语言训练，使患者逐渐恢复功能，提高生活质量。

5．心理护理　患者及家属存在不同程度的恐惧、焦虑心理，担心预后情况。护士应给予关爱和支持，向患者及家属讲解乙脑的治疗、预后等相关知识，增强其战胜疾病的信心。若患者需行气管插管、气管切开或应用呼吸机，护士应向家属说明治疗目的，减轻焦虑。乙型脑炎后遗症患者的心理往往会产生较大变化。通过交谈，了解患者的心理动态，列举一些成功治愈的病例，鼓励患者保持良好的心态，积极参加各种活动。

随堂测 2-2

【健康教育】

1．对公众的健康指导　加强宣传，提高公众对乙脑的认识和防护意识，重视疫苗接种的防护作用，大力开展防蚊、灭蚊工作，消灭蚊虫滋生地。流行季节使用驱蚊剂、蚊帐等防止蚊虫叮咬。

2．对患者及家属的健康指导　向患者及家属讲解乙脑的发病原因、主要症状、治疗方法、病程及预后。本病为自限性疾病，目前尚无特效药物，轻者 2 周左右恢复，重者可能留有不同程度的后遗症。对于留有瘫痪、失语、痴呆等神经精神症状的恢复期患者，应鼓励和指导患者坚持康复训练和治疗，教会家属切实可行的护理措施及康复疗法，如针灸、按摩、肢体功能锻炼及语言训练，促进患者康复。

（柳家贤）

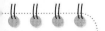

第三节 肾综合征出血热

案例 2-2

某患者,男性,36岁,广州人,农民,因"发热7天,少尿3天"于2020年12月27日入院。患者7天前突然出现发热,体温高达39.7 ℃,伴头痛、全身酸痛、腹泻,解黄色稀便,每日5次,伴腹痛,自服"感冒药"治疗(具体药物不详),症状未见好转。3天前体温正常,但尿量减少,昨日尿量约为300 ml。

请回答:

1. 该患者的病情有何特点?可能的病因有哪些?

2. 为明确诊断,还需要做哪些检查?

3. 作为护士,你将从哪些方面对患者进行评估?

肾综合征出血热(hemorrhagic fever with renal syndrome,HFRS)又称为流行性出血热,是由汉坦病毒(Hanta virus)引起的自然疫源性疾病,鼠类为主要传染源。本病的主要病理变化是全身小血管和毛细血管广泛性损害,临床上以发热、充血、出血、低血压休克和急性肾损伤为主要表现。自1950年至2020年底,我国已累计报告病例1 688 031例,其中死亡48 260例,总病死率达2.86%。

知识链接

肾综合征出血热的发现和命名

据研究,汉坦病毒可能已在老鼠身上存在数千年之久,直至20世纪才被发现和命名。1825年、1913年在俄国的乌兹别克及远东地区曾有出血热的记载。1931—1944年在我国黑龙江、吉林等地的侵华日军中,常发生一种以发热、出血和肾损害为主要特征的传染病,病死率高达30%,被命名为流行性出血热。1978年,韩国学者从汉坦河野生的黑线姬鼠体内分离出一种病毒,命名为汉坦病毒,所致疾病称为姬鼠型或Ⅰ型出血热。1980年,又从汉城轻型出血热流行区内的褐家鼠体内分离出一种汉坦病毒,称为汉城病毒,所致疾病称为家鼠型或Ⅱ型出血热。1981年我国学者也分离出这两种病毒,并迅速确定河南、山西、山东等数省有家鼠型出血热。1982年,WHO将流行性出血热命名为肾综合征出血热。

【病原学】

汉坦病毒属布尼亚病毒科,为单股负链RNA病毒,呈圆形或卵圆形,平均直径为78~210 nm,包膜为双层脂质膜,表面有糖蛋白所组成的棘突,核心由L、M、S三个基因片段及相应的核衣壳蛋白及RNA聚合酶组成,三个基因片段分别编码聚合酶、膜蛋白和核衣壳蛋白。核衣壳蛋白是病毒的主要结构蛋白,有较强的免疫原性和稳定的抗原决定簇。宿主感染后,核衣壳蛋白抗体出现最早,在病程的第2~3天即可检出。膜蛋白中含有中和抗原和血凝抗原,前者诱导产生具有保护作用的中和抗体,后者可能在病毒进入感染细胞中发挥重要作用。目前已发现约24个血清型的汉坦病毒,我国流行的汉坦病毒主要为Ⅰ型病毒和Ⅱ型病毒。

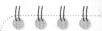

汉坦病毒对乙醚、氯仿、去氧胆酸盐、乙醇、碘酊等一般有机溶剂和消毒剂敏感，不耐热、不耐酸,37 ℃以上及 pH < 5.0 易被灭活,56 ℃ 30 分钟或 60 ℃ 10 分钟或 100 ℃ 1 分钟可被灭活；对紫外线敏感，紫外线照射（50 cm，1 小时）即可被灭活。

【流行病学】

1. 传染源 据统计，有 170 余种脊椎动物能自然感染汉坦病毒。我国发现 53 种动物携带本病毒，主要宿主动物和传染源是啮齿类动物，其他动物包括猫、猪、犬和兔等。我国以黑线姬鼠、褐家鼠为主要宿主动物和传染源，林区以大林姬鼠为主。患者在病程早期（3 ~ 5 天）血液和尿液中可携带病毒，虽有因接触患者后发病的个别病例报告，但患者不是主要传染源。

2. 传播途径

（1）呼吸道传播：含病毒的鼠类排泄物，如尿、粪、唾液污染尘埃后形成气溶胶颗粒，能通过呼吸道而感染人体。

（2）消化道传播：进食被含病毒的鼠类排泄物所污染的食物可经口腔或胃肠道黏膜感染。

（3）接触传播：被鼠咬伤或破损伤口接触带病毒的鼠类排泄物或血液后而感染。

（4）母婴传播：孕妇感染后，病毒可经胎盘感染胎儿。

（5）虫媒传播：已从恙螨和柏氏禽刺螨中分离出汉坦病毒，但传播机制有待进一步研究。

3. 人群易感性 人群普遍易感，以男性青壮年为主。在流行区，隐性感染率可达 3.5% ~ 33%。患者发病后 1 ~ 2 天即可在外周血中检测到 IgM 抗体，第 2 周达高峰；IgG 抗体于发病后 1 周阳性，病程第 2 ~ 3 周达高峰，此后滴度逐渐下降。部分患者感染汉坦病毒后能刺激机体产生较高水平的抗汉坦病毒抗体，可获得持久免疫力。

4. 流行特征 本病的发生具有明显的地区性和季节性，主要与传染源的分布及活动情况密切相关。

（1）地区性：本病呈世界性流行，主要分布在亚洲，其次为欧洲和非洲，美洲病例较少。我国除青海和新疆外，其他省、自治区、直辖市都有病例报告，曾是受本病危害最严重的国家。随着各地居住环境和卫生状况的改善，以及疫苗接种和防鼠灭鼠等综合性防治措施的实施，发病率明显下降，多处于低流行水平。值得注意的是，近年来在老疫区病例逐渐减少的同时，新疫区病例数量有所增加。

（2）季节性和周期性：本病全年均可发病，但有明显的高峰季节。其中黑线姬鼠传播者以 11 月至次年 1 月为高峰、5 ~ 7 月为小高峰，褐家鼠传播者以 3 ~ 5 月为高峰，林区姬鼠传播者以夏季为流行高峰。本病发病率有一定的周期性波动，以姬鼠为主要传染源的疫区，一般相隔数年有一次较大流行。

（3）人群分布：以男性青壮年农民和工人发病居多，不同人群的发病率高低与接触传染源的机会多少有关。近年来，本病的发病率在年龄 < 15 岁和年龄 > 60 岁的人群中有增加趋势。

【发病机制与病理改变】

1. 发病机制 肾综合征出血热的发病机制至今未完全明确。目前一致认为是病毒直接损伤和免疫损伤共同作用的结果。

（1）病毒直接作用：汉坦病毒直接致细胞病变作用较弱，但可引起受感染细胞结构和功能障碍。

（2）免疫损伤作用：汉坦病毒感染后，可诱发强烈的固有免疫应答和适应性免疫应答，多种免疫细胞及细胞因子、炎症因子和补体等参与了致病过程。炎症因子风暴在重症患者的发病中发挥了重要作用。其中免疫复合物损伤（Ⅲ型超敏反应）是本病血管、肾损伤及其他病理变化的重要原因。病毒抗原与机体产生的特异性抗体结合，形成免疫复合物（IC），IC 沉积在患者皮肤小血管壁、肾小球基底膜、肾小管和肾间质血管等处，激活补体，造成小血管壁及肾病变。IC 还可与血小板结合，致凝血功能障碍，导致出血。全身小血管的广泛损伤，导致血管扩张、血管通透性增加，血浆外渗使有效血容量下降。同时，由于血浆外渗使血液浓缩，血液黏稠度升高，促进DIC的发生，导致血液循环淤滞，血流受阻，使有效循环血量进一步降低，可引起原发性休克。

2．病理改变 本病最基本的病理改变是全身小血管广泛损伤，以小血管和肾病变最明显。

（1）血管病变：全身小血管节段性或不对称性收缩和扩张，纤维样坏死和崩解；毛细血管扩张和充血，腔内有微血栓形成；血管内皮细胞肿胀，管壁肿胀、疏松，严重者可发生坏死和破裂崩解。

（2）脏器病变：①肾切片见水肿、苍白、出血和缺血坏死区，镜检肾小球充血，基膜增厚，肾小管变性、坏死、受压变窄、闭塞，间质充血、水肿；②心脏：可见出血，心肌纤维有不同程度的变性、坏死；③垂体：肿大，前叶显著充血、出血和凝固性坏死；④脑实质水肿和出血，神经细胞变性，胶质细胞增生；⑤肝大，肝细胞变性、坏死并融合成片。

【临床表现】

本病潜伏期为4～46天，一般为7～14天，以2周多见。典型病例的病程经过5期：发热期、低血压休克期、少尿期、多尿期和恢复期。非典型病例和轻型病例可出现越期现象，而重症患者则可出现发热期、休克期和少尿期之间的互相重叠。

1．发热期 病程第1～3天。除发热外，主要为全身中毒症状、毛细血管损伤和肾损伤的表现。

（1）发热：热程多数为3～7天，较少超过10天。多数起病急骤，体温常在39～40℃，以稽留热或弛张热多见。一般体温越高，持续时间越长，病情越重。轻型病例热退后症状缓解，重症病例热退后病情反而加重。

（2）全身中毒症状：表现为头痛、腰痛、眼眶痛和全身肌肉关节酸痛，其中头痛、腰痛、眼眶痛一般称为"三痛"。疼痛的原因与相应部位充血和水肿有关。部分患者出现消化道症状，如食欲减退、恶心、呕吐、腹痛或稀水样便。少数患者腹痛剧烈，伴腹肌紧张、压痛及反跳痛，易误诊为急腹症而手术。危重患者可出现兴奋、谵妄、烦躁不安、嗜睡和昏迷等神经精神症状。

（3）毛细血管损伤：主要为充血、渗出水肿和出血的表现。皮肤充血、潮红主要见于颜面、颈部、胸部（皮肤"三红"），重者呈醉酒貌。黏膜充血主要见于眼结膜、软腭与咽部（黏膜"三红"）。渗出与水肿主要为球结膜水肿，轻者眼球转动时球结膜有涟漪波，重者球结膜呈水疱样。部分患者可出现眼睑及颜面部水肿。皮肤出血多在腋下和胸背部，呈点状、搔抓样条索状瘀点；黏膜出血可见于软腭及眼结膜。少数患者内脏出血，表现为呕血、黑便、咯血等。如在病程第4～6天腰、臀或注射部位出现大片瘀斑和腔道大出血，可能由DIC所致，是重症表现。

（4）肾损伤：起病后第2～4天出现，主要表现为蛋白尿、血尿和尿量减少，重者可见管型尿。

2．低血压休克期 为病程第4～6天。本期持续时间数小时至数日不等，一般为1～3天，长者可达6天以上。主要表现为低血压及休克，多数患者在发热末期或热退同时出现血压下降，其持续时间的长短与病情轻重、治疗措施是否及时和正确有关。一般血压开始下降时四肢尚温暖；如血容量继续下降，则患者出现面色苍白、四肢厥冷、脉搏细弱、尿量减少等；当大脑供血不足时，可出现烦躁、谵妄、神志恍惚。少数顽固性休克患者由于长期组织灌注不良，易并发DIC，以及心脏、肝、脑、肺和肾等重要脏器衰竭或功能障碍。

3．少尿期 为病程第5～8天。一般持续2～5天，短者1天，长者可达10天以上，持续时间长短与病情呈正比。本期主要特征是少尿或无尿、氮质血症、酸中毒、水及电解质代谢紊乱，其中少尿或无尿最为突出。重者可出现高血容量综合征，临床表现为颜面部肿胀、体表静脉充盈怒张、脉搏洪大、血压增高、脉压增大、心音亢进及血液稀释，严重者易合并心力衰竭、肺水肿及脑水肿。严重氮质血症患者出现嗜睡、烦躁、谵妄，甚至抽搐、昏迷等表现。酸中毒表现为呼吸增快或深大呼吸。电解质代谢紊乱主要表现为高血钾、低血钠和低血钙，少数也可发生低血钾和高血镁。

4. 多尿期 为病程第 9 ~ 14 天，一般持续 7 ~ 14 天，可分为移行期（尿量 400 ~ 2000 ml/d，血尿素氮、肌酐仍升高）、多尿早期（尿量超过 2000 ml/d）、多尿后期（尿量达 3000 ml/d 以上）三期。此期若水和电解质补充不足或继发感染，可发生继发性休克，也可发生低血钠、低血钾等症状。

5. 恢复期 病程第 3 ~ 4 周后，一般情况逐渐好转，尿量逐渐恢复至 2000 ml/d 以下。一般尚需 1 ~ 3 个月体力才完全恢复，少数可遗留高血压、肾功能障碍、心肌损害和垂体功能减退等症状。

临床根据发热程度、中毒症状的轻重和出血、休克、肾损害的不同程度，分为以下类型。①轻型：体温 39 ℃ 以下，中毒症状及肾损害轻，除皮肤出血点外无其他出血，无休克和少尿。②中型：体温 39 ~ 40 ℃，中毒症状重，有明显的球结膜水肿，收缩压低于 90 mmHg 或脉压小于 30 mmHg，有明显的出血和肾损害，出现少尿期，尿蛋白（+++）。③重型：体温 40 ℃ 以上，中毒症状及渗出表现严重，有皮肤瘀斑和腔道出血，有严重的休克和肾损害表现，少尿 5 天以内或无尿 2 天以内。④危重型：在重型的基础上，出现以下情况之一者：难治性休克；重要脏器出血；少尿超过 5 天或无尿超过 2 天，BUN 超过 42.84 mmol/L（120 mg/dl）；出现心力衰竭、肺水肿；出现脑水肿、脑出血或脑疝等中枢神经系统合并症；严重继发感染。⑤非典型：体温 38 ℃ 以下，皮肤、黏膜有散在的出血点，尿蛋白（±），血、尿特异性抗原或抗体阳性。

【并发症】

1. 腔道出血 多见于休克期、少尿期和多尿期，可出现消化道出血、腹腔出血、阴道出血及肺出血等。

2. 肺水肿 多见于休克期和少尿期，包括因肺血管损伤、通透性增加及血栓形成等致肺间质水肿而引起的急性呼吸窘迫综合征（acute respiratory distress syndrome，ARDS）和由肺毛细血管受损、肺泡内大量渗液、高血容量综合征及心肌损伤等所致的心源性肺水肿。

3. 继发感染 少尿期或多尿早期最易发生。常见消化道、呼吸道、泌尿道感染及败血症等。

4. 中枢神经系统并发症 汉坦病毒侵犯中枢神经而引起脑炎和脑膜炎，因休克、凝血机制异常、电解质代谢紊乱和高血容量综合征等引起的脑水肿、高血压脑病和颅内出血等。

5. 其他 如自发性肾破裂、心肌损害和肝损害。

【实验室及其他检查】

1. 血常规 早期白细胞计数正常或偏低，起病第 3 ~ 4 天后多明显增高。中性粒细胞比例升高，非典型淋巴细胞增多。血小板计数在起病第 2 天后开始下降。由于血浆外渗，血液浓缩，红细胞计数和血红蛋白明显上升。

2. 尿常规 起病第 2 天后出现尿蛋白，至少尿期达高峰，在多尿期和恢复期转阴。镜检可见红细胞、透明或颗粒管型。部分可见膜状物，为大量蛋白和脱落上皮的凝聚物。

3. 血液生化检查 血尿素氮、血肌酐多在低血压休克期开始上升，少数发热期即可升高，少尿期达高峰。血钾在发热期、休克期处于低水平，少尿期升高，多尿期又降低，但也有少尿期出现低血钾。血钠、血氯和血钙在各期多降低，而血磷和血镁增高。发热期以呼吸性碱中毒多见，休克期及少尿期以代谢性酸中毒为主。

4. 免疫学检查

（1）特异性 IgM 抗体：起病后 1 ~ 2 天即可为阳性，早期检测阳性率可达 95%，具有早

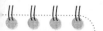

期诊断价值。

（2）特异性 IgG 抗体：出现时间也较早，持续时间较长，相隔 1 周双份血清效价 4 倍以上升高有诊断价值，也可用于流行病学调查。

（3）其他：外周血淋巴细胞亚群 $CD4^+/CD8^+$ 比值下降或倒置，免疫球蛋白增高，总补体、C3 和 C4 下降。

5. 病原学检查 采用 RT-PCR 可检出汉坦病毒的 RNA。取急性期患者的血清、血细胞、尿液，或死亡者的脏器组织接种于相关的细胞或动物，可分离出汉坦病毒。阴性者应继续盲传、连续三代阴性方可确认为阴性。

【诊断要点】

1. 流行病学资料 流行季节、有疫区野外作业及留宿史、或有鼠类及其排泄物接触史。

2. 临床表现 主要根据三大主症和病程的五期经过。三大主症，即发热、充血出血、肾损害。病程中的"三红""三痛"、皮肤搔抓样或条索样出血，热退后症状反而加重等均为其重要特点。五期经过，即发热期、低血压休克期、少尿期、多尿期、恢复期。但应注意非典型者可以越期或几期重叠。

3. 实验室检查 血液浓缩、血红蛋白和红细胞增高、白细胞计数增高、血小板减少、尿蛋白大量出现和尿中带膜状物等有辅助诊断意义；血清中检出特异性 IgM 抗体即可明确诊断。

【治疗要点】

以液体疗法和对症支持治疗为主，休克、少尿、出血和其他脏器损伤的防治是救治成功的关键。"三早一就"，即早发现、早诊断、早治疗、就近治疗是本病的主要治疗原则。

1. 发热期

（1）抗病毒治疗：尚无特效抗病毒药。发病早期可选用利巴韦林或干扰素进行抗病毒治疗，疗程 3 ~ 5 天。

（2）减轻外渗：给予芦丁、维生素 C 等静脉滴注，可降低血管通透性。可给予 20% 甘露醇静脉滴注，以提高血浆渗透压。后期可予以平衡盐溶液或葡萄糖氯化钠注射液 1000 ml 左右。高热、多汗或呕吐、腹泻者适当增加液体入量。

（3）减轻中毒症状：高热以物理降温为主，中毒症状重者可短程予以激素治疗。

（4）预防 DIC：可用丹参注射液、低分子右旋糖酐，以降低血液黏滞性。有 DIC 时，应尽早使用肝素。

2. 低血压休克期

（1）补充血容量：以早期、快速、适量为原则，争取 4 小时内使血压稳定。先输晶体液，后输胶体液。晶体液以平衡盐溶液为主，胶体液常用 10% 低分子右旋糖酐、20% 甘露醇、血浆和白蛋白。由于本期存在血液浓缩，因而不宜应用全血。在补充血容量期间，应密切观察血压变化，血压正常后输液仍应维持 24 小时以上。

（2）纠正酸中毒：根据血气分析结果给予 5% 碳酸氢钠溶液，不但能纠正酸中毒，而且有扩容作用。

（3）血管活性药物和肾上腺皮质激素的应用：经补液、纠酸后，血红蛋白已恢复正常，但血压仍不稳定者，可应用血管活性药物如多巴胺 100 ~ 200 mg/L 静脉滴注。也可同时用地塞米松 10 ~ 20 mg 静脉滴注。

3. 少尿期 治疗原则为"稳、促、导、透"，即稳定机体内环境、促进利尿、导泻疗法和透析疗法。

（1）稳定内环境：①减少蛋白分解，控制氮质血症，给予高糖类、富含维生素和低蛋白饮食；②严格限制液体入量，如确定为肾实质损害所致少尿，入液量应为前一日尿量和呕吐量加上 500 ~ 700 ml，输入液以高渗葡萄糖液为主，以补充能量，减少蛋白质的分解；③维持电解质代谢和酸碱平衡：根据血生化结果，纠正酸中毒及高钾血症或低钾血症。

（2）促进利尿：首选药物为呋塞米，也可用血管扩张药如酚妥拉明或山莨菪碱静脉滴注。

（3）导泻疗法：在无消化道出血的前提下，可用甘露醇、硫酸镁、中药大黄、番泻叶等口服导泻，以预防高血容量综合征和高血钾。

（4）透析疗法：对于明显氮质血征、高血钾及高血容量综合征患者，应给予透析治疗。肾衰竭及严重内环境紊乱者通常使用间歇性血液透析（intermittent hemodialysis，IHD）。血流动力学不稳定、不宜搬动的危重型患者优先选用连续性肾脏替代治疗（continuous renal replacement therapy，CRRT）。

4. 多尿期　移行期和多尿早期的治疗原则同少尿期，多尿后期则需注意维持水和电解质平衡，防治继发感染。

5. 恢复期　继续休息至出院后 1～3 个月。加强营养，定期复查等。

6. 并发症治疗

（1）消化道大出血：应注意病因治疗。若由血小板减少引起，可补充血小板。

（2）心力衰竭、肺水肿：严格控制输液量及输液速度，给予强心、镇静、扩血管和利尿治疗。

（3）ARDS：可给予地塞米松，必要时使用机械通气，采用呼气末正压通气方式辅助呼吸。

（4）中枢神经系统并发症：抽搐者给镇静药，脑水肿或颅内高压者可用甘露醇静脉滴注。

【预后】

本病的病死率与临床类型、治疗迟早及治疗措施是否正确相关。近年来，通过早期诊断和治疗措施的改进，目前病死率由 10% 下降为 3%～5% 或以下。

【预防】

1. 管理传染源　防鼠、灭鼠是预防本病的关键。大力宣传防鼠、灭鼠的重要性，推广各种有效的药物或机械防鼠、灭鼠措施。此外，应做好鼠密度、鼠带病毒率的监测。

2. 切断传播途径　野外作业或疫区工作时应加强个人防护；不用手直接接触鼠类排泄物；改善卫生条件，防止鼠类排泄物污染水和食物；动物实验时要防止被实验鼠咬伤。

3. 保护易感人群　做好易感人群的监测工作；高危人群应接种疫苗。我国已上市的双价灭毒活疫苗（0 天、15 天、1 年）较之前的单价疫苗副作用小，保护率更高，保护持续时间长。重组疫苗、类病毒颗粒疫苗等新型疫苗正在研发中。

【主要护理诊断 / 问题】

1. 体温过高　与病毒血症有关。

2. 组织灌注无效　与全身广泛小血管损害导致的血浆外渗及出血等有关。

3. 体液过多　与血管通透性增加及肾损害有关。

4. 皮肤完整性受损　与血管壁损伤造成皮肤出血有关。

5. 焦虑与恐惧　与担心疾病预后有关。

6. 潜在并发症：消化道出血、肺出血、脑出血、继发感染等。

【护理措施】

1. 一般护理

（1）消毒与隔离：患者一般不会造成传播，采取标准预防措施即可。

（2）休息与活动：发病后应绝对卧床休息，不宜搬动，以免加重血浆外渗和组织脏器的出血；恢复期仍需注意休息，逐渐增加活动量。

（3）饮食护理：给予高热量、富含维生素、清淡可口、易消化的流质或半流质饮食；消化道出血的患者应予禁食；发热期适当增加饮水量；少尿期须严格限制水、钠盐和蛋白质的摄入，以避免加重水钠潴留和氮质血症；多尿期应注意液体及钾盐等的补充，指导患者多食用含钾高的食物，如橘子、香蕉。

2．病情观察 本病治疗的关键是及早发现和防治休克、急性肾损伤和出血。应注意观察：①生命体征和意识状态，注意体温及血压的变化；有无呼吸频率及节律改变、脉搏细速、嗜睡或昏迷。②充血、渗血、出血的表现，有无"三红""三痛"表现，皮肤瘀斑的分布范围及有无破溃出血等；有无咯血、呕血、便血；有无剧烈头痛、突发视物模糊；有无血压下降、脉搏细速、出冷汗、唇周和指（趾）甲苍白、发绀以及尿少等休克的表现。③记录 24 小时液体出入量，注意尿量、颜色、性状的变化。④氮质血症的表现，有无嗜睡、烦躁、谵妄，甚至抽搐、昏迷等。⑤及时了解相关检查结果，若有血小板进行性减少，凝血酶原时间延长，常预示患者出现 DIC，多预后不良。

3．对症护理

（1）高热：以物理降温为主，避免酒精擦浴或温水擦浴，以免加重皮肤损害。忌用对乙酰氨基酚等强效解热药，以免大量出汗加重有效循环血量的不足，使患者进入休克期。

（2）循环衰竭：液体复苏是抢救患者的首要措施，主要包括：①迅速建立静脉通道，快速补充血容量；根据血压、平均动脉压、血红蛋白量、末梢循环、组织灌注和尿量的变化，动态调整输液量和输液速度；快速扩容时，应注意观察心功能，有无突发呼吸困难、咳嗽、咳粉红色泡沫样痰等急性肺水肿的临床表现。②给予吸氧，注意保暖。③遵医嘱补碱、纠正酸中毒并使用血管活性药。

液体复苏有效的衡量指标是：收缩压达 90 ～ 100 mmHg；平均动脉压达 65 mmHg；心率 ≤ 100 次 / 分；周围循环障碍得以纠正，动脉血乳酸值 < 2 mmol/L；血红蛋白和血细胞比容接近正常。

（3）急性肾衰竭：严格遵守"稳、促、导、泻、透"的处理原则，密切做好病情观察。①按量出为入、宁少勿多的原则，严格控制液体入量；②利尿、导泻治疗时，密切观察患者用药后的反应，协助排尿、排便，观察其颜色、性状及量，并及时做好记录；③出现高血容量综合征者，应立即减慢输液速度或停止输液；使患者取半坐位或坐位，双下肢下垂，并报告医生；④遵医嘱行血液透析治疗，并做好相应的护理。

（4）出血：各项护理操作动作宜轻柔，尽可能减少注射次数；保持床单平整，被褥及衣物柔软；指导患者使用软毛牙刷刷牙，忌用牙签剔牙，避免摄入粗糙、坚硬的食物和水果；一旦出现消化道出血、肺出血、脑出血、DIC 等，立即通知医生并积极抢救。

整合小提示

肾综合征出血热患者少尿期维持内环境的稳定非常重要，如何根据患者的病情特点进行预见性护理干预？

随堂测 2-3

4．用药护理 遵医嘱准确用药，观察药物的疗效与不良反应。如利巴韦林可导致白细胞减少，用药期间要监测血常规，妊娠期女性忌用。使用利尿药期间要观察有无直立性低血压、低血钾、低氯性碱中毒、低钠血症、低钙血症、眩晕、耳鸣及听力减退等。

5．心理护理 耐心向患者解释本病的特点和临床经过，耐心倾听患者及家属的诉求，鼓励患者及家属积极配合治疗和护理。

【健康教育】

1．对公众的健康指导 向公众介绍本病的病原学及流行病学知识，讲解防鼠、灭鼠的重要性和有效措施，易感人群及时接种疫苗的重要性等，以提高公众的防护意识和防护能力。

2．对患者及家属的健康指导 向患者及家属介绍本病的发生、发展过程，说明本病尚无

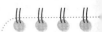

特效治疗药物，病情重且病情变化快。本病为自限性疾病，积极的对症支持治疗将有助于患者度过危险期，应树立康复信心，积极配合医护人员的处置。对于康复出院的患者，应说明肾功能的完全恢复需要较长时间，出院后仍需休息 1 ~ 3 个月，加强营养，保持生活规律、睡眠充足，定期复查。

（罗 玲）

第四节 狂 犬 病

案例 2-3

某患者，男性，25 岁，因"畏光、恐水、怕风 1 天"入院。患者无明显诱因于 1 天前开始出现发热、畏光、怕风，继之出现恐水，之后患者未再进食、饮水，上述症状逐渐加重，遂来急诊就诊。体格检查：T 38.5 ℃，P 117 次 / 分，R 23 次 / 分，BP 135/85 mmHg，神志清楚。血常规：白细胞 15×10^9/L，中性粒细胞 81.60%。急诊以"狂犬病"收入院。

请回答：

1. 该患者的病情有何特点？
2. 诊断其为狂犬病的主要依据有哪些？
3. 为明确诊断，还应进一步收集哪些资料？为什么？

狂犬病（rabies）是由狂犬病毒感染引起的以中枢神经系统症状为主的一种动物源性传染病。病毒主要通过破损的皮肤或黏膜侵入人体。临床大多表现为特异性恐水、怕风、咽肌痉挛和进行性瘫痪等。狂犬病无特效治疗药物，是目前世界上病死率最高的传染病，病死率几乎为 100%。

【病原学】

狂犬病毒属于弹状病毒科狂犬病毒属，为单股负链 RNA 病毒。病毒颗粒呈子弹状，长 100 ~ 300 nm，直径约为 75 nm，外有包膜。核蛋白 N、磷蛋白 P 和聚合酶 L 蛋白组成病毒的蛋白衣壳螺旋排列包裹病毒的 RNA，形成病毒的核衣壳。包膜则由外层的糖蛋白 G 和内层的基质蛋白 M2 组成。G 蛋白构成包膜的糖蛋白棘突，决定病毒的感染性、血凝性和毒力等。从患者和病兽体内分离的病毒称"野毒株"或"街毒株"，其特点是致病力强，经多次在兔脑内传代后成为"固定毒株"，其毒力减弱，对人和犬失去致病力，因其仍保留抗原性，故可供制备疫苗之用。

狂犬病毒在体外存活能力较差，对热、紫外线抵抗力弱，悬液中的病毒经 56 ℃ 30 ~ 60 分钟或 100 ℃ 2 分钟即失去感染力。病毒对脂溶剂（肥皂水、氯仿、丙酮等）、乙醇、过氧化氢、高锰酸钾、碘制剂以及季铵类化合物（如苯扎溴铵）等敏感，不易被酚类消毒剂杀灭。

【流行病学】

1. 传染源 带狂犬病毒的动物是主要传染源。全球 99% 以上的狂犬病是因犬咬伤或抓伤引起的，其次为猫。狐狸、貉、狼等也是重要的野生狂犬病宿主和传染源。

除器官移植外，目前尚未发现人与人之间的传播，考虑与患者唾液中所含病毒数量较少有关。

2. 传播途径 狂犬病主要通过被发病动物咬伤而传播，也可因含有病毒的唾液或组织经由抓伤、舐伤等所致的皮肤和黏膜伤口侵入机体而感染。器官移植和气溶胶吸入也可作为暴露途径而感染。

3. 人群易感性 人群普遍易感，兽医与动物饲养员为高危人群。人被病兽咬伤而未做预防接种者，发病率为 15% ~ 30%，若及时处理伤口和接种疫苗后，发病率可降至 0.15%。被病犬咬伤后是否发病，与被咬伤部位、创伤程度、病兽种类、衣着厚薄、人体免疫情况、伤口局部处理情况、有无及时进行疫苗接种等因素有关。

4. 流行特征 狂犬病在全球广泛分布，目前 99% 的人患狂犬病发生在发展中国家，我国是受狂犬病危害严重的国家之一。近年来，我国狂犬病发病数量呈明显下降趋势，自 2007 年的 3300 例下降至 2021 年的 157 例。疫情主要分布在人口稠密的华南、西南、华东地区。

【发病机制与病理改变】

1. 发病机制 狂犬病毒具有高度嗜神经性。病毒经由伤口侵入人体后在入侵处及其周围横纹肌细胞内少量繁殖，而后沿周围神经的轴索呈向心性扩散至中枢神经系统，主要侵犯脑干、小脑等处的神经细胞，然后再从中枢神经沿周围神经呈离心性扩散，侵入各器官、组织，尤以唾液腺、舌部味蕾、嗅神经上皮等处的病毒数量较多。由于迷走、舌咽和舌下神经核受损，致吞咽肌及呼吸肌痉挛，因而出现恐水、呼吸困难、吞咽困难等症状。交感神经受累可使唾液腺和汗腺分泌增加。迷走神经节、交感神经节和心脏神经节受损，可引起心血管功能紊乱和猝死（图 2-3）。

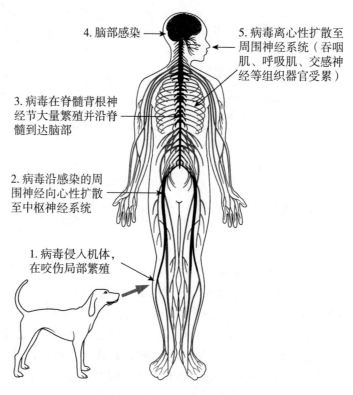

图 2-3 狂犬病发病机制示意图

2. 病理改变 主要为急性弥漫性脑脊髓膜炎，以大脑基底面海马回、脑干和小脑损害最为明显。外观可见充血、水肿、微小出血等。镜下可见非特异性神经细胞变性与炎症细胞浸润。具有特征性的病变为神经细胞的胞质内可见嗜酸性包涵体，称内氏小体（Negri body）。该小体位于细胞质内，呈圆形或椭圆形，苏木精 - 伊红（HE）染色后呈樱桃红色。

【临床表现】

狂犬病在临床上可表现为狂躁型（大约 2/3 的病例）或麻痹型。潜伏期多数为 1 ~ 3 个月，极少数短至 2 周以内或长至 1 年以上。潜伏期长短与病毒的数量、毒力和侵入部位的神经

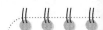

分布等因素相关。病毒数量越多、毒力越强、侵入部位神经越丰富、越靠近中枢神经系统，潜伏期就越短。典型的临床经过可分为以下 3 期。

1. 前驱期　常有低热、头痛、倦怠、周身不适、厌食、恶心等不典型症状，继而出现烦躁、失眠、恐惧不安，对声、风、光等刺激敏感，并有咽喉紧缩感。已愈合的伤口及其神经支配区有痒、痛、麻及蚁走感，为最有意义的早期症状。本期持续 2～4 天。

2. 急性神经症状期（兴奋期）　患者逐渐进入高度兴奋状态，突出表现为表情极度恐怖、恐水、怕风、发作性咽肌痉挛和呼吸困难，并可有体温升高（38～40 ℃）。恐水为本病特有的表现，患者极度口渴，但不敢饮水，饮水后也无法下咽，甚至闻及水声、看见水，或仅提及"饮水"均可引起咽肌严重痉挛。其他如风、光、声等刺激，也可引起咽肌痉挛，严重发作时可出现全身肌肉阵发性抽搐。因呼吸肌痉挛，可导致呼吸困难和发绀。因交感神经功能亢进，可出现大汗、流涎、瞳孔散大、对光反应迟钝、心率增快、血压升高等。多数患者神志清醒，部分患者可出现精神失常、幻听等。

部分患者以脊髓或延髓受损为主，无典型的兴奋期及恐水现象，而以高热、头痛、呕吐、咬伤处疼痛，继而出现肢体软弱、腹胀、共济失调、大小便失禁等，称为麻痹型（静型）。本期一般持续 1～3 天。

3. 麻痹期　此期患者逐渐进入安静状态，痉挛停止，渐趋安静，出现弛缓性瘫痪，尤以肢体软瘫最为多见。患者渐由安静进入昏迷状态，最后因呼吸、循环衰竭而死亡。一般持续 6～18 小时。

【实验室及其他检查】

1. 血常规及脑脊液检查　白细胞总数轻至中度增多，中性粒细胞占 80% 以上。脑脊液压力轻度增高，细胞数增多，一般不超过 $200 \times 10^6/L$，以淋巴细胞为主，蛋白质可稍增多，糖及氯化物正常。

2. 免疫学检查

（1）特异性抗原检测：取患者脑脊液或唾液直接涂片、咬伤部位皮肤组织、角膜印片等，通过免疫荧光抗体试验检测特异性抗原，阳性率可达 98%。也可采用快速酶联免疫吸附试验、直接免疫组化检测进行狂犬病毒抗原检测。

（2）特异性抗体检测：存活 1 周以上的患者可通过快速荧光焦点抑制试验等检测血清和脑脊液中的中和抗体，方法快捷，特异性和敏感性均较高。接种过狂犬病疫苗的可疑患者，其中和抗体效价超过 1∶5000 才有诊断价值。此外，也可采用酶联免疫吸附试验（ELISA）检测其 IgG 抗体。

3. 病原学检查　取患者的唾液、脑脊液、泪液或脑组织接种鼠脑进行病毒的分离培养。也可通过 RT-PCR 检测病毒核酸，进行早期诊断。取动物或死者脑组织做切片染色，镜检找内氏小体，阳性率为 70%～80%。

【诊断要点】

1. 流行病学资料　有被病犬或病兽咬伤或抓伤史、被舔舐黏膜或未愈合伤口的感染史。

2. 临床表现　有伤口感觉异常及有恐水、怕风等典型症状，即可做出狂犬病的临床诊断。

3. 实验室及其他检查　在符合临床诊断的基础上，满足任意一项实验室检测结果阳性者，即可确诊。

【治疗要点】

本病目前无特效治疗药物，以对症支持治疗为主。予以镇静，解除痉挛，保持呼吸道通畅，必要时可行气管切开。补充足够能量，维持水、电解质平衡。脑水肿时可予以脱水降颅内压。

【预后】

狂犬病毒主要通过免疫豁免的神经系统进行传播和复制，且中和抗体无法通过血脑屏障，目前尚无有效的抗病毒治疗手段。狂犬病一旦发病，病死率几乎高达100%。成功救治的病例主要见于曾接种过狂犬病疫苗者。

【预防】

1. 管理传染源 加强犬只的管理，捕杀野犬，管理和免疫家犬，实行进出口动物检疫等。病犬、病猫及其他病兽应立即击毙并焚毁或深埋。

2. 暴露前预防（pre-exposure prophylaxis，PrEP） 适用于持续、频繁暴露于狂犬病危险环境的个体，如接触狂犬病毒的实验室工作人员、可能涉及狂犬病病例管理的医护人员、兽医、动物驯养师以及经常接触动物的学生等高危人群。主要措施为疫苗接种，采取3针接种程序接种人用狂犬病疫苗，即第0、7、21或28天分别注射1针，并定期检查血清抗体水平。根据需要及时进行加强免疫，加强免疫通常为第0、3天接种疫苗。

3. 暴露后预防（PEP）

（1）伤口处理：目的是尽可能清除伤口中的狂犬病毒。

1）伤口冲洗：用20%肥皂水（或其他弱碱性清洗剂）和一定压力的流动清水交替冲洗伤口至少半小时，伤口深时要用注射器灌注反复冲洗，力求去除狗的涎液。最后用生理盐水洗净残留的肥皂液或其他清洗剂。注意苯扎溴铵不可与肥皂水合用。

2）消毒处理：伤口彻底冲洗后，用含碘制剂或其他具有病毒灭活效力的皮肤黏膜消毒剂充分消毒伤口。

3）清创处理：清创前，应仔细检查伤口，避免遗漏深部组织损伤，并避免伤口内的异物残留。对是否需要缝合及缝合的方式，应充分评估致伤动物种类、咬伤部位、伤口类型、伤者基础健康状况等诸多因素。一般不予止血、不缝合、不包扎，以便排血引流。

4）预防破伤风及细菌感染：注意评估破伤风及细菌感染的风险，必要时给予破伤风抗毒素及抗菌药物。

（2）预防接种

1）免疫球蛋白注射：若咬伤部位为头、颈部或为严重咬伤者，还需用抗狂犬病免疫血清或狂犬病免疫球蛋白，在伤口底部及周围行局部浸润注射。

2）疫苗接种：采用人用狂犬病疫苗进行肌内注射，诱导机体产生保护性抗体。有5针免疫程序和简化的4针免疫程序。前者为暴露后第0、3、7、14、28天各注射1剂（2 ml），后者为暴露后第0、7、21天各注射2剂、1剂、1剂，即所谓的"2-1-1"免疫程序。免疫功能低下者应接受5针免疫程序。

> **知识链接**
>
> ### 拉丁美洲消除狂犬病的成功案例
>
> 2019年，墨西哥成为了南美洲大陆第一个被确认消除犬传人狂犬病的国家。该国从1980年开始有组织地实施了覆盖全国的消除狂犬病战略计划，在犬只狂犬病疫苗支出相比亚洲和非洲更充裕的前提下，进行了大规模、密集和免费的犬只免疫，维持了80%的犬只免疫覆盖率。同时，墨西哥还定期开展犬、猫的绝育工作，提供及时、有效的暴露后免疫措施等。自1980年以来，拉丁美洲人患狂犬病的案例减少了95%，犬只狂犬病案例减少了98%。在2020年9月28日世界狂犬病日前夕，世界动物保护协会发布《聚焦犬只——2030年消除狂犬病的解决方案》报告，报告基于拉丁美洲以科学犬只管理防控狂犬病的成功案例，指出为犬只进行大规模免疫是实现2030年前消除犬传人狂犬病全球目标最有效的途径。

【主要护理诊断/问题】

1．恐惧 与患者恐水、呼吸困难、吞咽困难等有关。

2．有受伤的危险 与患者高度兴奋、狂躁有关。

3．有窒息的危险 与呼吸肌痉挛有关。

4．体液不足 与患者饮水及进食困难、多汗有关。

5．低效性呼吸型态 与呼吸肌痉挛有关。

6．潜在并发症：惊厥、呼吸衰竭、循环衰竭。

【护理措施】

1．一般护理

（1）消毒与隔离：单室严格隔离患者，防止唾液污染。患者的分泌物、排泄物及污染物严格消毒处理。

（2）休息与活动：患者应绝对卧床休息，尽量保持安静，避免光、声音等刺激。狂躁的患者应注意加床栏保护或适当约束，防止坠床或外伤。

（3）饮食护理：予以营养丰富、富含蛋白质和维生素的易消化食物。若无法吞咽，应给予鼻饲高热量流质饮食。如插鼻饲管有困难，插管前可在患者咽部涂可卡因溶液。必要时静脉输液，补充营养和足够的液体，维持水、电解质平衡。

2．病情观察 严密观察患者的体温、呼吸、心率、脉搏、血压、意识和瞳孔的变化等。注意恐水、恐风的表现和变化。注意有无呼吸困难、发绀、抽搐和吞咽困难等，并记录其具体表现。记录液体出入量。注意有无水、电解质代谢紊乱和酸碱平衡失调。

3．对症护理

（1）减少刺激：保持病室安静，避免风、光和声音的刺激。避免水的刺激，避免患者闻及水声，不在患者面前提及水字，注意操作过程中勿使液体触及患者。各种检查、治疗与护理尽可能集中进行，动作轻柔，减少对患者的刺激。

（2）保持呼吸道通畅：及时清除口腔、呼吸道分泌物，遵医嘱适时予以吸氧，必要时做好气管切开的准备工作，呼吸肌麻痹者可遵医嘱采用人工呼吸机辅助呼吸。

4．用药护理 遵医嘱使用镇静药如地西泮、苯巴比妥、氯丙嗪，观察药物效果及不良反应。嘱患者头偏向一侧，以避免镇静过度和分泌物过多引起窒息。

5．心理护理 多数患者神志清楚，内心恐惧，应多关心、体贴患者，并做好患者家属的安抚工作，让患者在家人的关爱和支持下能平静地度过人生的最后阶段。

随堂测 2-4

【健康教育】

1．对公众的健康指导 人患狂犬病 99% 由犬咬伤传播，加强犬的管理、给犬接种狂犬病疫苗，是防控狂犬病的基础性和根本性策略。及时、规范的暴露后预防（PEP）是预防暴露后发生狂犬病的最有效策略。如被病兽咬伤或抓伤，应尽早进行伤口局部处理，尽早进行狂犬病疫苗接种，必要时，尽早使用狂犬病被动免疫制剂。

2．对患者及家属的健康指导 讲述狂犬病的临床表现，恐水、怕风、兴奋、狂躁的原因，嘱家属避免刺激患者，配合治疗及护理。

（蒋 莉）

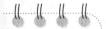

第五节 获得性免疫缺陷综合征

案例 2-4

某患者，男性，42岁，导游。因"发热、乏力、消瘦6个月"入院。患者自述于半年前无明显诱因间断出现发热，伴乏力，每日排 5～6 次稀便。半年来体重下降约 9 kg。患者近年来常带旅行团到东南亚国家旅游，曾有冶游史。体格检查：T 38.6 ℃，P 105 次 / 分，R 21 次 / 分，BP 120/85 mmHg。消瘦，左腹股沟、颈部和腋窝可触及数枚枣核大小的淋巴结，活动度好，无压痛。实验室检查：HIV 抗原阳性、HIV 抗体阳性。诊断为艾滋病。

请回答：

1. 该患者诊断艾滋病的依据有哪些？
2. 该患者可能存在的主要护理诊断有哪些？还需要重点收集哪些资料？

获得性免疫缺陷综合征（acquired immunodeficiency syndrome，AIDS），简称艾滋病，是由人类免疫缺陷病毒（human immunodeficiency virus，HIV）感染所引起的，以人体 $CD4^+T$ 淋巴细胞减少为特征的进行性免疫功能缺陷。疾病后期可继发各种机会性感染、恶性肿瘤和中枢神经系统病变的综合性疾病。近年来，随着艾滋病就诊率的不断提升以及抗病毒药物的不断研发，HIV 感染已经成为可防、可控的慢性疾病。

【病原学】

HIV 属于逆转录酶科慢病毒属单股正链 RNA 病毒，呈球形，直径 100～120 nm，外有包膜。核心蛋白 p24、蛋白 p6 和 p9 等所构成的核衣壳内含有两条单股正链 RNA，病毒复制所必需的逆转录酶、整合酶和蛋白酶等。包膜为类脂双层结构，其内嵌有外膜糖蛋白 gp120 和跨膜蛋白 gp41，以及多种宿主蛋白。糖蛋白 gp120 靶细胞表面受体的结合决定病毒的亲嗜性，可诱导机体产生中和抗体。跨膜蛋白 gp41 及 MHC Ⅱ 类抗原则与 HIV 进入靶细胞密切相关。包膜与核衣壳之间的基质由基质蛋白 p17 组成（图 2-4）。

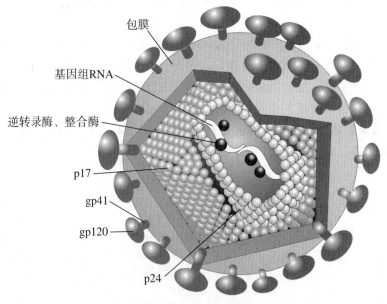

包膜
基因组RNA
逆转录酶、整合酶
p17
gp41
gp120
p24

图 2-4 HIV 的结构示意图

根据 HIV 的基因差异，分为 HIV-1 型和 HIV-2 型。目前全球流行的主要是 HIV-1 型，HIV-1 可进一步分为 3 个亚型群 13 个亚群。HIV-2 的生物学特性与 HIV-1 相似，但其毒力和传染性均较低，潜伏期较长，临床发作进展较慢，症状较轻。我国主要流行株为 HIV-1 型，1999 年起，在部分地区发现并证实我国有少数 HIV-2 型感染者。

HIV 是一种变异性很强的病毒，其发生变异的主要原因包括：①逆转录酶无校正功能而导致的随机变异；②宿主的免疫选择压力；③不同病毒之间以及病毒与宿主细胞的基因重组；④药物选择的压力，其中不规范的抗病毒治疗是导致耐药变异的重要原因。及时发现和鉴定不同亚型对于追踪其流行趋势、及时诊断、新药研制和疫苗研发等具有重要意义。

HIV 对理化因素抵抗力弱，70% 乙醇、0.2% 次氯酸钠、乙醚及漂白粉等常用消毒剂室温处理 10 ~ 30 分钟可使其灭活；但对电离辐射、紫外线及 0.1% 甲醛均不敏感。对热敏感，56 ℃ 30 分钟可使体外的 HIV 失去感染性，但不能完全灭活血清中的 HIV；100 ℃ 20 分钟可使其完全灭活。

【流行病学】

1. 传染源　HIV 感染者和艾滋病患者是本病唯一的传染源，其血液、精液、阴道分泌物中含有大量病毒。无症状感染者是重要的传染源。从 HIV 感染人体到感染者血清中的 HIV 抗体、抗原或核酸等感染标志物能被检测出之前的窗口期已有感染性，窗口期通常为 2 ~ 6 周。

2. 传播途径　HIV 的主要传播途径为性接触、血液及血液制品传播和母婴传播。

（1）性传播：是本病主要的传播途径，包括不安全的同性、异性和双性性接触。感染者的血液、精液及阴道分泌物中含有大量 HIV，性接触摩擦所致的细微破损可导致病毒侵入机体而感染。感染风险与性伴侣数量、性伴侣感染阶段、性交方式及所采取的保护措施等有关。性病和性传播疾病的流行可促进本病的传播。

（2）血液传播：通过静脉吸毒者之间共用污染的注射器与针头、输入 HIV 污染的血液或血液制品，以及不规范的介入性医疗操作等传播。

（3）母婴传播：感染 HIV 的孕妇可经胎盘、产道、产后血性分泌物和母乳喂养传播，其中以经胎盘感染胎儿最常见。若不采取干预措施，母婴传播概率为 15% ~ 45%，甚至更高。

（4）其他途径：接受 HIV 感染者的器官移植、人工授精等可导致传播。目前无证据表明 HIV 可经食物、水、昆虫叮咬或日常生活接触传播。

3. 人群易感性　人群普遍易感，发病者以 15 ~ 49 岁居多，男性高于女性。高危人群主要是男男同性性行为者、静脉注射毒品者、与 HIV 感染 /AIDS 患者有性接触者、多性伴人群、性传播疾病感染群体。近年来，老年人感染者比例呈上升趋势。

4. 流行特征　HIV 感染 /AIDS 是一种全球性流行病，几乎所有国家都有感染病例的报道。据联合国艾滋病规划署（UNAIDS）估计，截至 2020 年底，全球现存 HIV 感染 /AIDS 患者 3770 万人，当年新发 HIV 感染者 150 万人，中国共有 105.3 万 HIV 感染者，累计报告死亡 35.1 万人。目前，我国艾滋病疫情处于低流行水平，但疫情分布不平衡，在某些特定的群体中的流行率较高。

【发病机制与病理改变】

1. 发病机制

（1）HIV 的细胞损伤：HIV 既具有嗜淋巴细胞性，也具有嗜神经性，其主要攻击的靶细胞包括 CD4$^+$T 淋巴细胞、单核巨噬细胞、B 淋巴细胞、树突状细胞和神经胶质细胞等。感染早期以嗜巨噬细胞的 HIV 为主，使巨噬细胞的趋化、吞噬和抗原呈递功能下降，HIV 在巨噬细胞内长期潜伏而成为重要的储存库，并随其游走扩散。随感染进展，HIV 转为以嗜 CD4$^+$T 淋巴细胞为主，主要表现为 CD4$^+$T 淋巴细胞数量不断减少和功能下降，造成机体的免疫功能缺陷，从而导致各种机会性感染和恶性肿瘤的发生。

（2）HIV 感染的历程：HIV 进入人体后，在 24 ～ 48 小时到达局部淋巴结，5 ～ 10 天在外周血中可以检测到病毒成分，继而产生病毒血症，导致急性感染，以 CD4$^+$T 淋巴细胞数量短期内一过性迅速减少为特点。大多数感染者未经特殊治疗，CD4$^+$T 淋巴细胞数量可自行恢复至正常水平或接近正常水平。由于机体免疫系统不能完全清除病毒，形成慢性感染，先后进入无症状感染期和有症状感染期。无症状感染期可持续数月至 10 余年，平均 8 年，表现为 CD4$^+$T 淋巴细胞缓慢而持续减少。进入有症状感染期 CD4$^+$T 淋巴细胞快速减少，一般低于 350/µl，部分晚期患者甚至低于 200/µl。

（3）HIV 感染与复制：HIV 经血液或体液进入人体后，需借助靶细胞表面的受体进入细胞，与靶细胞的感染复制周期如下。①吸附与穿入：HIV 表面的 gp120 与靶细胞的 CD4 受体结合，导致其空间结构变化而与 gp41 分离，进而与第二受体（辅助受体 CCR5、CXCR4 等）结合，启动穿入过程，HIV 的包膜与靶细胞的细胞膜融合，病毒核心部分进入靶细胞的胞质。②环化与整合：HIV 的 RNA 在逆转录酶、聚合酶的作用下形成双链 DNA，部分双链 DNA 留在细胞质，部分在整合酶作用下整合到靶细胞 DNA 中形成前病毒而潜伏下来。③转录与翻译：前病毒潜伏 2 ～ 10 年后被活化而进行自身转录，形成病毒 RNA，翻译形成不同的病毒蛋白。④装配、成熟与出芽：核心蛋白与病毒 RNA 组装成核衣壳，通过芽生方式从靶细胞释放时获得病毒的包膜，形成成熟的病毒颗粒。病毒在靶细胞内大量复制，可直接导致靶细胞的溶解、破坏，而病毒复制过程中所产生的中间产物可诱导细胞凋亡。

2．病理改变　AIDS 的病理特点是组织炎症反应少，机会性感染病原体多。病变主要在淋巴结和胸腺等免疫器官。淋巴结可表现为滤泡增生性淋巴结肿等反应性病变，或卡波西肉瘤等肿瘤性病变。胸腺可萎缩，呈退行性或炎性病变。中枢神经系统可出现神经胶质细胞灶性坏死，血管周围炎及脱髓鞘等病理改变。

【临床表现】

初始感染 HIV 到发展为 AIDS 终末期是一个漫长且复杂的过程，可分为急性期、无症状期和艾滋病期。

1．急性期　常发生在初次感染 HIV 后 6 个月内。大部分感染者无明显症状，部分感染者可出现 HIV 病毒血症和免疫系统急性损伤相关的临床表现，以发热最为常见，可伴有咽痛、盗汗、恶心、呕吐、腹泻、皮疹、关节疼痛、淋巴结肿大及神经系统症状。持续 1 ～ 3 周后缓解。此期可在血液中检出 HIV RNA 和 p24 抗原，HIV 抗体则在感染 HIV 后数周出现。CD4$^+$T 淋巴细胞计数一过性减少，CD4$^+$/CD8$^+$T 淋巴细胞比值倒置。部分患者可有轻度白细胞和血小板减少或肝生化指标异常。

2．无症状期　此期一般持续 4 ～ 8 年，其长短与感染的病毒数量和型别、感染途径、机体免疫状况和营养条件等有关。此期在临床上可无症状，也可出现淋巴结肿大等症状或体征，但容易被忽视。急性期后 3 ～ 6 个月 CD4$^+$T 淋巴细胞数量缓慢恢复，接近正常水平。此后由于病毒在体内不断复制，CD4$^+$T 淋巴细胞数量逐渐减少。

3．艾滋病期　此期为 HIV 感染的终末阶段。由于 HIV 载量明显升高，CD4$^+$T 淋巴细胞数量明显减少，多数低于 200/µl，机体免疫功能下降，临床可表现为 HIV 相关症状和体征、各种机会性感染和肿瘤。

（1）HIV 相关症状和体征：主要表现为持续 1 个月以上的发热、盗汗、腹泻，体重减轻 10% 以上。部分患者可出现记忆力减退、精神淡漠、性格改变、头痛、癫痫及痴呆等神经精神症状。还可出现持续性全身性淋巴结肿大，表现为除腹股沟以外有两个或两个以上部位的淋巴结肿大；淋巴结直径 ≥ 1 cm，无压痛，无粘连；持续 3 个月以上。

（2）各种机会性感染：各种细菌、病毒、真菌等引起不同器官和系统的机会性感染。

1）呼吸系统：可有肺结核、真菌性肺炎、病毒性肺炎等，其中肺孢子菌肺炎（PCP）是

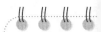

艾滋病患者最常见的机会性感染，也是患者主要的死亡原因。临床表现为发热、干咳、进行性加重的呼吸困难、发绀，但肺部体征少。肺部影像学检查可见间质性肺炎，呈网格状或毛玻璃样改变。

2）消化系统：可有鹅口疮、舌毛状白斑、复发性口腔溃疡等；不同病原体引起的食管炎、肠炎等，出现吞咽困难、胸骨后烧灼感、腹泻、体重减轻等；以及肝、胆囊等的机会性感染。

3）中枢神经系统：可有新型隐球菌性脑膜炎、结核性脑膜炎、弓形虫脑病及病毒性脑膜脑炎等。

4）其他：皮肤可有带状疱疹、传染性软疣、尖锐湿疣、真菌性皮炎等；眼部可有巨细胞病毒视网膜脉络膜炎、弓形虫脉络膜炎等。

（3）肿瘤：艾滋病相关肿瘤主要有非霍奇金淋巴瘤和卡波西肉瘤。卡波西肉瘤可发生在皮肤、黏膜、内脏、淋巴结、肝、脾等处。早期皮肤卡波西肉瘤通常是红色或紫红色斑疹或丘疹，数量多，迅速扩大，周围常伴有棕黄色瘀斑。在疾病进展期常融合成蓝紫色或棕色斑块或结节。

【实验室及其他检查】

1. 病原学检测

（1）HIV 抗体检测：包括 HIV 抗体筛查试验和 HIV 抗体确证试验。抗体筛查试验常用 ELISA，假阳性率高，阳性者需进一步确认。确证试验常用免疫印迹（Western blot，WB）检测核衣壳蛋白和糖蛋白抗体，结果分为阳性、阴性和不确定。感染 6 个月后几乎所有感染者均呈阳性。对不确定结果，可进行核酸检测或 2～4 周后随访一次。根据核酸检测或随访结果进行判断。

（2）HIV 抗原检测：ELISA 测定血浆中的 HIV 核衣壳蛋白 p24 抗原，感染 2～4 周即可阳性，但抗体出现后则转为阴性，可用于早期诊断，对抗体不确定或窗口期有辅助诊断意义。

（3）HIV 核酸检测：定量检测血浆中病毒 RNA 的量（病毒载量），可了解疾病进展情况，提供抗病毒治疗依据，评估治疗效果等，也是 HIV 感染早期诊断的参考指标。

（4）病毒分离：感染者的血浆、单核细胞和脑脊液可分离出 HIV。因操作复杂，主要用于科研。

（5）耐药检测：主要采用基因型检测，有助于选择合适的抗病毒药。

2. T 淋巴细胞亚群检测 采用流式细胞术进行 T 淋巴细胞亚群检测，可见 CD4$^+$T 淋巴细胞减少、CD4$^+$/CD8$^+$ 比例倒置。

3. 其他检查 X 线、B 型超声检查等影像学检查有助于了解机会性感染和肿瘤的情况。痰液、支气管分泌物、粪便等镜检可见相应的病原体。组织活检可确诊肿瘤。

【诊断要点】

1. 流行病学资料 属于高危人群或具备感染 HIV 的危险因素，如患有性病或有性病史、有不安全性行为（包括同性和异性性接触）、有共用注射器吸毒史、有医源性暴露史、有职业暴露史、HIV 感染 /AIDS 患者的配偶或性伴侣以及 HIV 感染 /AIDS 母亲所生子女等。

2. 临床表现 急性期与无症状期较难诊断，故高危人群应进行血清学检测并进行医学监测。如发生机会性感染和恶性肿瘤，临床应考虑艾滋病。

3. 实验室及其他检查 HIV 抗体和病原学检测是确诊 HIV 感染的依据；CD4$^+$T 淋巴细胞检测和临床表现是 HIV 感染分期诊断的主要依据。

【治疗要点】

1. 抗病毒治疗 是针对病原体的特异治疗，目标是最大限度地抑制病毒复制，减少病毒变异，重建免疫功能，降低 HIV 感染的发病率和病死率，使患者获得正常的预期寿命，提高其生活质量。

目前国际上的抗逆转录病毒药物（anti-retroviral drug，ARV）分为核苷类反转录酶抑制剂

（nucleoside reverse transcriptase inhibitor，NRTI）、非核苷类反转录酶抑制剂（non-nucleoside reverse transcriptase inhibitor，NNRTI）、蛋白酶抑制剂（protease inhibitor，PI）、整合酶抑制剂（integrase inhibitor，INSTI）、融合抑制剂（infusion inhibitor，FI）和 CCR5 受体拮抗剂（CCR5 receptor antagonist）、附着抑制剂、附着后抑制剂、药代动力学增强剂九类。目前国内的抗逆转录病毒药物主要有 NRTI、NNRTI、PI、INSTI 和 FI 五类。

（1）核苷类反转录酶抑制剂（NRTI）：主要有齐多夫定（AZT）、拉米夫定（3TC）、替诺福韦（TDF）、恩曲他滨（FTC）、阿巴卡韦（ABC）。

（2）非核苷类反转录酶抑制剂（NNRTI）：主要有奈韦拉平（NVP）、依非韦伦（EFV）、依曲韦林（ETR）、利匹韦林（RPV）等。

（3）蛋白酶抑制剂（PI）：主要有利托那韦（RTV）、洛匹那韦（LPV）、替拉那韦（TPV）、阿扎那韦（ATV）、茚地那韦（IDV）、沙奎那韦（SQV）等，临床常用洛匹那韦 + 利托那韦合剂（LPV/r）。

（4）整合酶抑制剂（INSTI）：如多替拉韦（DTG）、比克替拉韦（BIC）、拉替拉韦（RAL）。

（5）融合抑制剂（FI）：如恩福韦肽（T-20）。

（6）CCR5 受体拮抗剂：如马拉韦罗（MVC）。

（7）附着抑制剂：福替沙韦（FTR）。

（8）附着后抑制剂：依巴珠单抗（IBA）。

（9）药代动力学增强剂：考比司他（COBI）。

为避免一种药物易引起病毒的变异诱发耐药，主张采取多种抗病毒药联合治疗，即所谓的"鸡尾酒"疗法，称为高效抗逆转录病毒治疗（highly active antiretroviral therapy，HAART）。目前常用 2 种 NRTI 联合 1 种 NNRTI 或 PI。

高效抗逆转录病毒治疗失败的一个主要原因就是对抗病毒药的耐药。耐药株的出现不仅是病毒学治疗失败的原因，也是病毒没有完全被抑制而引起的，日趋成为今后抗病毒治疗的巨大障碍。耐药性发展最快的是 NNRTI 家族。随着我国免费治疗的开展，HIV 的耐药率在逐渐增加。

2．免疫调节治疗 可用白细胞介素 -2、异丙肌苷、胸腺素等，以提高免疫功能。通过抗病毒治疗及其他治疗手段使 HIV 感染者受损的免疫功能恢复或接近正常水平称为免疫重建，是 HIV 感染 /AIDS 治疗的重要目标。在免疫重建过程中，可能会出现免疫重建炎症综合征（immune reconstitution inflammatory syndrome，IRSI），如发热、潜伏感染的出现、原有感染加重或恶化。此时，应继续抗病毒治疗，同时对相应的感染进行有针对性的病原治疗，必要时可短期使用糖皮质激素。

3．机会性感染及艾滋病相关性肿瘤的治疗

（1）肺孢子菌肺炎：用复方磺胺甲噁唑片、戊烷脒等。

（2）弓形虫感染：首选乙胺嘧啶 + 磺胺嘧啶，替代方案为复方磺酸甲噁唑 + 克林霉素或阿奇霉素。

（3）隐球菌感染：用氟康唑、两性霉素 B、氟胞嘧啶。

（4）念珠菌感染：用伊曲康唑、氟康唑等。

（5）抗结核治疗：HIV 合并结核病时，建议先进行抗结核治疗（方案同非艾滋病患者），推荐在抗结核治疗 2 周内尽早启动 HIV 抗病毒治疗。

（6）艾滋病相关性肿瘤的治疗：根据患者的具体情况选择手术、化疗和放疗。应注意抗感染、抗肿瘤与抗病毒药之间的相互作用。

4．支持及对症治疗 如输血、静脉高营养及根据患者症状进行对症治疗。

【预后】

部分感染者无症状感染期可长达 10 年以上。如进展为艾滋病，平均存活期为 12 ～ 18 个

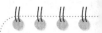

月。同时合并卡波西肉瘤及肺孢子菌肺炎者病死率高。

【预防】

采取以切断传播途径为主的预防措施。

1. 管理传染源　建立艾滋病监测网络，加强对高危人群的监测及国境检疫，及时发现患者及无症状感染者。患者及无症状感染者，应注意对其隔离，并应对其血液、排泄物、分泌物进行严格消毒处理。

2. 切断传播途径　正确使用避孕套，采取安全的性行为；不吸毒，不共用针具；推行无偿献血，对献血、器官捐献人群进行 HIV 筛查；加强医院管理，严格执行消毒与隔离制度，控制医院交叉感染；预防职业暴露与感染；控制母婴传播。

3. 保护易感人群　目前尚无 HIV 疫苗。为高危人群提供预防 HIV 感染的咨询服务，包括安全性行为指导、HIV 暴露前预防（PrEP）和 HIV 暴露后预防（PEP）的应用、为 HIV 感染者早期启动抗病毒治疗（ART）等。推荐早期检测，提供包括核酸检测在内的检测咨询服务。

【主要护理诊断/问题】

1. 体温过高　与 HIV 感染或机会性感染有关。

2. 有感染的危险　与免疫功能受损有关。

3. 营养失调：低于机体需要量　与发热、机会性感染或肿瘤所致的摄入减少、消耗增加有关。

4. 腹泻　与免疫功能低下引起肠道感染有关；与药物不良反应有关。

5. 气体交换受损　与肺孢子菌肺炎、肺部细菌性感染等有关。

6. 皮肤完整性受损　与机体免疫功能低下导致皮肤感染、肿瘤等有关。

7. 活动耐力下降　与 HIV 感染，并发各种机会性感染或肿瘤等有关。

8. 社交孤立　与公众对艾滋病不理解、社会评价不良有关。

9. 焦虑与恐惧　与公众对艾滋病的认识和态度有关；与艾滋病预后不良有关；或与病情严重有关。

【护理措施】

1. 一般护理

（1）消毒与隔离：采取血液、体液隔离。在进行可能接触患者血液、体液的诊疗和护理工作时，必须佩戴手套。若手部皮肤出现破损，应该消毒包扎破损处皮肤后戴双层手套。在进行可能有血液、体液飞溅的操作时，除佩戴手套、口罩外，还应佩戴护目镜。

（2）休息与活动：无症状期患者可正常工作、生活，但应避免过度劳累。艾滋病期应卧床休息。

（3）饮食护理：艾滋病期容易发生蛋白质-能量营养不良，应给予充足的能量、蛋白质、维生素和矿物质，注意食物的色、香、味，促进患者的食欲。必要时可给予管饲营养和肠外营养治疗。有腹泻的患者应选择易消化、易吸收的流质、糊状、半流质食物，注意补充足够的水分，避免摄入生冷、油腻、坚硬和刺激性的食物。HIV 感染者应禁止饮酒。

2. 病情观察　密切观察患者的生命体征。观察有无发热、盗汗、腹泻、消瘦、神志改变、淋巴结肿大等艾滋病相关症状和体征。观察有无肺部、胃肠道、中枢神经系统以及皮肤等机会性感染的发生。

3. 对症护理　体温过高者，可使用物理降温或遵医嘱使用药物降温。疼痛难以忍受者，可遵医嘱使用镇痛药。呕吐频繁者，可适当禁食，保持口腔清洁、卫生，遵医嘱予以止吐药。腹泻者可遵医嘱使用止泻药，注意肛周皮肤的护理，每次排便后可用温水清洗局部，涂抹凡士林保护皮肤。有皮疹者，应注意穿着舒适、全棉的衣物，防止刺激皮肤，避免抓破皮肤。

4. 用药护理　说明抗病毒治疗依从性的重要意义。嘱患者遵医嘱，严格按时、足量服用药物。抗病毒治疗中要注意观察，及时发现抗病毒药的不良反应，以及是否产生病毒耐药性等。抗病毒药可出现以下不良反应。①胃肠道症状：表现为食欲减退、恶心、呕吐、腹痛等；②神经系统症状：表现为四肢疼痛、麻木、头痛、多梦等；③皮疹：多在颜面和躯干部出现斑丘疹，伴有瘙痒；④中毒反应：包括中毒性肝损害、骨髓抑制、急性胰腺炎等，一般在治疗2～3个月以后发生。

5．心理护理 由于社会上人们对艾滋病的认识存在偏差，且怀有恐惧心理。患者会出现焦虑、抑郁、孤独、无助或恐惧等心理障碍，甚至出现报复、自杀等行为，做好心理护理具有重要意义。应注意建立良好的护患关系，尊重和理解患者，创造安全的沟通环境，鼓励患者表达自己的顾虑和意愿，保护患者的隐私。

【健康教育】

1．对公众的健康指导 介绍 HIV 感染 /AIDS 的危害、传播途径、预防措施等，尤其是切断血液和体液传播的相关防护措施。

2．对 HIV 感染 /AIDS 的健康指导 解释 HIV 感染的发生、发展过程，说明抗病毒治疗的重要性以及服药依从性是抗病毒治疗成功的关键。指导 HIV 感染 /AIDS 患者做好自我管理，保障良好的身心状态，积极进行抗病毒治疗，延缓病情进展，降低机会性感染及肿瘤等的发生风险。积极采取防护措施，避免感染他人。对于密切接触者，应及时进行病原学检测和监测，以便及时发现和治疗。

> **知识链接**
>
> **HIV 感染的全程管理理念**
>
> HIV 感染的全程管理是指 HIV 感染者在确诊后，多学科合作团队为其提供的一种全程综合诊治和服务关怀管理模式。HIV 感染全程管理概念的提出是中国学者对 HIV 研究和管理的贡献。全程管理关注的环节主要包括 5 个方面：① HIV 感染的预防和早期诊断；②机会性感染的诊治和预防；③个体化抗病毒治疗的启动与随访；④非 HIV 定义性疾病的筛查与处理；⑤社会心理综合关怀。

（蒋 莉）

第六节 新型 β 冠状病毒感染

> **案例 2-5**
>
> 某患者，男性，32 岁，河南人，某市一大型超市售货员。因"味觉、嗅觉减退，伴乏力 2 天、发热 1 天"于 2021 年 7 月 29 日急诊就诊。患者 5 天前从郑州探亲回到本市上班（7 月 28 日起郑州市有新型冠状病毒感染本土病例报告）。2 天前无明显诱因出现味觉、嗅觉减退，后出现乏力，自服"感冒药"（具体用药不详），症状未见好转。1 天前出现发热，体温最高为 39℃，遂来急诊就诊。
>
> 请回答：
>
> 1．该患者的病情有何特点？可能的病因有哪些？还需要补充询问哪些问题？
>
> 2．为明确诊断，该患者实验室及其他检查的重点是什么？为什么？

冠状病毒（coronavirus，CoV）广泛存在于自然界，主要感染人和动物。人冠状病毒感染以呼吸系统损害为主，多为轻度的上呼吸道感染表现。2003 年以来发现的三种高致病性的新型 β 冠状病毒所引发的严重急性呼吸综合征（severe acute respiratory syndrome，SARS）、中东呼吸综合征（Middle East respiratory syndrome，MERS）和新型冠状病毒感染（COVID-19）以严重的呼吸系统疾病为主要表现，且传染性强，给世界公共卫生安全造成了极大的威胁。

【病原学】

冠状病毒属于套式病毒目冠状病毒科冠状病毒属，直径 80 ~ 160 nm，包膜表面有 20 nm 长管状或纤维状刺突，因在电镜下形似花冠而得名。核衣壳内含单股非分节段正链 RNA，是目前所发现的 RNA 病毒中基因组最大的病毒。基于基因组结构不同，冠状病毒可分为 α、β、γ、δ 四个属，以 β-CoV 的传播和感染能力最强。α 和 β 冠状病毒仅感染哺乳动物，而 γ 和 δ 冠状病毒主要感染鸟类。目前发现感染人的冠状病毒有 7 种，包括 HCoV-NL63、HCoV-229E、HCoV-OC43、HCoV-HKU1、SARS 冠状病毒（SARS-CoV）、MERS-CoV 和 SARS-CoV-2，前两者为 α 冠状病毒，其余为 β 冠状病毒。分别引起 SARS、MERS 和 COVID-19 的冠状病毒 SARS-CoV、MERS-CoV 和 SARS-CoV-2 的核苷酸序列与已知的人类和动物冠状病毒的同源性差异较大，属于新型 β 冠状病毒。冠状病毒的 RNA 可发挥 mRNA 的作用，基因组两侧的 5′ 和 3′ 端为非编码区，中间为开放读码框架，分别编码棘突蛋白（S）、包膜蛋白（E）、膜蛋白（M）、核衣壳蛋白（N）等结构蛋白，以及 RNA 聚合酶等非结构蛋白。S 蛋白在病毒与靶细胞受体的结合中发挥作用，由于其具有很强的抗原性，可诱导机体发生免疫反应，产生中和抗体。E 蛋白和 M 蛋白主要参与病毒的组装。N 蛋白为一种 RNA 结合蛋白，主要参与病毒的转录。部分冠状病毒包膜上存在血凝素 - 酯酶蛋白（HE）同时具有血凝活性和酯酶活性。

其中 SARS-CoV-2 在流行与传播过程中基因频繁发生突变，不同亚型或子代同时感染人时，还可发生重组。截至 2022 年底先后已有 Alpha、Beta、Gamma、Delta、Omicron 5 个变异株，目前流行的 Omicron 变异株具有更强的传播力和免疫逃逸能力，迅速成为全球绝对优势流行株。

冠状病毒对紫外线和热敏感，乙醚、75% 乙醇、含氯消毒剂、过氧乙酸和氯仿等脂溶剂均可有效地灭活病毒；但氯己定不能有效地灭活病毒。常温下多在 1 天内死亡，低温条件下可长时间存活。

【流行病学】

目前普遍认为三种新型 β 冠状病毒均为动物源性病毒，蝙蝠是其原始宿主，经由不同的中间宿主，最终传播给人类。主要传播途径为飞沫传播和接触传播。但病毒的确切来源及传播模式等还有待进一步研究。

1. 严重急性呼吸综合征（SARS）

（1）传染源：患者是本病的主要传染源。在潜伏期传染性弱，进展期传染性最强。

（2）传播途径：主要经飞沫传播，但气溶胶传播被怀疑是引起密闭空间内小范围暴发的主要传播方式之一，也可通过接触患者的呼吸道分泌物，由被污染的手、玩具等经口鼻黏膜、眼结膜而传播。

（3）人群易感性：人群普遍易感，发病者以青壮年居多，患者家庭成员和收治患者的医务人员为高危人群。有明显的家庭和医院聚集发病现象，患病后可获得一定程度的免疫力。

（4）流行特征：该病于 2002 年 11 月在我国广东省佛山市被首次发现，2003 年 1 月开始在广州流行，随后蔓延至我国山西、北京等其他省市。本轮疫情结束后，据 2003 年 8 月发布的数据显示，我国有 24 个省、自治区、直辖市的 266 个县市报告病例 5327 例，死亡 349 例。全球有 32 个国家和地区出现疫情，累积报告病例 8422 例，死亡 916 例。此后曾有实验室感染病例，2004 年广东省报告 4 例 SARS 散发病例后，再无病例出现。

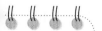

2．中东呼吸综合征（MERS）

（1）传染源：主要由携带 MERS-CoV 的动物传播，单峰骆驼可能是动物传染到人的主要传染源。单峰骆驼可能是 MERS-CoV 重要的中间宿主和长期的自然宿主，而人是 MERS-CoV 的偶然宿主。目前认为该病毒具备有限的人传人能力，但无证据表明该病毒具有持续传播能力。

（2）传播途径：人可能因接触含有 MERS-CoV 的单峰骆驼的分泌物、排泄物，未煮熟的乳制品或肉类而感染。近距离密切接触患者，可通过飞沫经呼吸道，或接触患者的分泌物或排泄物而传播。

（3）人群易感性：人群普遍易感，医院及家庭聚集现象提示存在人与人之间的传播。免疫功能差的密切接触者是本病的高危人群。

（4）流行特征：自 2012 年 9 月在沙特阿拉伯首次报告该病以来，已有近 30 个国家和地区发现了 MERS 确诊病例，大多数集中于阿拉伯半岛。据世界卫生组织统计，截至 2022 年 10 月 17 日，全球报告确诊病例 2600 例，死亡 935 例（病死率 36.0%）。该病病死率高，且具有全球蔓延的趋势，已引起各国的极大关注。

3．新型冠状病毒感染（COVID-19）　原被称为新型冠状病毒肺炎，随着病毒的不断变异，新的变异株所致的感染已由肺部病变为主转变为以上呼吸道感染为主，故更名为新型冠状病毒感染。

（1）传染源：患者和无症状感染者均是本病的主要传染源，在潜伏期就有传染性，发病后 3 天内传染性最强。

（2）传播途径：本病以飞沫传播或直接、间接密切接触传播（经手等方式感染鼻、口和眼部黏膜）为主；在相对封闭的环境中可经气溶胶传播。在粪便、尿液中可分离到新型冠状病毒，应注意新型冠状病毒感染者使用卫生间后对环境污染造成接触传播或气溶胶传播。

（3）人群易感性：人群普遍易感。感染后或接种新型冠状病毒疫苗后可获得一定的免疫力，但持续时间尚不明确，在全程疫苗接种的基础上进行加强疫苗接种可有效地提高抗体水平，但也存在免疫逃逸现象。有循证证据表明，疫苗可以减缓症状的出现或减轻新冠病毒感染后的症状。

（4）流行特征：本病于 2019 年底首次在我国武汉发现，并迅速发展为全球突发公共卫生事件。随着相应防护措施的实施，疫情有所控制，但疫情形势依然严峻，截至 2023 年 1 月，全球累计确诊 COVID-19 病例超过 6.6 亿，累计死亡病例 670 余万，严重威胁着人类的生命健康。目前尚未发现本病的明显季节性和地域性特点。不同地区的流行形势与所采取的防控策略密切相关。

【发病机制与病理改变】

1．发病机制　尚未明确。病毒侵入人体后，通过 S 蛋白与靶细胞的相应受体结合，进而完成病毒对靶细胞的吸附和穿入过程。病毒包膜与靶细胞融合后，病毒核心部分进入靶细胞内，完成病毒的复制和组装，形成的子代病毒颗粒被释放至细胞外，进一步感染其他靶细胞。SARS-CoV、SARS-CoV-2 的受体均为人血管紧张素转换酶 2（angiotension-converting enzyme 2，ACE2），但 SARS-CoV-2 与 ACE2 的结合力远高于 SARS-CoV。而 MERS-CoV 的受体为二肽基肽酶 4（dipeptidyl peptidase 4，DPP4）。ACE2 与 DPP4 在肺组织，尤其是下呼吸道上皮细胞呈高水平表达，因此 SARS-CoV、MERS-CoV 及早期的 SARS-CoV-2 感染以肺组织损害最为突出。除了对靶细胞的直接损伤外，免疫损伤是其最主要的发病机制，包括炎症细胞浸润、促炎细胞因子和趋化因子失调等过度的免疫应答反应，可引起严重的炎症和组织损伤，严重者可诱发细胞因子风暴。ACE2、DPP4 还分布于心脏、肝等其他组织和脏器，常引起多器官损伤。DPP4 在肾也有较高水平的表达，因此，MERS 患者急性肾损害的发生率较高。单核细胞、巨噬细胞等免疫细胞表面也分布有 ACE2 受体，SARS-CoV 及 SARS-CoV-2 感染可导致免疫细胞受损，免疫功能下降。

2．病理改变　肺组织病变以肺泡上皮细胞受累最为显著，表现为弥漫性肺泡损伤（diffuse alveolar damage，DAD），可见肺泡腔浆液和纤维蛋白渗出、透明膜形成、间质水肿。病程长者可出现肺间质纤维化，可见肺血管炎、血栓形成、局灶性出血、出血性梗死等。MERS 的主要表现为严重急性出血性肺炎，常伴有急性肾损害。目前流行的 SARS-CoV-2 Omicron 变异株肺部致病力明显减弱，主要表现为上呼吸道感染。

【临床表现】

1．严重急性呼吸综合征（SARS）　是 SARS 冠状病毒（SARS-CoV）引起的一种以肺炎为主要表现的急性呼吸道传染病。潜伏期一般为 2 周，多为 2～10 天。

初期表现为持续性发热，体温多超过 38 ℃，伴乏力、肌肉及关节痛，部分患者有消化道症状。随着病情发展，出现咳嗽、气促、喘憋、低氧血症及多脏器损害表现。不同的年龄段感染后表现不一，老年、体弱者可不以发热为首发症状，儿童临床表现较温和，而成人和青少年常病情凶险，可进展为重症肺炎，甚至呼吸衰竭，危及生命。

2．中东呼吸综合征（MERS）　潜伏期为 2～14 天，临床表现以高热（体温 39～40 ℃）起病，伴有寒战、头痛、咳嗽、全身肌肉痛等流行性感冒样症状，部分病例可以腹痛、腹泻为首发症状。重症患者可出现进展性急性肺炎，表现为呼吸困难或急性呼吸窘迫综合征，部分病例可同时出现多器官功能损害，尤以肾功能损害最常见。

3．新型冠状病毒感染（COVID-19）　潜伏期 1～14 天，多为 2～4 天，也有更长或更短潜伏期的报道，可能与疫苗接种可以有效地减轻症状有关。起病症状多为咽干、咽痛、咳嗽、发热、乏力等。部分患者可表现为高热，伴肌肉酸痛、嗅觉及味觉减退或丧失、鼻塞、流涕、结膜炎、腹泻等症状。重症患者多在发病 5～7 天后出现呼吸困难和（或）低氧血症，严重者可快速进展为急性呼吸窘迫综合征、脓毒症休克、难以纠正的代谢性酸中毒和出凝血功能障碍及多器官功能衰竭等，极少数患者还可有中枢神经系统受累及肢端缺血性坏死等表现。

值得注意的是，重型、危重型患者病程中可为中热及低热，甚至无明显发热。轻型患者可表现为低热、轻微乏力、嗅觉及味觉障碍等，无肺炎表现。有些患者在感染新型冠状病毒后可无明显临床症状。感染后的严重程度与感染的病毒亚型有关，有报告提示某些类型的病毒株感染后无症状人群比例可高达 90% 以上。儿童病例症状相对较轻，部分儿童及新生儿病例症状可不典型，表现为呕吐、腹泻等消化道症状，或仅表现为反应差、呼吸急促。但某些病毒株儿童感染后临床表现与成人相似，高热更多见，少数可出现热性惊厥。极少数儿童可出现脑炎、脑膜炎，甚至坏死性脑病、吉兰 - 巴雷综合征等危及生命的神经系统并发症；也可发生多系统炎症综合征（MIS-C），出现类似川崎病或不典型川崎病表现、中毒性休克综合征或噬血细胞综合征等，多发生于恢复期。主要表现为发热伴皮疹、非化脓性结膜炎、黏膜炎症、低血压或休克、凝血障碍、急性消化道症状等。一旦发生，病情可在短期内急剧恶化。

【实验室及其他检查】

1．血常规及生化检查　外周血白细胞计数正常或减少，淋巴细胞比例减少。部分患者可出现肝酶、乳酸脱氢酶、肌酶、肌红蛋白、肌钙蛋白和铁蛋白增高。多数患者 C 反应蛋白（CRP）升高。重型、危重型患者可见 D- 二聚体升高，外周血淋巴细胞进行性减少，炎症因子升高。

2．病原学及免疫学检查

（1）病原学检查：可采集呼吸道分泌物、血液、粪便等标本进行病毒分离。采用 RT-PCR 等进行病毒核酸检测有助于早期诊断。

（2）免疫学检查：采用 ELISA 等检测特异性抗体，特异性 IgM 抗体阳性或 IgG 抗体恢复期较急性期升高 4 倍或以上有诊断意义。SARS-CoV-2 特异性抗原检测可更快速地诊断，但其敏感性与感染者病毒载量相关，阴性不能排除诊断。

3. 影像学检查 合并肺炎者的肺部有不同程度的斑片状阴影和间质改变，部分患者可见磨玻璃影。早期以单侧、肺外带和肺下区明显，进而发展为双肺多发磨玻璃影、浸润影，严重者可出现肺实变，胸腔积液少见。

【诊断要点】

临床诊断主要根据流行病学史、症状、体征及实验室检查综合判断，确诊需要通过病原学及免疫学检查，核酸检测阳性为确诊的首要标准。

【治疗要点】

以对症支持治疗为主。COVID-19 已有抗病毒药物逐渐被推荐使用。

1. 对症支持治疗

（1）维持内环境稳定：保证充分的能量摄入，注意水、电解质平衡。

（2）呼吸支持：及时给予有效的氧疗措施，包括鼻导管、面罩给氧和经鼻高流量氧疗、无创呼吸机、气管插管呼吸机支持甚至 ECMO，进行心肺系统支持治疗。

2. 抗病毒治疗 早期可给予患者静脉注射或口服利巴韦林治疗，干扰素、蛋白酶抑制药（洛匹那韦、利托那韦）对 SARS-CoV 可能有一定的疗效。SARS-CoV-2 感染者可口服奈玛特韦片 / 利托那韦组合、阿兹夫定片、莫诺拉韦胶囊等。此外，还可以应用单克隆抗体、特异性免疫球蛋白、康复者恢复期血浆等。

3. 中医及免疫治疗

（1）中医治疗：在 SARS 及 COVID-19 的治疗过程中，中药治疗均取得了良好的效果。

（2）免疫治疗：重症患者可给予糖皮质激素、白细胞介素 -6（IL-6）抑制剂等。

4. 俯卧位治疗 对于具有重症高风险因素、病情进展较快的中重型和危重型病例，应给予规范的俯卧位治疗，每日不小于 12 小时。

【预后】

MERS 易并发急性肾衰竭及多器官功能衰竭，病死率高达 35%，甚至更高。而大部分 SARS 和 COVID-19 患者经综合治疗后痊愈，少数可进展为 ARDS，甚至死亡。重症患者及患有其他严重基础疾病的患者病死率明显升高。据公布的数据显示，我国 SARS 患者的病死率约为 6.55%，全球平均病死率为 10.88%。我国 COVID-19 疫情早期的病死率为 5.6% 左右，随着病毒株的不断变异，目前流行的 Omicron 变异株的传播力明显增强，但致病力有所减弱，病死率也明显下降。

【预防】

1. 管理传染源 早发现、早报告、早隔离、早治疗患者是预防的关键措施。对于 COVID-19，我国于 2020 年 1 月 20 日至 2023 年 1 月 7 日将其纳入法定乙类传染病并按甲类管理。此后则改为乙类乙管。

2. 切断传播途径 主要切断空气、飞沫和接触传播途径，如养成"一米线"、勤洗手、戴口罩、公筷制，打喷嚏或咳嗽时遮住口鼻等习惯，保持室内通风良好，避免到人员密集的公共场所。医疗机构、商场、超市、电影院等重点公共场所加强体温监测和人员筛查、降低人群密度、加强环境通风和清洁消毒等。

3. 保护易感人群 SARS 及 MERS 尚无有效的预防药物。COVID-19 可接种新型冠状病毒疫苗进行主动免疫，是预防新型冠状病毒感染、降低发病率和重症率的有效手段。我国免费接种新型冠状病毒疫苗的政策有效地提高了疫苗接种率，但新冠病毒不断变异，有的毒株出现明显的免疫逃逸现象，形成持久的全民免疫屏障比较困难。

【主要护理诊断 / 问题】

1. 体温过高 与冠状病毒感染有关。

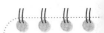

2.气体交换受损 与冠状病毒感染所致的肺内炎症有关。

3.疲乏 与冠状病毒感染所致的病毒血症等有关。

4.低效性呼吸型态 与病毒感染所致的肺间质纤维化有关。

5.知识缺乏：缺乏疾病自我管理的相关知识。

6.焦虑 与担心疾病预后有关。

7.潜在并发症：急性肺损伤、急性呼吸窘迫综合征、多脏器功能衰竭及休克等。

【护理措施】

1.一般护理

（1）消毒与隔离：在标准预防的基础上采取飞沫隔离和接触隔离。连续两次核酸检测（间隔至少24小时以上）阴性者，方可解除隔离。

（2）休息与活动：卧床休息。具有重症高危因素和病情进展较快的中型、重型和危重型患者，给予规范的俯卧位治疗，每日不少于12小时。

（3）饮食：给予易消化、富含蛋白质和维生素、高热量的半流质饮食，必要时给予静脉补液，以保证充分的能量和营养摄入。

2.病情观察 注意观察患者的生命体征，尤其是体温的变化；注意有无乏力、肌肉酸痛等全身中毒症状；有无鼻塞、流涕、咽痛、腹泻等上呼吸道感染或消化道症状；有无嗅觉、味觉减退或丧失等；重症患者应注意有无呼吸衰竭及多脏器功能衰竭表现等；注意肺部有无呼吸运动减弱、呼吸音减弱、干啰音、湿啰音、胸膜摩擦音，以及肺实变体征等；及时了解病毒核酸、特异性抗原或抗体检查、影像学及血气分析等检查结果。

3.对症护理

（1）发热的护理：见第一章第八节。

（2）腹泻的护理：见第三章第二节细菌性痢疾的护理。

（3）呼吸困难的护理

1）吸氧：根据情况给予鼻导管、面罩给氧或经鼻高流量氧疗，注意观察氧疗的效果。

2）保持呼吸道通畅：可给予雾化吸入、吸痰等。

3）机械通气治疗的护理：密切观察患者的监测指标及相关参数；严格无菌操作；保持呼吸道通畅等。

4.用药护理 遵医嘱及时、准确地给予抗病毒药，注意观察药物的疗效及可能的不良反应。

5.心理护理 及时了解患者对自身病情的理解程度和情绪反应，帮助患者正确理解疾病的发生、发展过程，以及所采取的消毒、隔离及其他诊疗措施的意义和目的，以乐观的心态面对疾病，积极配合治疗和护理工作。鼓励家属与患者保持密切的联系，发挥家属的支持作用。

随堂测 2-6

【健康教育】

1.对公众的健康指导 向公众进行疾病的预防教育，尽可能减少去密闭场所的次数，避免与呼吸道感染患者不必要的接触。不得不进入密闭场所或人群聚集地点时佩戴好口罩，及时进行手卫生，避免污染的手接触眼、耳、口鼻等。工作和生活场所经常通风和清洁，必要时消毒，保持环境空气清新、整洁、安全。养成良好的卫生习惯，如保持1 m以上的安全社交距离、分餐、使用公筷、注意咳嗽礼仪等。

2.对患者及家属的健康指导 进行疾病知识教育，如疾病发生及发展过程、主要诊断依据、治疗方法、预后等，鼓励患者积极配合治疗。强调如实告知流行病学史的必要性和重要意义，指导家属做好消毒处理。

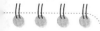

新型冠状病毒传播途径复杂，重症患者护理时进行的翻身、叩背、吸痰、口腔护理等操作可能增加医务人员感染的风险。如何优化现有的护理流程或利用护理工具减少患者呼吸道分泌物污染环境，降低医务人员感染风险？

（袁晓宁）

第七节　流行性感冒与人感染高致病性禽流感

流行性感冒（influenza）是流感病毒引起的一种急性呼吸道传染病，简称流感。虽然流感大多为自限性，但可能造成流行甚至暴发，给人类健康和社会经济带来沉重打击。部分患者因出现肺炎等并发症或基础疾病加重发展成重症病例，少数病例病情进展速度快，患者可因急性呼吸窘迫综合征、急性坏死性脑病或多器官功能不全等并发症而死亡。

人感染高致病性禽流感（human infection with the highly pathogenic avian influenza）是由甲型流感病毒某些感染禽类的亚型引起的一种急性呼吸道传染病，简称人禽流感。其中 H_5N_1 亚型和 H_7N_9 引起的高致病性禽流感（highly pathogenic avian influenza）病情严重。主要表现为发热、流涕、鼻塞、咳嗽、咽痛、头痛、肌肉酸痛和全身不适。部分患者可有恶心、腹痛、腹泻、稀水样便等消化道症状。重症患者可出现毒血症、感染性休克、多脏器功能衰竭等多种并发症。

【病原学】

流感病毒（influenza virus）属于正黏病毒科，为单股负链、分节段 RNA 病毒，呈球形，直径 80～120 nm。核衣壳由分节段的单股负链 RNA、核蛋白（NP）及 RNA 聚合酶复合体组成。核蛋白是主要的结构蛋白，与病毒 RNA 一起形成核糖核蛋白（RNP），呈螺旋对称排列。包膜的内层为基质蛋白（MP），外层为来自宿主细胞膜的脂质双层膜。包膜上嵌有血凝素（HA）和神经氨酸酶（NA）两种棘突。针对 HA 的抗体为中和抗体，具有保护性。核蛋白和基质蛋白具有型特异性，根据核蛋白和基质蛋白不同，分为甲、乙、丙、丁四型。甲型和乙型有 8 个 RNA 节段，丙型和丁型有 7 个 RNA 节段。甲型流感病毒的抗原性最容易发生变异，引起多次世界性大流行，除可感染人类外，还可感染禽类及其他哺乳动物，依据其外膜血凝素（H）和神经氨酸酶（N）蛋白抗原性的不同，可分为不同亚型，目前已鉴定出 18 个 H 亚型（H_1～H_{18}）和 11 个 N 亚型（N_1～N_{11}）。目前感染人的主要是甲型流感病毒中的 H_1N_1、H_3N_2 亚型，已证实感染人的禽流感病毒亚型为 H_5N_1、H_9N_2、H_7N_7、H_7N_2、H_7N_3、H_7N_9 等，其中感染 H_5N_1 和 H_7N_9 的患者病情重，病死率高。乙型流感病毒中的 Victoria 和 Yamagata 系也可造成流行。丙型流感病毒仅引起人类不明显或轻微的上呼吸道感染，而丁型仅在猪和牛中被发现，尚未发现对人的感染。

流感病毒对乙醇、聚维酮碘、碘酊等常用消毒剂敏感，对紫外线和热敏感，56 ℃条件下30 分钟，或煮沸 100 ℃ 2 分钟以上可灭活。但对低温抵抗力较强，病毒在较低温度粪便中可存活 1 周，在 4 ℃水中可存活 1 个月，对酸性环境有一定的抵抗力。裸露的病毒在阳光直射下40～48 小时即可灭活，如果用紫外线直接照射，可迅速破坏其活性。

【流行病学】

1. 流行性感冒

（1）传染源：主要是患者和隐性感染者，从潜伏期末到急性期均有传染性。感染者在起病前 1～2 天即可排毒,成人和较大儿童一般持续排毒 3～8 天,低龄儿童、老年人和免疫力低下者排毒时间更长。

(2)传播途径:主要经打喷嚏和咳嗽等飞沫传播,经口腔、鼻腔、眼等黏膜直接或间接接触感染。接触被病毒污染的物品也可通过上述途径感染。在特定场所,如人群密集且密闭或通风不良的房间内,也可能通过气溶胶的形式传播。

(3)人群易感性:人群普遍易感。感染后有一定的免疫力,通常不超过 1 年,不同亚型之间无交叉免疫。接种流感疫苗可有效地预防相应亚型/系的流感病毒感染,但需要每年根据当年的流行毒株接种新的疫苗。

(4)流行特征:流感病毒的传染性强,易引起流行,尤其是甲型流感,常引起大流行,以冬、春季多见。乙型流感常引起局部小流行。丙型流感一般为散发。

2.人感染高致病性禽流感

(1)传染源:主要为患禽流感或携带禽流感病毒的鸡、鸭、鹅等禽类。野禽在禽流感的自然传播中起着非常重要的作用。目前尚无人与人之间传播的确切证据。

(2)传播途径:主要经呼吸道传播,也可通过密切接触感染禽类的分泌物和排泄物、受病毒污染的物品和水等被感染,直接接触病毒毒株也可被感染。

(3)人群易感性:高危人群包括从事家禽养殖业者及其同地居住的家属;在发病前 1 周内到过家禽饲养、销售及宰杀等场所者;接触禽流感病毒感染材料的实验室工作人员等。

(4)流行特征:全年均可发病,以 11 月至次年 4 月发病率相对较高。

【发病机制与病理改变】

1.发病机制 病毒进入人体后,若未能被咳嗽反射清除,并逃避了呼吸道分泌型 IgA 抗体及其他非特异性免疫因子的清除,则可借助包膜上的血凝素与呼吸道上皮细胞的相应受体结合,黏附并进入细胞内增殖,引起细胞空泡变性、纤毛丧失、坏死脱落,释放的子代病毒可感染邻近细胞,最终导致呼吸道黏膜屏障功能丧失。单纯型流行性感冒主要损害呼吸道的上部和中部。若含有病毒的黏液散布至下呼吸道,则可引起病毒性肺炎。流感病毒一般仅引起呼吸道局部炎症,不发生病毒血症,其全身症状的出现主要与机体免疫反应所致的干扰素及细胞因子的释放有关。

2.病理改变 呼吸道黏膜局部充血、水肿,淋巴细胞浸润、浅表溃疡等卡他性炎症表现。病毒性肺炎则表现为肺充血、细胞间质水肿,肺泡细胞出血、脱落,毛细血管血栓形成等。

【临床表现】

1.流行性感冒 潜伏期一般为 1～4 天,平均为 2 天。主要以发热、头痛、肌痛和全身不适起病,体温可达 39～40℃,可有畏寒、寒战,多伴全身肌肉及关节酸痛、乏力、食欲减退等全身症状,常有咽喉痛、干咳,可有鼻塞、流涕、胸骨后不适、颜面潮红、结膜充血等。部分患者症状轻微或无症状。

儿童的发热程度通常高于成人,患乙型流行性感冒时,恶心、呕吐、腹泻等消化道症状也较成人多见。新生儿可仅表现为嗜睡、拒奶、呼吸暂停等。

无并发症者病程呈自限性,多于发病 3～5 天后发热逐渐消退,全身症状好转,但咳嗽、体力恢复常需较长时间。

年龄 < 5 岁的儿童及 > 65 岁的老年人、肥胖(BMI > 30 kg/m²)者、孕妇/围产期产妇或合并慢性疾病的人更容易出现并发症,转为重症甚至危重症病例。

2.人感染高致病性禽流感 潜伏期和早期表现类似普通流行性感冒。患者常急性起病,主要症状为发热,体温大多持续在 39℃以上,热程 1～7 天,多为 3～4 天,可伴有流涕、鼻塞、咳嗽、咽痛、头痛、肌肉酸痛和全身不适。部分患者可有恶心、腹痛、腹泻、稀水样便等消化道症状。约半数患者有肺实变体征,可闻及干、湿啰音。重症患者可出现高热不退。病

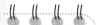

情发展迅速，有明显的出血征象，咳嗽、痰中带血，肺部炎症进行性加重，血氧饱和度、氧分压下降，可出现急性肺损伤、急性呼吸窘迫综合征（ARDS）、肺出血、胸腔积液、多脏器功能衰竭、休克及瑞氏（Reye）综合征等多种并发症。也可继发细菌感染，发生败血症。重症患者可有肺部实变体征等。

【实验室及其他检查】

1．血常规　白细胞总数一般不高或降低。重症患者多有白细胞总数及淋巴细胞减少，并有血小板减少。

2．病原学检查　取患者呼吸道标本（如鼻咽分泌物、口腔含漱液、气管吸出物或呼吸道上皮细胞）分离流行性感冒或禽流感病毒，采用 RT-PCR 检测相应的核酸，采用免疫荧光法（或酶联免疫吸附试验）检测流感病毒核蛋白抗原（NP）、H 亚型抗原等。

3．免疫学检查　急性期和恢复期双份血清抗体滴度 4 倍以上升高，有助于回顾性诊断。

4．胸部影像学检查　人感染高致病性禽流感病毒感染者可出现肺部浸润，表现为肺内片状影。重症患者肺内病变进展迅速，呈大片状毛玻璃样及肺实变影，病变后期为双肺弥漫性实变影，可合并胸腔积液。重症流行性感冒出现病毒性肺炎时胸部影像学也有类似特点。

【诊断要点】

流行性感冒的诊断主要结合流行病学史、临床表现和病原学检查进行诊断。在流行性感冒流行季节，即使临床表现不典型，特别是有重症流行性感冒高危因素或住院患者，仍需考虑流行性感冒的可能，应行病原学检测。在流行性感冒散发季节，对疑似病毒性肺炎的住院患者，除检测常见呼吸道病原体外，还需行流感病毒检测。

当禽流感流行时，发病前 1 周内曾经到过疫点，有明确的病禽、死禽及其分泌物和排泄物接触史，或与人感染高致病性禽流感患者有密切接触者，结合临床表现、实验室检查，如病毒分离、特异性抗体检测及影像学检查，即可诊断。

【治疗要点】

1．抗病毒治疗　流感病毒对神经氨酸酶抑制药（如奥司他韦、扎那米韦）较敏感，发病 48 小时内进行抗病毒治疗可减少并发症、降低病死率、缩短住院时间。人感染高致病性禽流感患者应在发病 48 小时内试用抗流感病毒药物。

2．对症治疗　高热者可物理降温，应用解热药。对于咳嗽、咳痰严重者，给予镇咳祛痰药。根据缺氧程度采用适当的方式进行氧疗。儿童忌用阿司匹林或含阿司匹林以及其他水杨酸制剂的药物，避免引起儿童瑞氏综合征。

3．重症患者的治疗　重症患者应在重症监护治疗病房进行监护、治疗。对于低氧血症的患者，应给予氧疗，保证患者血氧分压 > 60 mmHg。如经常规氧疗患者低氧血症不能纠正，应及时进行机械通气治疗。治疗应按照急性呼吸窘迫综合征（ARDS）的治疗原则，同时加强呼吸道管理，防止机械通气的相关并发症。在机械通气过程中，应注意室内通风、空气流向和医护人员防护，防止交叉感染。当出现多脏器功能衰竭时，应当采取相应的治疗措施。

4．中医治疗　中药对流行性感冒有较好的疗效。

【预后】

本病的预后与患者的自身免疫功能状态及病毒的毒力有关。单纯型流行性感冒预后好，若出现并发症，尤其是老年人及慢性病患者，预后较差，甚至死亡。人感染高致病性禽流感患者的预后还与感染病毒的亚型有关，其中感染 H_5N_1 亚型者预后相对较差。

【预防】

1．管理传染源　加强对流行性感冒症状监测，及时发现、预警流行性感冒疫情，做好医疗机构预检分诊，如发现流行性感冒症状患者，引导其去医院发热门诊就诊，隔离治疗；加强禽类的监测，一旦发生人感染高致病性禽流感，要严格执行封锁、隔离、消毒、扑杀病禽等措施。禽流感流行时，与禽类密切接触者应进行医学观察 7 天。

2. 切断传播途径 流行性感冒流行期间减少去人群聚集地，特别是密闭空间，注意环境通风消毒。与有流行性感冒症状的患者保持安全距离，注意手卫生，需要近距离接触流行性感冒患者时戴好口罩；当出现咳嗽、打喷嚏等症状时，用纸巾掩住口鼻，安全处理口鼻分泌物，流行性感冒患者自动隔离治疗。发现禽流感疫情时，将原发疫区和周围禽场严格隔离，扑杀发病场所内所有的禽群，清除被扑杀的家禽、禽产品、废弃杂物、粪便、饲料及设备，然后对整个禽场进行彻底清洗、消毒，饲养过病禽的房舍经过充分清洗、消毒后，要空舍 30 天以上，经严格检查合格，方可恢复生产。

3. 保护易感人群 接种流感疫苗是预防流行性感冒最有效的手段，可降低接种者罹患流行性感冒和发生严重并发症的风险。对有重症流行性感冒高危因素的密切接触者（且未接种疫苗或接种疫苗后尚未获得免疫力），进行暴露后药物预防，建议不要迟于暴露后 48 小时用药。

人感染高致病性禽流感疫苗尚处于研发阶段，以甲型流感病毒 H_5N_1、H_9N_2 等毒株制备的疫苗有一定的保护作用。对禽流感密切接触者，可口服神经氨酸酶抑制药进行预防。

【主要护理诊断 / 问题】

1. 体温过高 与流感病毒感染有关。

2. 焦虑 与担心疾病预后有关。

3. 知识缺乏：缺乏流行性感冒的防护知识。

4. 腹泻 与流感病毒感染所致的胃肠道反应有关。

5. 潜在并发症：急性肺损伤、急性呼吸窘迫综合征、多脏器功能衰竭及休克等。

【护理措施】

1. 一般护理

（1）消毒与隔离：做好飞沫隔离和接触隔离，可在病后 1 周或热退后 2 天解除隔离。

（2）休息：卧床休息。

（3）饮食：对于因发热而食欲减退的患者，可给予清淡、易消化、富含维生素的半流质饮食，保证液体及营养摄入。

2. 病情观察 注意观察发热、乏力等全身中毒症状，上呼吸道及消化道等症状的变化；有无干啰音、湿啰音、肺实变等体征；重症患者观察呼吸衰竭及多脏器功能衰竭表现。

3. 对症护理

（1）发热：见第一章第八节。

（2）咳嗽、咳痰：嘱患者多饮水，必要时给予镇咳祛痰药物。

（3）呼吸困难：重症患者给予吸氧，保持呼吸道通畅等，见本章第六节新型 β 冠状病毒感染的护理。

4. 用药护理 指导患者及时服用抗病毒药。继发细菌感染时，遵医嘱给予抗菌药物治疗。做好药物疗效及不良反应的观察。

随堂测 2-7

【健康教育】

1. 对公众的健康指导 进行疾病预防教育，讲解流行性感冒及人感染高致病性禽流感的流行病学特点及主要的预防措施。向公众介绍接种流感疫苗的益处，在流行性感冒流行季节做好防护，尽可能减少到人群密集的公共场所，避免与流行性感冒患者、禽类的不必要接触，尤其应避免与病禽、死禽的接触。

2. 对患者及家属的健康指导 进行疾病知识教育，如疾病过程、主要治疗方法、预后，减轻患者对疾病的恐惧心理，使其积极配合治疗。指导家属做好环境的消毒处理及必要的防护措施。

（袁晓宁）

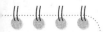

第八节 麻 疹

案例 2-6

某患儿，女性，4岁，因"发热6天，皮疹2天"入院。患儿发病前1周有麻疹患者接触史，未接种过相关疫苗。6天前患儿无明显诱因出现发热，体温最高38.7 ℃，伴有咳嗽、腹泻。自行服用解热药，体温仍反复升高。2天前出现散在皮疹，皮疹逐渐增多，遍布颜面、躯干和四肢。查麻疹抗体IgM阳性，为进一步诊治以"麻疹"收入院。体格检查：T 38.5 ℃，P 130次/分，R 40次/分，BP 110/65 mmHg。头面部、躯干布满红色斑疹及斑丘疹，直径2～4 cm，压之褪色，疹间皮肤正常。咽部充血，扁桃体Ⅰ度肿大，口腔黏膜可见科氏斑。

请回答：

1. 该患儿诊断麻疹的依据有哪些？
2. 该患儿的主要护理诊断/问题有哪些？为什么？

麻疹（measles）是由麻疹病毒感染引起的急性呼吸道传染病，好发于学龄前期及学龄期儿童。主要临床表现为发热、咳嗽、流涕等上呼吸道卡他症状及眼结膜炎。该病的特征包括皮肤红色斑丘疹、口腔科氏斑及疹退后遗留色素沉着伴糠麸样脱屑。近年来，我国通过实施消除麻疹行动计划和扩大免疫规划，麻疹的发病率明显下降。

▎历史长廊▶

麻疹控制策略

1989年，世界卫生大会（World Health Assembly，WHA）制定了控制和消除麻疹的目标，明确要求到1995年麻疹的发病降低90%，死亡率降低95%。为此，世界各国积极开展免疫和加强检测的策略。我国于1965年开始普及接种麻疹减毒活疫苗，1998年提出加速麻疹控制规划，2006年开始实施消除麻疹行动计划，2007年实施扩大免疫规划，2010年全国统一开展麻疹疫苗补充免疫活动。通过上述措施，全国麻疹发病率明显降低，但近年来8月龄以下儿童麻疹发病率的比例上升明显，部分地区15岁以上人群的麻疹发病比例也较高。要重视提高育龄妇女的麻疹抗体水平，以提高新生儿胎传抗体水平以及加强成年人免疫措施消除免疫空白点和空白人。建立牢固、有效的免疫屏障，防止麻疹传播链的形成。

【病原学】

麻疹病毒为单链RNA病毒，属于副黏液病毒科麻疹病毒属，只有1个血清型。麻疹病毒是已知的最具传染性的病原体之一，人类是麻疹病毒的唯一自然宿主。病毒包膜含有的3种结构蛋白是主要的致病物质，包括血凝素、融合蛋白和基质蛋白。这三种结构蛋白可以刺激机体产生相应的抗体，可协助诊断。麻疹病毒对外界抵抗力较弱，对热、紫外线及一般消毒剂敏感。56 ℃ 30分钟即可灭活。但病毒耐寒、耐干燥，室温下可存活数日，−70 ℃可存活数年。

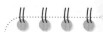

【流行病学】

1. 传染源　麻疹患者是唯一的传染源。发病前5天和出疹后5天均具有传染性。患者的鼻、咽、眼部等分泌物内含有病毒。

2. 传播途径　病毒可经飞沫传播或直接接触感染者的鼻咽分泌物传播。

3. 人群易感性　无患病史和麻疹疫苗免疫史的人群普遍易感。易感者接触麻疹患者后90%以上均可发病，病后可获得持久免疫力。6个月以内的婴儿可从母体获得抗体，发病主要集中在6个月至5岁以下的小年龄儿童。近年来，年长儿童及成年人的发病比例有所上升，可能与婴幼儿期未接种或未全程接种疫苗，导致体内抗体水平下降有关。

4. 流行特征　本病常年均可发生，但以冬、春季节多见。尽管已有安全、有效的麻疹疫苗，但由于种种原因，疫苗覆盖率不足以及疫苗接种后的免疫衰退等，在很多发展中国家，麻疹仍是造成婴幼儿死亡的主要病因之一。

【发病机制与病理改变】

1. 发病机制　麻疹病毒可经空气飞沫侵入人体上呼吸道或眼结膜，侵入人体2～3天后在局部上皮细胞和附近的淋巴结内复制，病毒大量繁殖后入血，引起第一次病毒血症。随后病毒被单核巨噬细胞系统吞噬，并在此大量增殖，病毒再次入血，形成第二次病毒血症，然后随血流播散至全身各组织、器官导致广泛病变。机体感染麻疹病毒后可产生相应的抗体。

2. 病理改变　麻疹的病理特征是广泛的细胞融合成多核巨细胞，可见于皮肤、眼结膜、呼吸道和胃肠道黏膜、全身淋巴组织、肝、脾等处。皮疹为病毒直接或免疫损伤使皮肤浅表血管内皮细胞肿胀、增生、渗出，真皮淋巴细胞浸润、充血肿胀所致。由于崩解的红细胞和血浆渗出，使皮疹消退后遗留色素沉着，表皮细胞坏死及退行性变形成疹后皮肤脱屑。口腔科氏斑的病理改变与皮疹相似，是口腔黏膜内血管内皮细胞肿胀、坏死及淋巴细胞浸润所致。

【临床表现】

由于患者的年龄、机体的免疫状态、感染病毒的数量和毒力、是否接种过麻疹疫苗等因素的影响，可表现为不同的临床类型。

1. 典型麻疹　潜伏期为6～21天，平均为10天。接种过麻疹疫苗者潜伏期可延长至3～4周。典型麻疹临床过程可分为以下三期。

（1）前驱期：此期可持续3～4天。主要表现为发热，体温可达39～40℃，出现咳嗽、流涕、结膜充血、畏光等上呼吸道感染和眼结膜炎症所导致的卡他症状。起病2～3天后，90%以上患者口腔可出现科氏斑（Koplik spot），又称麻疹黏膜斑。科氏斑为针尖大小的白色点状突起，周围有红晕，2～3天后很快消失。科氏斑是早期诊断麻疹的标志。

（2）出疹期：从病程的第2～4天开始，持续1周左右。皮疹自耳后、发际、前额、面、颈部开始自上而下波及躯干、四肢、手掌、足底，疹间皮肤正常。皮疹初为淡红色斑丘疹，以后部分融合成暗红色。出疹时体温达到高峰，可升高至39～40℃，同时感染中毒症状明显加重。

（3）恢复期：若无并发症，皮疹出齐后体温开始下降。出疹3～4天后皮疹按出疹顺序开始消退，有色素沉着及糠麸样脱屑，一般1～2周痊愈，疹退同时体温也下降至正常。

2. 重型麻疹　全身中毒症状重，表现为突起的持续高热，体温多在40℃以上，可有意识障碍，皮疹为深红色，融合成片，可见出血性皮疹、疱疹性皮疹等，甚至出现四肢厥冷、血压下降等循环衰竭表现。病情重且病程长，常伴肺炎、喉炎或脑炎等。重型麻疹多见于各种原因导致机体免疫力低下的人群，病死率高。

3. 轻型麻疹　多见于对麻疹有部分免疫力的人群。主要表现为发热相对轻，热程短于7天，上呼吸道卡他症状轻，有少量皮疹，不留色素沉着或脱屑，口腔科氏斑仅见1～2个或无，全身状况良好，无并发症。

【并发症】

1. 肺炎 是麻疹最常见的并发症，也是引起患者死亡的主要原因，常见于 5 岁以下、原有佝偻病和营养不良的小儿。其临床特征为缺乏皮疹和血清中不能形成麻疹病毒特异性抗体，其病理变化为间质性肺炎。

2. 喉炎 多见于 2 ～ 3 岁以下婴幼儿，程度轻者预后较好，严重者常呈声音嘶哑、犬吠样咳嗽，容易发生气道梗阻而出现吸气性呼吸困难，若不及时处理，患者可窒息。

3. 脑炎 多见于 2 岁以上儿童，病死率约为 15%，病程 1 ～ 2 周，脑脊液和血中可查到麻疹 IgM 抗体。30% 的存活者有不同程度的后遗症。

【实验室及其他检查】

1. 血常规 白细胞总数减少，淋巴细胞比例相对增多。若继发细菌感染，可有白细胞总数增加。

2. 免疫学检查 采用酶联免疫吸附试验（ELISA）进行抗体检测。采血前 8 ～ 56 天未接种过含麻疹成分减毒活疫苗，而出疹后 28 天内血标本中麻疹 IgM 抗体阳性。恢复期血标本麻疹 IgG 抗体滴度比急性期升高 4 倍以上，或急性期抗体阴性而恢复期抗体阳转。

3. 病毒学检测 咽拭子或尿液标本中麻疹病毒核酸阳性或分离到麻疹病毒。

【诊断要点】

1. 流行病学资料 出疹前 7 ～ 21 天与麻疹确诊患者有接触史，或有麻疹流行地区居住或旅行史。

2. 临床表现 有发热（一般体温 ≥ 38 ℃），有口腔颊黏膜的科氏斑、皮肤红色斑丘疹，疹间皮肤正常。

3. 实验室及其他检查 麻疹 IgM 抗体阳性，咽拭子或尿液标本中麻疹病毒核酸阳性或分离到麻疹病毒，恢复期血标本麻疹 IgG 抗体滴度比急性期升高 4 倍以上，或急性期抗体阴性而恢复期抗体阳转。

【治疗要点】

麻疹为自限性疾病，目前对麻疹病毒尚无特效药。治疗的原则为对症治疗、预防和治疗并发症。

1. 一般治疗 卧床休息，多饮水，保持水、电解质代谢平衡，必要时静脉输液。

2. 对症治疗 高热时可采取物理降温或酌情使用解热药。咳嗽严重者可用镇咳祛痰药。体弱病重患儿可使用免疫球蛋白。

3. 并发症治疗 对有并发症者，给予相应的治疗。

【预后】

无并发症的麻疹患者预后良好，重型麻疹患者病死率较高。

【预防】

1. 管理传染源 对患者进行隔离，应隔离至出疹后 5 天。有并发症者隔离期应延长至出疹后 10 天。易感接触者应检疫 3 周。

2. 切断传播途径 麻疹流行期间避免去公共场所或人多拥挤处，外出应戴口罩。注意开窗通风，保持空气流通。

3. 保护易感人群 所有易感儿童和成年人都应接种麻疹减毒活疫苗进行主动免疫，现有的麻疹减毒活疫苗是安全、有效的，可提供长期的保护作用。易感者接触麻疹患者后应立即注射人血免疫球蛋白进行被动免疫。

【主要护理诊断/问题】

1. 体温过高 与病毒感染有关。

2. 皮肤完整性受损 与皮疹有关。

随堂测 2-8

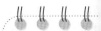

3. 有传染的危险 与病毒具有传染性有关。

4. 潜在并发症：肺炎、喉炎、脑炎。

【护理措施】

1. 一般护理

（1）消毒与隔离：可用紫外线对居住环境进行消毒。对患者进行隔离，应隔离至出疹后 5 天，有并发症者应延长至出疹后 10 天。易感接触者应检疫 3 周。

（2）休息与活动：患者应卧床休息至皮疹消退、体温正常。

（3）饮食护理：予清淡、易消化、营养丰富的流质或半流质饮食。鼓励患者多饮水，禁食辛辣、刺激性食物。对脱水、摄入过少者，给予静脉输液，注意维持水、电解质平衡。恢复期应逐渐增加进食量。

2. 病情观察 应注意观察体温、脉搏、呼吸及神志状态；皮疹的变化，包括出疹的顺序、皮疹的特点及分布，如出疹过程不顺利，提示有可能发生并发症；如并发肺炎，可有高热、咳嗽加剧、呼吸困难和肺部湿啰音等；如并发喉炎，可有声音嘶哑、犬吠样咳嗽、吸气性呼吸困难及三凹征等；如并发脑炎，可有抽搐、意识障碍等。

3. 对症护理

（1）高热：密切监测体温变化，不宜将体温降得过快，禁用冰敷和酒精擦浴等方法降温。其他见第一章第八节。

（2）皮疹：注意观察皮疹的发生、发展和变化情况。选择宽松、舒适的全棉材质的衣物。保持皮肤清洁、干燥，避免抓伤皮肤引起继发感染。

（3）结膜炎：患者易继发结膜炎，分泌物较多，应每日用生理盐水或硼酸溶液冲洗双眼 2～3 次，冲洗后滴入滴眼液，以预防继发细菌感染。室内光线不宜过强，可遮有色窗帘，以防止强光对患者眼睛的刺激。

4. 心理护理 因本病患者多为幼儿，应与患儿家属进行有效沟通。通过介绍麻疹的基本知识，做好解释和安抚工作，减轻家属焦虑、紧张等不良情绪。

【健康教育】

1. 对公众的健康指导 进行疾病预防教育，讲述麻疹的传染来源、传播方式、传染性强的传播特点，指导公众在疾病流行期间做好防护，避免呼吸道传播，特别应强调注射麻疹疫苗对预防麻疹的重要作用。

2. 对患者及家属的健康指导 应向患儿家属介绍麻疹的主要临床表现、治疗原则、常见并发症及预后。指导家长进行病情观察和皮肤护理等，帮助患儿康复。麻疹传染性较强，应向家长强调隔离的重要性及解除隔离的标准。

（蒋 莉）

第九节 水痘与带状疱疹

水痘（chickenpox）和带状疱疹（herpes zoster）是由同一种病毒，即水痘-带状疱疹病毒感染所引起的两种不同表现的疾病。水痘为原发感染，是儿童常见的急性传染病，临床上以全身分批出现的丘疹、疱疹、结痂为特点。带状疱疹多见于成人，是潜伏于感觉神经节的水痘-带状疱疹病毒再激活后发生的感染，以身体一侧沿周围神经出现的、呈带状分布的成簇疱疹为特征，常伴局部神经痛。

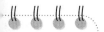

【病原学】

水痘 - 带状疱疹病毒属疱疹病毒科，仅有一个血清型，呈球形，核心为双链 DNA，包以对称的 20 面体衣壳，其外为脂蛋白包膜，病毒含有 DNA 聚合酶和胸腺嘧啶激酶，前者为疱疹病毒属所共有的、合成 DNA 所必需的酶，后者仅存在于单纯疱疹病毒和水痘 - 带状疱疹病毒。一般认为不能产生胸腺嘧啶激酶的病毒不能造成潜伏感染，即感染后不引起带状疱疹。人是本病毒在自然界中已知的唯一宿主。

水痘 - 带状疱疹病毒对外界抵抗力弱，不耐热和酸，能被乙醛灭活，不能在痂皮中存活，但在疱疹液中 -65 ℃可长期存活。

【流行病学】

1. 水痘

（1）传染源：患者为唯一的传染源。病毒存在于上呼吸道黏膜和疱疹液中，出疹前 1 ～ 2 天至疱疹结痂均有传染性。水痘传染性很强，易感儿童接触水痘患者后，90% 发病。接触带状疱疹患者后，也可发生本病，但其传播性不如水痘患者。

（2）传播途径：以飞沫和直接接触为主要传播途径，接触被污染的用具也可间接接触传播。

（3）人群易感性：人群普遍易感，以 1 ～ 5 岁儿童发病为多。患病后可获持久免疫力，但可反复发生带状疱疹。发病季节以冬、春季多见。

2. 带状疱疹

（1）传染源：水痘和带状疱疹患者是本病的传染源。

（2）传播途径：一般认为带状疱疹主要由患水痘后潜伏下来的病毒再激活而非外源性感染所致。

（3）人群易感性：人群普遍易感，带状疱疹痊愈后仍可复发。

【发病机制】

病毒侵入机体后，首先在局部皮肤、黏膜复制，继之小量病毒侵入血液，在单核巨噬细胞系统内增殖后再次入血，形成第一次病毒血症，并向全身扩散，侵犯皮肤及内脏引起发病。临床上水痘皮疹的分批出现与病毒间歇性入血有关。水痘的皮肤病变主要在表皮棘细胞层，细胞呈气球样肿胀，组织液渗入疱疹，内含大量病毒。水疱液开始时透明，当上皮细胞脱落且炎症细胞浸润时，疱内液体变浑浊并减少，最后下层上皮细胞再生，形成结痂，结痂脱落后一般不留瘢痕。

水痘痊愈后，病毒潜伏于脊髓背侧神经根及三叉神经节的神经细胞内。患者成年后，当患恶性肿瘤、使用免疫抑制药、其他病毒感染或患艾滋病等免疫功能低下时，潜伏的病毒被激活而复制，使受侵犯的神经节发生炎症，引起相应节段的皮肤出现疱疹，同时受累神经分布区域产生疼痛。病变主要累及末梢神经和皮肤，出现神经节炎症，皮疹病变与水痘相同。

【临床表现】

1. 水痘　潜伏期 10 ～ 21 天，以 14 ～ 16 天多见。典型者可分为两期。

（1）前驱期：婴幼儿常无症状或症状轻微。年长儿及成人可有低热、头痛、食欲减退和咽痛等上呼吸道感染症状，持续 1 ～ 2 天后出现皮疹。

（2）出疹期：皮疹先见于躯干部，呈向心性分布，主要位于躯干，其次为头面部，而四肢相对较少。皮疹发展迅速，初为红色斑疹，数小时后变为丘疹，再经数小时后成为疱疹。疱疹为椭圆形、壁薄易破、周围有红晕，疱疹液先为透明，数小时后变浑浊。皮疹处常伴瘙痒。1 ～ 2 天后疱疹从中心开始干枯和结痂，红晕消失，持续 1 周左右痂皮脱落，水痘皮损表浅，一般不留瘢痕。

水痘皮疹分批出现，每批历时 1 ～ 6 天，因此在同一部位可见斑疹、丘疹、疱疹和结痂同时存在。部分患者皮疹也可发生于口腔、咽喉、结膜和阴道黏膜，破溃后形成溃疡，常有疼痛。

水痘为自限性疾病，10天左右自愈。儿童患者症状和皮疹均较轻，但成人、免疫缺陷的小儿和新生儿患水痘时症状严重，易播散并发水痘肺炎。若多脏器受病毒侵犯，病死率极高。妊娠早期感染水痘可引起胎儿畸形、早产或死胎。

知识链接

原发性水痘肺炎

原发性水痘肺炎多见于成人患者或免疫功能缺陷者，轻者可无临床表现，仅X线检查显示肺部有弥漫性结节性浸润；重者出现咳嗽、咯血、胸痛、呼吸困难和发绀等症状；严重者可于24～48小时死于急性呼吸衰竭。

2．带状疱疹　主要表现为沿身体单侧体表神经分布的相应皮肤区域出现带状、成簇的水疱，伴有局部剧烈疼痛。

起病初期可出现低热和全身不适，随后沿神经节段分布的局部皮肤出现灼痒、疼痛或感觉异常等。1～3天后，沿周围神经分布区域可见成簇的红色斑丘疹，很快发展为水疱，在皮肤表面沿神经支配呈带状排列，故名"带状疱疹"，疱疹分批出现，从米粒大小到绿豆大小不等，伴有显著的神经痛是其突出特征。带状疱疹3天左右转为疱疱，1周内干涸，10～12天结痂，2～3周脱痂，疼痛消失，不留瘢痕。免疫功能严重受损者，病程可延长。带状疱疹可发生于任何感觉神经分布区，但以脊神经胸段最常见，胸部皮疹约占50%，其次为腰部和面部。带状疱疹皮疹多限于身体一侧，一般不超过体表正中线，多神经或双侧受累者罕见。

水痘-带状疱疹病毒也可侵犯脑神经，累及三叉神经、面神经、听神经。三叉神经以眼支受累多见，发生眼带状疱疹，引起角膜炎和虹膜睫状体炎，角膜溃疡可致失明。面神经、听神经受病毒侵犯后可出现面瘫、听力丧失、眩晕、咽喉麻痹等。50岁以上带状疱疹患者易发生疱疹后神经痛，可持续数月。

本病轻者可不出现皮疹而仅有节段性神经痛，重型常见于免疫功能缺陷或恶性肿瘤患者，可发生播散性带状疱疹，除皮肤损害外，伴有高热和毒血症，甚至发生带状疱疹肺炎和脑膜炎，病死率高。

【实验室及其他检查】

1．血常规　白细胞总数正常或稍高，分类淋巴细胞比例升高。

2．特异性抗体检测　应用酶联免疫吸附试验、补体结合试验等方法检测特异性抗体。

3．病原学检查

（1）病毒分离：取病程第3～4天的疱疹液，接种于人胚成纤维细胞，分离出病毒后再进行鉴定，用于非典型病例的诊断。

（2）抗原检测：对病变皮肤刮取物，用免疫荧光法检查病毒抗原，敏感、快速，可与单纯疱疹病毒感染相鉴别。

（3）核酸检测：用聚合酶链反应（PCR）检测患者呼吸道上皮细胞和外周血白细胞中的病毒DNA，是敏感、快速的早期诊断方法。

4．其他检查　患者并发肺炎时，可行胸部X线检查；并发脑炎、脑膜炎、脊髓炎时，脑脊液细胞数及蛋白轻度增加，糖和氯化物正常。

【诊断要点】

典型水痘及带状疱疹者根据流行病学及临床特点诊断多不困难，非典型者须依赖实验室检查确定。

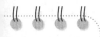

【治疗要点】

水痘与带状疱疹均为自限性疾病。治疗原则为对症治疗、抗病毒治疗和预防继发感染等。

1．抗病毒治疗 水痘患儿早期抗病毒治疗，有一定的疗效。首选阿昔洛韦，600 ～ 800 mg/d，分次口服，疗程 10 天。

带状疱疹患者抗病毒治疗适应证包括：年龄＞ 50 岁；病变部位在头颈部；躯干或四肢的严重疱疹；免疫缺陷患者；出现严重的特异性皮炎或严重湿疹等。阿昔洛韦 400 ～ 800 mg 口服，每 4 小时 1 次，疗程 7 ～ 10 天。阿糖腺苷 15 mg/kg，静脉滴注，疗程 10 天。

2．对症治疗及预防感染

（1）预防感染：如疱疹破裂，可涂抗生素软膏预防继发感染。水痘一般禁用激素，如患者患水痘前已长期使用激素，应尽快减量或停用。皮肤继发感染者，应适当选用抗菌药物。

（2）止痛：对于带状疱疹患者神经疼痛剧烈者，给予镇痛药。局部涂抹阿昔洛韦乳剂，可缩短病程。

【预后】

水痘一般预后良好，结痂脱落后不留瘢痕。重症或并发脑炎、肺炎者可导致死亡。

【预防】

1．水痘

（1）管理传染源：水痘患者应呼吸道隔离至疱疹全部结痂。托幼机构中接触患儿的易感者应检疫 3 周。

（2）切断传播途径：应重视通风和换气；污染物和用具可煮沸或日晒消毒。

（3）保护易感人群：包括主动免疫和被动免疫。①主动免疫：采用水痘减毒活疫苗预防注射，对自然感染的预防效果为 68% ～ 100%；②被动免疫：有免疫缺陷者、应用免疫抑制药治疗的患者或孕妇，在接触水痘患者后 12 小时内肌内注射免疫球蛋白或水痘 - 带状疱疹免疫球蛋白，以预防或减轻病情。

2．带状疱疹 目前尚无有效方法直接预防带状疱疹，主要是预防水痘的发生。

【主要护理诊断 / 问题】

1．体温过高 与水痘病毒感染有关；或与皮肤继发感染有关。

2．皮肤完整性受损：皮疹 与水痘病毒对皮肤的损害有关。

3．有感染的危险 与皮肤损伤有关。

4．疼痛 与带状疱疹病毒侵犯神经有关。

5．潜在并发症：肺炎、脑炎。

【护理措施】

1．一般护理

（1）消毒与隔离：水痘患者应进行飞沫及接触隔离，做好病室消毒，每日用紫外线照射消毒 1 次，每次 1 小时。

（2）休息与饮食：发热时应嘱患者卧床休息，给予易消化的饮食和充足的水分。带状疱疹患者可取健侧卧位。

（3）口腔护理：协助患者在饭后、睡前漱口，病情危重者给予口腔护理，避免口腔内感染。

2．病情观察 主要观察体温的变化，每日测 4 次体温；记录液体出入量、皮疹发展情况和有无继发细菌感染；带状疱疹患者应注意观察有无三叉神经眼支及面神经、听神经受累的表现。

3．对症护理

（1）发热：可采用物理降温。禁用酒精擦浴，以避免对皮肤的刺激。

（2）皮疹：每日清洁消毒皮肤 2 次，如有皮肤继发感染，需增加清洁次数。衣服经高压灭菌后使用，以防感染加重。

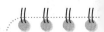

（3）疼痛：带状疱疹患者疼痛剧烈时遵医嘱给予镇痛药，注意观察药物的不良反应。

【健康教育】

1．对公众的健康指导 进行疾病预防教育，采用水痘减毒活疫苗注射以预防水痘；在水痘流行季节，水痘易感儿不应去公共场所等。

2．对患者及家属的健康指导 讲述水痘的发病过程，指导家长做好皮肤护理以预防感染，并说明本病无特效治疗方法，如护理得当，预后良好。

（李 利）

第十节 流行性腮腺炎

流行性腮腺炎（mumps）是由腮腺炎病毒引起的急性呼吸道传染病。主要表现为腮腺的非化脓性炎症，以腮腺区肿胀、疼痛为临床特征，可累及神经系统及其他腺体组织，引起儿童脑膜炎、脑膜脑炎，青春期后可引起睾丸炎、卵巢炎、胰腺炎等。本病多呈良性自限过程。

【病原学】

腮腺炎病毒属副黏液病毒，为单股 RNA 病毒，呈球形。此病毒含有 V 抗原（病毒抗原）和 S 抗原（可溶性抗原），感染后可出现相应的抗体。V 抗体有保护作用，一般在感染后 2 ～ 3 周出现。S 抗体无保护性，但出现较早（发病后 1 周即可出现），可用于诊断。

腮腺炎病毒抵抗力弱，不耐热（56 ℃ 20 分钟即可灭活），对乙醇、甲醛和紫外线均敏感。但耐寒，在 4 ℃时，其活力可保持 2 个月。

【流行病学】

1．传染源 患者和隐性感染者均为传染源。腮腺肿大前 7 天至肿大后 2 周内，可从患者唾液中分离出病毒，此时患者具有传染性。

2．传播途径 主要通过空气飞沫传播，也可通过接触被污染的物品传播。孕早期可经胎盘传至胚胎导致胎儿发育畸形。

3．人群易感性 人群普遍易感，患者主要为儿童，1 岁以下婴幼儿从母体获得特异性抗体而很少发病，故本病易在幼儿和小学生中流行，无免疫力的成人也可发病。感染后一般可获得持久免疫力。

4．流行特征 本病呈全球性分布，全年均可发病，以冬、春季为主。呈散发性或流行性，在儿童集中的机构可形成暴发流行。

【发病机制】

腮腺炎病毒通过飞沫侵入上呼吸道后，在局部黏膜上皮细胞中大量繁殖，然后进入血液循环，形成第一次病毒血症。病毒经血流侵入腮腺等腺体和中枢神经系统，引起腮腺炎和脑膜炎。病毒在受累部位进一步繁殖，并再次进入血流，形成第二次病毒血症，可侵犯第一次病毒血症未受累的腺体和器官，因此临床上表现为系统性、多器官受累，即不同器官相继发生病变。

由于腮腺炎症时导管部分阻塞，排出唾液受阻，唾液中淀粉酶经淋巴系统进入血液循环，致使血清淀粉酶增高及由尿中排出，胰腺受累时，其所分泌的淀粉酶也可影响血及尿淀粉酶含量。

【临床表现】

本病潜伏期 8 ～ 30 天，平均 18 天。多数患者无前驱症状，少数患者可有发热、头痛、乏力、肌肉酸痛、食欲减退等前驱症状。发病 1 ～ 2 天后出现颧弓或耳部疼痛，腮腺逐渐肿大，体温随之上升，可达 40 ℃。通常先一侧腮腺受累，1 ～ 4 天后又累及对侧，双侧肿大者约占

75%。腮腺肿大以耳垂为中心向前、下、后方向发展，边界不清，肿痛明显，有触痛及感觉过敏。因腮腺导管阻塞，故咀嚼或进食酸性食物等促进唾液分泌量增加时疼痛加剧。局部皮肤发亮，但不红，皮温增高。早期腮腺导管口常有红肿，按压无脓性分泌物。腮腺肿大于 48 小时左右达高峰，持续 4 ~ 5 天后逐渐消退。

颌下腺或舌下腺可单独或同时受累。颌下腺肿大时，下颌部明显肿胀，可触及椭圆形腺体。舌下腺肿大时，可见舌下及颈前下颌部明显肿胀，并有吞咽困难。

【并发症】

约 75% 的流行性腮腺炎患者有并发症，常见并发症包括脑膜炎、脑膜脑炎、睾丸炎或卵巢炎、胰腺炎等。

1. 中枢神经系统并发症 无菌性脑膜炎、脑膜脑炎、脑炎为儿童腮腺炎中最常见的并发症，其中以脑膜脑炎多见，多发生在腮腺肿胀后 4 ~ 5 天，少数也可先于腮腺炎，症状多在1 周内消失，预后良好，可遗留耳聋、视力障碍等后遗症，重症者可致死。

2. 生殖系统并发症 腮腺炎病毒好侵犯发育成熟的生殖腺，故腮腺炎并发睾丸炎或卵巢炎主要见于青春期后的成年人，多发生于腮腺肿胀后 6 ~ 10 天。表现为腮腺肿大开始消退后再次高热，男性出现睾丸肿大、疼痛，可并发附睾炎、鞘膜积液和阴囊水肿；女性则出现下腹疼痛，明显者可触及肿大的卵巢，有触痛。多为单侧受累，症状持续 3 ~ 5 天后逐渐消退。腮腺炎并发的睾丸炎或卵巢炎一般不影响生育。

【实验室及其他检查】

1. 一般检查及生化检查

（1）血常规：白细胞计数大多正常或稍高，分类淋巴细胞相对增多。

（2）血清和尿淀粉酶测定：发病早期约 90% 的患者有血清和尿淀粉酶增高，增高程度与腮腺肿大的程度呈正相关。此项检查可作为早期诊断依据。若考虑并发胰腺炎时，应进一步做血清脂肪酶检测。

（3）脑脊液检查：无脑膜炎表现的患者中，约有 50% 病例脑脊液中白细胞计数轻度升高，并能从脑脊液中分离出腮腺炎病毒。

2. 免疫学及病原学检查

（1）免疫学检查：特异性 IgM 抗体检测敏感性高、特异性强，可作为早期诊断的依据。还可做抗原检查。

（2）病毒分离：从早期患者的唾液、血液、尿液及脑膜炎患者的脑脊液中可分离出腮腺炎病毒。

【诊断要点】

1. 流行病学资料 根据流行季节、当地流行情况及发病前 2 ~ 3 周有接触史，可协助诊断。

2. 临床表现 具有起病较急，发热，腮腺肿大，多为双侧，呈非化脓性炎症的特点，可做出临床诊断。

3. 实验室及其他检查 不典型病例的诊断则需依靠免疫学检查及病毒分离。

【治疗要点】

1. 抗病毒治疗 发病早期可试用利巴韦林每日 1 g，儿童 15 mg/kg 静脉滴注，疗程 5 ~ 7天，但疗效有待确定。

2. 对症治疗 患者应卧床休息，可用解热镇痛药（如对乙酰氨基酚）减轻腮腺胀痛和降温，胀痛较重时可给予镇痛药；注意水、电解质及能量的补充。

3. 并发症治疗

（1）睾丸炎：用丁字带将肿大的睾丸托起，局部冷敷，以减轻疼痛。疼痛较剧烈时，可用 2% 普鲁卡因做精索封闭。早期可口服己烯雌酚 1 mg，每日 3 次，以预防睾丸炎的发生。

（2）脑膜脑炎：除对高热、头痛、呕吐等进行对症治疗外，可静脉滴注 20% 甘露醇进行脱水治疗。重症患者可短期应用肾上腺皮质激素治疗。

【预后】

本病患者大多数预后良好，重症并发病毒性脑炎者可导致死亡。

【预防】

1. 管理传染源 隔离患者至腮腺消肿后 5 天。对于接触者，成人一般不留验，儿童应医学观察 3 周。

2. 切断传播途径 在疾病流行期间，易感者较多的机构应注意勤通风、勤晒被褥及空气消毒。

3. 保护易感人群 由于患者在症状出现前数日已开始排出病毒，因此对易感者接种腮腺炎减毒活疫苗是预防本病的重点。因有致畸可能，故孕妇禁用。有系统性免疫损害者为相对禁忌。

科研小提示

如何通过大数据对流行性腮腺炎与疫苗接种情况进行探讨，进而对流行性腮腺炎的疫苗接种方案提出建议？

【主要护理诊断 / 问题】

1. 体温过高 与腮腺炎病毒感染有关。

2. 疼痛：腮腺胀痛 与腮腺炎病毒引起腮腺炎症有关。

3. 营养失调：低于机体需要量 与高热及进食困难有关。

4. 潜在并发症：脑膜脑炎、脑炎、睾丸炎及胰腺炎。

【护理措施】

1. 一般护理

（1）消毒与隔离：采取空气飞沫及接触隔离。

（2）休息与饮食：发热患者应卧床休息，保证营养及液体的摄入，给予清淡、易消化的流质或半流质饮食，避免酸性食物，以免加剧腮腺疼痛。

2. 病情观察 重点观察内容如下。①生命体征：主要是体温、脉搏监测。②腮腺肿痛的表现及程度。③腮腺导管开口有无红、肿及分泌物。④并发症的表现：特别是体温下降后又升高，更应注意。发生头痛、恶心、呕吐、脑膜刺激征、病理反射等提示并发脑膜脑炎；发生睾丸肿痛等提示并发睾丸炎；发生中上腹痛、恶心、呕吐提示并发胰腺炎。⑤及时了解血常规、血清及尿淀粉酶等检查结果。

3. 对症护理

（1）发热：参见第一章第八节。

（2）腮腺肿痛：可选用中药制剂局部外敷，以减轻疼痛。嘱患者餐后用温盐水漱口，以保持口腔黏膜清洁，防止继发细菌感染。

4. 并发症护理

（1）睾丸炎：用棉花垫和丁字带将肿胀的睾丸托起，注意避免束缚过紧影响血液循环。

（2）胰腺炎：应注意观察腹痛的表现，并按照胰腺炎的护理给予禁食等措施。

（3）脑膜脑炎：参见第二章第二节。

【健康教育】

1. 对公众的健康指导 进行腮腺炎的预防教育，特别是做好儿童的疫苗预防接种工作。

随堂测 2-10

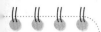

在疾病流行期间，幼儿园等儿童较集中的机构应加强通风、空气消毒。

2. 对患者及家属的健康指导 进行腮腺炎的护理知识教育，如教给患者或其家属降温、减轻腮腺肿痛等护理措施及观察并发症的方法，如发现并发症，应立即就医。本病为自限性疾病，大多预后良好。

（李　利）

第十一节　手足口病

手足口病（hand foot and mouth disease，HFMD）是由多种肠道病毒引起的以手、足、口腔等部位的斑丘疹和疱疹为主要临床表现的急性传染病。本病5岁以下儿童多发，多数症状轻，为自限性，1周左右自愈。部分肠道病毒71型（EV-A71）感染者可引起无菌性脑膜炎、脑炎、脑脊髓炎、肺水肿及循环障碍等。个别重症可致死亡。本病传染性强，易引起暴发或流行，是我国法定丙类传染病。

【病原学】

手足口病病原体种类多样，均属于小RNA病毒科的肠道病毒属，为单股正链RNA病毒，其中以肠道病毒71型（EV-A71）和柯萨奇病毒A组16型（CV-A16）最常见。病毒直径24～30 nm，无包膜，衣壳为20面体。

肠道病毒适合在湿热的环境下生存，室温下可存活数日，在污水和粪便中可存活数月。病毒对乙醚、乙醇、去污剂、弱酸等不敏感。对紫外线、各种氧化剂（1%高锰酸钾、1%过氧化氢溶液、含氯消毒剂等）、甲醛和碘酊等敏感，50 ℃可被迅速灭活。耐低温，4 ℃时可存活1年，−20 ℃时可长期保存。

> **知识链接**
>
> **肠道病毒71型流行病学特点**
>
> 　　肠道病毒71型（enterovirus A71，EV-A71），简称EV71，为目前肠病毒群中最晚发现的病毒，其感染性强且致病率高，可引起神经系统感染导致无菌性脑膜炎、脑干脑炎、心肌炎、肺水肿等。1969年该病毒首次从美国加利福尼亚州一名患有中枢神经系统疾病的手足口病婴儿粪便标本中分离出来。EV71已在世界范围内引起多次的暴发流行，包括澳大利亚、瑞典、美国、匈牙利、保加利亚、日本、马来西亚、新加坡、中国，其带来的不良影响引起了世界各国及地区的关注和重视。

【流行病学】

1. 传染源 患者和隐性感染者为本病的传染源。疾病流行期间，患者为主要传染源，病毒主要存在于血液、鼻咽分泌物及粪便中。疱疹液中含有大量病毒，发病后1周内传染性最强。

2. 传播途径 密切接触是手足口病重要的传播方式，通过接触被病毒污染的手、玩具、食具、奶具，以及床上用品、内衣等，饮用或食入被病毒污染的水和食物等而通过消化道和呼吸道飞沫传播。

3. 人群易感性 人群普遍易感，以隐性感染为主，感染后可获得型和亚组的特异性免疫力，而各型间无交叉免疫。成人多通过隐性感染而获得免疫力，发病以5岁以下儿童为主。

4. 流行特征 本病无明显地区性，但具有季节性分布特点，南方可出现春、夏季主高峰和秋、冬季次高峰，北方主要出现夏、秋流行，尤其是夏季。由于肠道病毒传染性强、隐性感染比例大、传播途径复杂、传播速度快，可在幼儿园、托幼机构、家庭等地出现聚集性或暴发疫情，在短时间内可造成较大范围的流行。

【发病机制】

肠道病毒由消化道或呼吸道侵入人体后，主要在扁桃体、咽部和肠道的淋巴组织中繁殖，由此进入血液导致第一次病毒血症。随后病毒经血液循环侵入带有病毒受体的靶组织，并再次进入血液循环导致第二次病毒血症。最终随血流播散至全身各器官，如皮肤及黏膜、神经系统、呼吸系统、心脏、肝、胰腺、肾上腺，引起相应组织和器官发生一系列炎症反应，导致相应的临床表现。少数病例因神经系统受累，导致血管舒缩功能紊乱及 IL-10、IL-13、IFN-γ 等炎性介质大量释放引起心肺衰竭。

神经源性肺水肿及循环衰竭是重症手足口病患儿的主要死因，病理生理过程复杂，是神经、体液和生物活性因子等多因素综合作用的结果。

【临床表现】

本病潜伏期一般为 2 ～ 10 天，平均 3 ～ 5 天。根据疾病的发生、发展过程，将手足口病分期、分型如下。

1. 第 1 期（出疹期）　主要表现为发热，手、足、口、臀等部位出疹，可伴有咳嗽、流涕、食欲减退等症状。部分病例仅表现为皮疹或疱疹性咽峡炎，个别病例可无典型皮疹，表现为斑丘疹、丘疹、疱疹。皮疹周围有炎性红晕，疱疹内液体较少，不痛、不痒。

2. 第 2 期（神经系统受累期）　少数病例可出现中枢神经系统损害，多发生在病程 1 ～ 5 天，表现为精神差、嗜睡、吸吮无力、易惊、头痛、呕吐、烦躁、肢体抖动、肌无力及颈项强直等。此期属于手足口病重症病例重型表现，大多数可痊愈。

3. 第 3 期（心肺功能衰竭前期）　多发生在病程 5 天内，表现为心率和呼吸增快、出冷汗、四肢末梢发凉、皮肤花斑及血压升高。此期属于手足口病危重型表现，及时识别并正确治疗，是降低病死率的关键。

4. 第 4 期（心肺功能衰竭期）　可在第 3 期的基础上迅速进入该期。临床表现为心动过速（个别患儿心动过缓）、呼吸急促、口唇发绀、咳粉红色泡沫样痰或血性液体、血压降低或休克。也有病例以严重脑功能衰竭为主要表现，临床可见抽搐、严重意识障碍等。此期属于手足口病危重型表现，病死率较高。

5. 第 5 期（恢复期）　体温逐渐恢复正常，对血管活性药物的依赖逐渐减少，神经系统受累症状和心肺功能逐渐恢复，少数可遗留神经系统后遗症。

大多数患儿仅有出疹期的表现，在 1 周内痊愈，无后遗症，属于普通型。少数患儿（尤其是 3 岁以下者）可发展为重症，表现为发病后迅速累及神经系统，出现脑干脑炎、脑脊髓炎、脑脊髓膜炎等，严重者发展为循环衰竭、神经源性肺水肿，病死率高。

【实验室及其他检查】

1. 一般检查及生化检查

（1）血常规：白细胞计数正常或轻度增高，重型白细胞计数可明显升高。

（2）血生化检查：部分病例可有轻度 ALT、AST、肌酸激酶同工酶（CK-MB）升高，恢复期逐渐正常。危重型病例肌钙蛋白、血糖可升高。

（3）脑脊液检查：中枢神经系统受累时脑脊液可表现为外观清亮，压力增高，白细胞计数增多，以单核细胞为主。蛋白正常或轻度增高，糖和氯化物正常。

2. 免疫学及病原学检查

（1）免疫学检查：患者血清或脑脊液中抗 EV-A71 或 CV-A16 等肠道病毒 IgM 抗体阳性，或者血清 EV-A71 或 CV-A16 等肠道病毒 IgG 抗体阳性，恢复期抗体有 4 倍以上升高或急性期

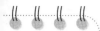

抗体阴性而恢复期抗体阳转有确诊价值。

（2）病原学检查：对患者鼻咽拭子、气道分泌物、疱疹液或粪便标本进行 EV-A71、CV-A16 等肠道病毒特异性核酸检测或分离肠道病毒。

【诊断要点】

1. 流行病学资料　处于 5 ~ 7 月好发季节，婴幼儿及学龄前儿童发病前有直接或间接接触史。

2. 临床表现　口痛、厌食、低热或不发热，口腔、手、足皮肤斑丘疹及疱疹样损害等。

3. 实验室检查　免疫学或病原学检查阳性可确诊。

【治疗要点】

治疗原则为早发现、早诊断、早隔离、早治疗。由于手足口病尚无特效抗病毒药和特效免疫球蛋白，治疗上可采取以广谱抗病毒药和对症支持治疗为主的综合处理措施。

1. 抗病毒治疗　目前尚无特效抗肠道病毒药物。α 干扰素（IFN-α）喷雾或雾化、利巴韦林静脉滴注早期使用可有一定的疗效。

（1）重组人 IFN-α：为广谱抗病毒药，可以抑制病毒复制，调节机体免疫反应。IFN-α 喷雾常用于手足口病患儿的皮肤、黏膜病变部位，在病程早期局部喷涂于口腔溃疡处，可快速退热和促进溃疡愈合，有助于改善食欲和缩短整体病程。还可用 IFN-α 雾化吸入，每日 2 次，疗程 3 ~ 7 天。因肌内注射可能会引起发热、疼痛等不良反应，目前已经不推荐常规使用。

（2）利巴韦林：能够抑制 EV-A71 复制，但因其可导致儿童生殖毒性和溶血性贫血，不良反应较多。因此不推荐利巴韦林治疗儿童手足口病。

2. 对症治疗

（1）高热：积极控制高热，如体温超过 38.5 ℃，适当采用物理降温或应用解热药治疗。

（2）惊厥：及时镇静、止惊，如地西泮缓慢静脉注射，咪达唑仑肌内注射。

（3）脑膜脑炎：使用甘露醇等脱水药降低颅内高压，酌情给予糖皮质激素和免疫球蛋白。

（4）循环衰竭：休克者给予抗休克治疗；心力衰竭者应控制液体入量。

（5）呼吸衰竭：给予吸氧，保持呼吸道通畅，根据病情应用呼吸机，保护脏器功能等。

【预后】

绝大多数手足口病患者仅表现为发热及手足口部位皮疹，预后良好。少数患者表现为重症手足口病，发病后迅速累及神经系统，甚至危及生命，导致死亡。

【预防】

1. 管理传染源　早发现、早诊断、早隔离和早治疗患者。隔离患者至症状消失后 2 周，密切接触者检疫 21 天，衣物置于阳光下暴晒。

2. 切断传播途径　饭前便后、外出返回后要洗手，预防病从口入。流行期间禁止携带儿童到人流密集的公共场所，如需外出，做好防护性措施。对幼儿班级需重点管理，注意开窗通风，定期对幼儿衣物、玩具以及餐具等清洁消毒。合理处理儿童排泄物，维持良好的卫生状况。

3. 保护易感人群　EV-A71 型灭活疫苗可用于 6 月龄至 5 岁儿童预防 EV-A71 感染所致的手足口病，基础免疫程序为 2 剂次，间隔 1 个月，鼓励在 12 月龄前完成接种。

【主要护理诊断 / 问题】

1. 体温过高　与肠道病毒感染有关。

2. 意识障碍　与中枢神经系统受损有关。

3. 气体交换受损　与手足口病致肺水肿及呼吸衰竭有关。

4. 营养失调：低于机体需要量　与进食减少及发热等导致消化增加有关。

5. 皮肤完整性受损　与病毒引起的皮肤破损有关。

6. 潜在并发症：脑膜炎、肺水肿、呼吸衰竭及心力衰竭。

【护理措施】

1．一般护理

（1）消毒与隔离：在标准预防的基础上，采取空气、飞沫、接触隔离。隔离至症状和体征消失后2周。病房注意通风换气。医护人员接触患儿前、后均要消毒双手。患儿用过的玩具、餐具或其他用品应消毒。呕吐物及粪便用含氯消毒液处理。做好陪护者宣教，减少陪护及探视人员，要求其勤洗手、戴口罩等。

（2）休息与活动：嘱患儿卧床休息，病情稳定的患儿可适当活动。

（3）饮食护理：加强患儿营养支持。给予富含维生素、清淡、易消化的食物。饮食定时、定量，少吃零食，以减少对口腔黏膜的刺激；对于因口腔溃疡而影响进食的患儿，可适当补液。嘱患儿多饮温开水，促进病毒排泄。

（4）口腔护理：保持口腔清洁，进食前、后用温水或生理盐水漱口。口腔溃疡的患儿可将维生素 B_2 粉剂直接涂于溃烂部位，或涂以碘甘油，以消炎止痛，促进溃疡面愈合。

2. 病情观察　由于患儿（尤其是重症患儿）不能较好地表达不适，且病情变化较快，应密切观察病情。

（1）严密监测生命体征：观察呼吸频率、节律，有无呼吸急促，保持呼吸道通畅，必要时吸氧，做好呼吸支持准备。

（2）观察神志和精神状态：观察患儿的神志和精神状态，对体温持续升高而皮疹不明显的患儿，及早发现病情向重型进展的征象，以便采取对症处理措施。若患儿出现烦躁不安、嗜睡、肢体抖动等表现，提示有神经系统受累，及时告知医生并采取抢救措施。对有高热惊厥史的患儿，应加强监测，及时发现惊厥症状。

（3）观察循环衰竭及肺水肿表现：观察患儿呼吸、血压及四肢皮肤状态，及早发现心肺功能衰竭征象。

3．对症护理

（1）发热：密切监测患儿体温，低热或中等热者无须特殊处理，鼓励患儿多饮温水。体温超过38.5℃者，遵医嘱使用解热药。禁用阿司匹林，因其可引起瑞氏综合征。

（2）皮疹：保持皮肤清洁，避免用肥皂、沐浴露刺激皮肤，不能搔抓疱疹，以防继发感染。手足部疱疹未破溃处涂炉甘石洗剂或5%碳酸氢钠溶液；如疱疹已破溃有继发感染者，局部应用抗生素软膏，或金黄散或青黛散用麻油调后外涂。臀部有皮疹的患儿，及时清理粪便及尿液，保持臀部清洁、干燥。

4．用药护理　应用20%甘露醇降低颅内压时，注意快速静脉滴注，观察血管有无药物外渗，尽量选择大血管；用镇静药镇静、止惊时，注意缓慢静脉注射，同时观察呼吸情况；使用糖皮质激素患者，应注意观察体温、白细胞变化情况。

【健康教育】

1．对公众的健康指导　向家长介绍手足口病的流行特点、临床表现及预防措施。指导家长培养婴幼儿良好的卫生习惯，饭前、便后洗手；餐具定期清洗消毒等。注意休息，保持室内空气流通，进食清淡而富含维生素的流质或软食，忌食辛辣、过烫等刺激性食物，饮食前后用淡盐水漱口。

随堂测2-11

2．对患儿及家长的健康指导　向患儿家长介绍疾病的相关知识，指导家长做好病情观察及日常护理。确诊的患儿需立即隔离，其中不需住院治疗的患儿可在家中隔离，直至体温正常、皮疹消退及水疱结痂，一般须隔离2周。教会家长做好口腔护理、皮肤护理及病情观察，如病情发生变化，应及时到医院就诊。

（柳家贤）

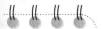
第十二节 登 革 热

登革热（dengue fever，DEN）是由登革病毒引起的急性传染病，是全球传播最广泛的虫媒传染病之一。临床特点为突起发热，全身肌肉、骨骼和关节痛，极度疲乏，皮疹，淋巴结肿大及白细胞减少。部分患者发热 2 ~ 5 天后病情突然加重，出现严重出血、休克、严重脏器损伤等，称为登革出血热（dengue hemorrhagic fever，DHF），多见于儿童，病死率高。

【病原学】

登革病毒归为黄病毒科中的黄病毒属（flavivirus）。病毒颗粒呈哑铃状、棒状或球形，直径 40 ~ 50 nm。基因组为单股正链 RNA，长约 11 kb，编码 3 个结构蛋白和 7 个非结构蛋白，基因组与核心蛋白一起装配成 20 面对称体的核衣壳。外层为脂蛋白组成的包膜，包膜含有型和群特异性抗原。根据抗原性的差异，登革病毒可分为 4 个血清型（DEN-1、DEN-2、DEN-3 和 DEN-4）。各型之间及其与乙型脑炎病毒之间有部分交叉免疫反应。每种血清型均可引起登革热和登革出血热，其中登革出血热以第 2 型最常见。登革病毒对酸、脂肪溶媒、洗涤剂均敏感，乙醚、紫外线或 0.05%甲醛溶液、高锰酸钾等均可将其灭活。不耐热，50 ℃ 30 分钟或 100 ℃ 2 分钟即可灭活。病毒耐低温及干燥，可在低温或干燥环境中长期保存。−20 ℃环境下保存于人血清中的病毒可存活 5 年，−70 ℃可存活 8 年以上。

【流行病学】

1. 传染源 患者、隐性感染者、带病毒的非人灵长类动物是主要传染源。患者在潜伏期末及发热期内有传染性，在发病前 6 ~ 18 小时至起病 3 天内可出现病毒血症，使叮咬的伊蚊受感染。在流行期间，轻型患者及隐性感染者显著多于典型患者，且不易发现，是本病重要的传染源。本病尚未发现慢性患者和病毒携带者。

2. 传播途径 主要是经蚊叮咬吸血传播。主要传播媒介为白纹伊蚊和埃及伊蚊。在东南亚地区和我国海南省，以埃及伊蚊为主；在太平洋岛屿和我国广东省，以白纹伊蚊为主。伊蚊不但是传播媒介，而且还是登革病毒的贮存宿主，病毒可经卵传给后代。

3. 人群易感性 在新流行区，人群普遍易感，但发病以成人为主。而在地方性流行区，发病以儿童为主。登革病毒感染恢复后会对同型病毒产生持久的免疫力，但对不同型病毒感染不能形成有效保护。初次感染恢复后，若再感染其他血清型病毒，会引发非中和性交叉反应抗体增加，引起抗体依赖增强作用（antibody dependent enhancement，ADE），增加罹患登革出血热或登革休克综合征的风险，这也是登革热疫苗研发的重要障碍之一。

4. 流行特征

（1）地区性分布：登革热呈世界性分布，尤其在热带地区，主要流行于东南亚、太平洋岛屿和加勒比海地区。在东南亚，常年有登革热流行的国家，登革热呈地方性流行。我国存在输入性病例和本地感染病例两种流行形式，输入性病例常年存在，病例主要来源地为缅甸、老挝、菲律宾、泰国等东南亚国家和地区。在华北以南，如我国的广东、广西、海南、香港、澳门和台湾等地区，夏、秋季伊蚊密度较高的季节，可导致本地感染病例发生和暴发流行。

（2）季节分布：流行季节与伊蚊滋生有关，夏、秋雨季多发。我国广东省多为 5 ~ 11 月，海南省则多为 3 ~ 12 月。

（3）年龄分布：新流行区以成人发病较多；地方性流行区发病人群以儿童、青少年为主，老年人因已有多次感染，因此会对登革热病毒有一定的抵抗力。

知识链接 --

哪些蚊子可以导致登革热的传播？

我国登革热的传播媒介是白纹伊蚊和埃及伊蚊，俗称"花蚊子"。白纹伊蚊是主要的传播媒介，分布在南起海南岛、北至辽宁南部、西至陕西宝鸡的辽阔地域。日出前后和日落时分是它们叮咬的高峰时段，这与人们的活动时间一致。白纹伊蚊的幼虫喜好洁净的水，社区内的树洞、石穴、积水轮胎、废弃的碗盒等都是它们繁衍后代的温床。埃及伊蚊在我国主要分布在海南省沿海市县及火山岩地区、广东省雷州半岛、云南省的边境地区和台湾地区南部，尽管分布局限，但对登革热的传播能力强于白纹伊蚊。埃及伊蚊除了在早晨和近黄昏有叮咬高峰外，整个白天都会活跃地吸血。与白纹伊蚊相比，埃及伊蚊与人类更为"亲近"，喜欢与人类共居一室，家中的饮用贮水缸、水培植物、花盆托、腌菜坛、饮水机等都是它们繁衍后代的温床。

【发病机制与病理改变】

1. 发病机制

（1）典型登革热：登革病毒经伊蚊叮咬侵入人体后，在单核巨噬细胞系统增殖后进入血液循环，形成第一次病毒血症。然后定位于网状内皮系统和淋巴组织中复制，再次进入血液循环，引起第二次病毒血症，导致发热等感染中毒症状。病毒与机体产生的特异性抗体结合形成免疫复合物，激活补体系统和凝血系统，导致血管通透性增加，血管扩张、充血，血浆蛋白及血液有形成分外渗，引起血液浓缩、出血和休克等病理生理改变。同时病毒可抑制骨髓中白细胞和血小板生成，导致白细胞、血小板减少和出血倾向。研究表明，病毒感染引起的细胞免疫作用及其产生的各种细胞因子介导的免疫反应，影响病程进展及疾病的转归。

（2）登革出血热：发病机制至今尚未完全阐明。二次感染所致的 ADE、细胞因子风暴、病毒毒力变异等宿主因素与病毒因素在登革出血热发病机制中发挥重要作用。机体感染登革病毒后可产生特异性抗体，其可促进登革病毒与单核细胞或巨噬细胞表面的 Fc 受体结合，使这些细胞释放活性因子，导致血管通透性增加，血浆蛋白从微血管中渗出，引起血液浓缩和休克，凝血系统被激活则可引起 DIC。

2. 病理改变　典型登革热病理改变表现为肝、肾、心脏和脑的退行性变，心内膜、心包、胸膜、胃肠黏膜、腹膜、中枢神经系统、皮肤及肌肉发生不同程度的出血。血管周围水肿及单核细胞浸润。

登革出血热的病理变化主要是全身毛细血管内皮细胞损伤，导致出血和血浆蛋白渗出。微血管周围出血、水肿及淋巴细胞浸润，单核巨噬细胞增生。

【临床表现】

本病潜伏期 1 ~ 14 天，一般为 5 ~ 9 天。登革热是一种全身性疾病，临床表现复杂多样。根据病情严重程度，登革热分为典型登革热、轻型登革热和登革出血热。

1. 典型登革热　病程分为三期，即急性发热期、极期和恢复期。

（1）急性发热期：一般持续 2 ~ 7 天。成人病例通常起病急骤，出现畏寒、高热，24 小时内体温可达 40 ℃。除发热外，还可出现头痛、眼眶痛、全身肌肉、骨骼及关节痛、乏力、恶心、呕吐、腹痛、腹泻或便秘等胃肠道症状。发热一般持续 5 ~ 7 天后体温退至正常。部分病例发热 3 ~ 5 天后体温降至正常，1 天后再度上升，称为双峰或马鞍热（saddle fever）。

病程第 3 ~ 6 天，颜面、四肢出现充血性皮疹或点状出血疹，典型皮疹为四肢针尖样出血点，或融合成片的红斑疹，其中可见散在小片的正常皮肤，如红色海洋中的岛屿，简称"皮

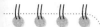

岛"。可出现不同程度的出血现象，如皮下或黏膜出血、注射部位瘀点及瘀斑、牙龈出血、鼻出血及束臂试验阳性等。

脉搏早期加速，后期可有相对缓脉。早期体征有颜面潮红、结膜充血及浅表淋巴结肿大。儿童起病速度较慢，体温较低，毒血症症状较轻，恢复较快。

（2）极期：通常出现在病程的第 3 ~ 8 天。部分患者高热持续不退，或退热后病情加重，可因毛细血管通透性增加导致明显的血浆外渗，部分患者持续高热，或热退后病情加重，出现腹部剧痛、持续呕吐等重症预警指征，往往提示极期的开始。

极期患者可因全身毛细血管通透性增加导致球结膜水肿，四肢非凹陷性水肿、胸腔积液、腹水、心包积液、胆囊壁增厚、低蛋白血症等血浆渗漏表现，严重者可发生休克及重要脏器损伤等表现。随着休克加重和持续，发生代谢性酸中毒、多器官功能障碍和弥散性血管内凝血等。实验室检查白细胞以及血小板计数迅速降低。血细胞比容（HCT）升高及白蛋白下降等。少数患者没有明显的血浆渗漏表现，但仍可出现严重出血，如皮下血肿、消化道出血、阴道出血、颅内出血、咯血及肉眼血尿；严重者还可出现脑炎或脑病表现（如剧烈头痛、嗜睡、烦躁、谵妄、抽搐、昏迷及颈强直）、ARDS、急性心肌炎（胸闷、心悸、心律失常）、急性肝衰竭、急性肾衰竭等严重脏器损害的表现。登革出血热患者死亡通常发生于极期开始后 24 ~ 48 小时。

（3）恢复期：极期后的 2 ~ 3 天，进入恢复期。患者病情好转，胃肠道症状减轻，部分患者可见针尖样出血点，下肢多见，可有皮肤瘙痒。白细胞计数开始上升，血小板计数逐渐恢复。

2. 轻型登革热　病程短，低热，全身疼痛较轻，皮疹稀少或不出疹，一般无出血，浅表淋巴结常有肿大，临床上类似流行性感冒。

3. 登革出血热　主要见于老人、婴幼儿和孕妇；伴有糖尿病、高血压、冠状动脉粥样硬化性心脏病、消化性溃疡、哮喘、慢性肾病及慢性肝病等基础疾病者；伴有免疫缺陷病者。

潜伏期同登革热，临床上可分为无休克的登革出血热及登革休克综合征（dengue shock syndrome，DSS）两型。无休克的登革出血热仅有出血，无休克；登革休克综合征则两者均有。表现为发热过程中或热退后病情突然加重，出现皮肤变冷、脉搏细数、昏睡或烦躁、出汗、皮下瘀斑、消化道或者其他器官出血、肝大。如果不治疗，即进入休克，患者可于 4 ~ 6 小时死亡。

【并发症】

本病并发症以急性血管内溶血最常见，发生率约为 1%，多发生于葡萄糖 -6- 磷酸脱氢酶缺乏症（G6PD）的患者。其他并发症包括精神异常、心肌炎、中毒性肝炎、尿毒症、肝肾综合征、电解质代谢紊乱及酸碱失衡、二重感染、急性脊髓炎、吉兰 - 巴雷综合征及眼部病变等。

【实验室及其他检查】

1. 一般检查及生化检查

（1）血常规：白细胞显著减少，可低至 2×10^9/L，中性粒细胞比例减少，血小板减少，血小板计数下降幅度常与病情严重程度呈正比。束臂试验可呈阳性。

（2）尿常规：出现蛋白尿、血尿、管型。

（3）血生化检查：半数以上患者出现 ALT 和 AST 轻度到中度升高，且 AST 的升幅较 ALT 明显。部分患者脑利尿钠肽（BNP）、心肌酶谱、肌钙蛋白、血肌酐升高等。

2. 免疫学及病原学检查

（1）免疫学检测：特异性抗体检测主要适用于发病 5 天以后的血液样本，但需注意可能与其他黄病毒感染发生交叉反应。

1）特异性 IgM 抗体：采用 ELISA、免疫层析等方法检测。初次感染患者发病后 3～5 天可检出 IgM 抗体，2 周后达到高峰，持续 2～3 个月；IgM 抗体阳性提示患者可能新近感染登革病毒，适用于登革热的早期诊断，但单份标本不能确诊。

2）特异性 IgG 抗体：采用 ELISA、免疫荧光法（IFA）、免疫层析等方法检测。发病 1 周后可检出 IgG 抗体，此抗体可维持数年甚至终生。发病 1 周内，在患者血清中检出高水平特异性 IgG 抗体提示二次感染。患者恢复期血清 IgG 抗体阳转或滴度较急性期呈 4 倍以上升高可以确诊。

3）中和抗体：采用空斑减少中和试验、微量中和试验等方法检测，可用于分型。患者恢复期血清中和抗体阳转或滴度较急性期呈 4 倍以上升高可以确诊。

4）特异性抗原检测：一般发病后 6 天内血液标本 NS1 抗原检出率高。标本中检出 NS1 抗原可以确诊病毒感染，适用于现场快速检测，可用于早期诊断。

（2）病原学检测：检测登革病毒核糖核酸进行早期诊断，有条件者可进行病毒分离。

1）核酸检测：采用 RT-PCR 对患者的血液标本进行病毒核酸检测。发病后 6 天内阳性率高。在患者血清中检出病毒核酸，可确诊，而且能够进行分型。

2）病毒分离：一般发病后 5 天内血液标本病毒分离率较高。将标本接种于蚊源细胞（C6/36）或哺乳动物细胞（BHK21、Vero）进行分离培养。出现病变以后，用检测抗原或核酸的方法鉴定病毒。分离到登革病毒可以确诊，但耗时长，不适用于快速诊断。

3．影像学检查　胸腹部 CT 检查可发现胸腔积液、心包积液、腹水，部分患者有间质性肺炎的表现。腹部 B 型超声检查可见肝大、脾大，重症患者还可表现为胆囊壁增厚、腹水、肝大、脾大。心脏 B 型超声检查可发现心脏搏动减弱，严重者心脏扩大，左室射血分数降低。CT 和磁共振成像可发现脑水肿、颅内出血等。

【诊断要点】

1．流行病学资料　有发病前 14 天内到过登革热流行区，或居住场所或工作场所周围 1 个月内曾出现过登革热病例的流行病学史。

2．临床表现　急性起病，突发高热，明显疲乏、厌食、恶心等，常伴较剧烈的头痛、眼眶痛、全身肌肉及骨关节痛，有皮疹和出血倾向等。

3．实验室及其他检查　外周血白细胞和（或）血小板计数减少有助于诊断，IgM 抗体、NS1 抗原或核酸阳性，或恢复期血清特异性 IgG 抗体滴度比急性期有 4 倍以上升高或阴转阳，可明确诊断。

在登革热诊断标准的基础上，出现下列严重表现之一者可诊断为登革出血热：严重出血（包括但不限于皮下血肿、肉眼血尿、咯血、消化道出血、阴道出血及颅内出血等）；休克；严重器官损伤，包括 ARDS 或呼吸衰竭，急性心肌炎或急性心力衰竭，急性肝损伤 [ALT 和（或）AST > 1000 IU/L]，急性肾功能不全，脑病或脑炎等。

【治疗要点】

本病的治疗原则是早发现、早治疗、早防蚊隔离。目前尚无特效的抗病毒治疗药物。本病多为自限性，主要采取对症支持治疗、一般处理及预防性治疗等措施。

1．对症治疗

（1）高热：以物理降温为主。

（2）补液：出汗多、呕吐或腹泻者，应及时口服补液，非必要时不滥用静脉补液，以避免诱发脑水肿。

（3）镇静、止痛：可给予地西泮、罗通定等对症处理。

2．登革出血热的治疗　对出现严重血浆渗漏、休克、ARDS、严重出血或其他重要脏器功能障碍者，应积极给予相应的治疗。

（1）抗休克治疗：应尽快进行液体复苏治疗，有条件者可行血流动力学监测以指导治疗。输液种类及输液量见补液原则，同时积极纠正酸碱失衡。液体复苏治疗无法维持血压时，应使用血管活性药物；严重出血引起的休克，应及时输注红细胞或全血等。

（2）出血的治疗：对严重鼻出血者，给予局部止血。对胃肠道出血者，给予制酸药。严重出血伴血红蛋白浓度低于 7 g/L 者，根据病情及时输注红细胞。严重出血伴血小板计数 $< 30 \times 10^9/L$ 者，应输注血小板。

（3）其他治疗：预防并及时治疗各种并发症。

【预后】

登革热为一种自限性疾病，预后良好，病死率在 0.1% 以下。死亡病例绝大多数属于重型，死因主要为中枢性呼吸衰竭。登革出血热病死率为 1%～5%，有休克者预后不良。

【预防】

1．管理传染源　加强地方性流行区、可能流行地区登革热疫情监测和预报工作。早发现，早诊断，及时隔离治疗。通过特异性实验室检查及早发现患者（特别是发热 5 天内的患者），并对患者实行防蚊隔离措施尤其重要。加强国境卫生检疫。

2．切断传播途径　防蚊、灭蚊是预防本病的根本措施。改善卫生环境，杀灭成蚊，清除伊蚊的滋生地，做好个人防护，穿长袖衣裤，使用防蚊驱避剂等。如果房间没有空调设备，应装置蚊帐或防蚊网，防止蚊虫叮咬的发生。

3．保护易感人群　首个登革热疫苗 CYD-TDV 已登记注册并于 2015 年 12 月最先在墨西哥推广应用，可供登革热广泛流行地区的 9～45 岁人群使用。我国目前尚无登革热疫苗可用。

【主要护理诊断/问题】

1．体温过高　与登革病毒感染有关。

2．体液不足　与高热、多汗、血管通透性增加致血浆外渗有关。

3．有皮肤完整性受损的危险　与登革热病毒感染致皮肤、黏膜破损有关。

4．潜在并发症：出血。

【护理措施】

1．一般护理

（1）消毒与隔离：患者应防蚊隔离至完全退热。

（2）休息与活动：急性期患者宜卧床休息，恢复期患者也不宜过早活动。待体温和血小板计数恢复正常、无出血倾向后，方可适当活动。

（3）饮食护理：给予高蛋白、富含维生素、高糖类、易消化的流质和半流质饮食；嘱患者多饮水；昏迷患者可鼻饲饮食。

2．病情观察

（1）监测生命体征及神志状态：监测患者的体温、呼吸、血压、心率及神志，注意高热的持续时间、热型特点、退热后其他伴随症状。

（2）监测水、电解质代谢情况：记录 24 小时液体出入量，及时了解相关检查结果。

（3）观察出血倾向：密切观察有无皮肤黏膜瘀点及瘀斑、鼻出血、牙龈出血、注射部位出血、便血及血尿等，结合实验室检查结果，如血小板计数明显降低，提示可能发生内脏出血，甚至 DIC。

（4）观察皮疹的消长变化：观察皮疹的进展和消退情况，皮疹消退后注意有无脱屑、脱皮、结痂及色素沉着等。

（5）并发症的观察：注意有无中毒性肝炎、心肌炎、尿毒症等并发症的表现。

3．皮肤护理　保持局部皮肤清洁、干燥，每日用温水清洁皮肤，禁用碱性清洁剂、乙醇等擦洗。每日常规用温水或硼砂漱口液漱口。出现溃疡者，用 3% 过氧化氢溶液清洗后，涂以冰硼散。

4．对症护理

（1）高热：尽量采取物理降温，可以用温水擦浴，慎用解热镇痛药，以防因大量出汗引起虚脱，G6PD 缺乏患者可能会诱发急性血管内溶血。降温时，不宜全身使用冰袋，以防受凉发生并发症，但可头置冰帽或冰槽，以保护脑细胞。高热患者不能耐受时，可给予对乙酰氨基酚治疗。慎用阿司匹林（乙酰水杨酸）、布洛芬和其他非甾体抗炎药（NSAIDs），避免加重胃炎或出血。

（2）体液不足：对频繁呕吐、不能进食或潜在血容量不足者，可给予静脉补液，输注等渗液如 0.9%氯化钠溶液等。但要控制液体入量及补液速度，防止脑水肿的发生。

（3）出血：遵医嘱使用酚磺乙胺、维生素 C 及维生素 K 等止血药物，遵医嘱输新鲜全血或血小板。对血小板计数明显下降者，行动静脉穿刺时要防止出血、血肿发生。慎用有创检查或肌内注射，以免发生出血风险，尽量避免插胃管、导尿管等侵入性操作。

（4）登革出血热：应做好相应的对症支持护理。

5．心理护理 登革热患者多起病急骤，高热，全身疼痛，自觉全身症状重。另外，本病有出血倾向，患者多有紧张、焦虑、恐惧心理。护士应理解并照顾患者的心理需求，稳定患者的情绪。

【健康教育】

1．对公众的健康指导 进行疾病预防教育。向大众介绍登革热的致病原因、传播过程及预防措施等知识。登革热是虫媒传染病，通过人 - 蚊 - 人途径进行传播。防蚊、灭蚊是预防本病的重要措施。人和人之间的日常接触不会传染，也不会通过呼吸道等途径传播。

2．对患者及家属的健康指导 向患者及家属介绍本病的发生、发展过程及治疗要点。患者感染登革热后，要对患者进行防蚊隔离。治疗无特效药物，主要是对症处理。登革热是一种全身性疾病，出院后应预防感冒，多休息，清淡饮食，适当运动，增强身体的抵抗力。

（柳家贤）

随堂测 2-12

小 结

　　本章主要介绍了临床常见的病毒性传染病。病毒侵入宿主体内后需要在活的宿主细胞内繁殖，释放到细胞外后感染更多的宿主细胞。在此过程中可激发机体产生非特异性和特异性免疫反应，以清除体内的病毒。多数病毒感染后可产生相对稳定的特异性抗体，可有效杀灭游离的病毒。对于细胞内的病毒，则依赖于细胞免疫，通过对感染病毒的细胞的杀伤作用使病毒得以释放，再通过体液免疫加以清除。病毒性传染病的主要发病机制除病毒的直接损伤外，更为突出的是免疫损伤。随着机体特异性免疫能力的增强，体内的病毒逐渐被清除，因此病毒性传染病多为自限性疾病。对症支持治疗可以增强机体的免疫功能，保护重要的组织脏器，有助于患者顺利康复。除丙型肝炎病毒、甲型流感病毒等少数病毒外，多数尚无有效的抗病毒药，早期使用干扰素、利巴韦林、核苷酸类似物等抗病毒药可有一定的效果。疾病的诊断除了典型的临床特点外，流行病学资料也有重要的参考意义，而最终的确诊多需要病原学或血清学检查，其中特异性 IgM 抗体阳性有助于早期诊断。多数普通型患者预后较好，重症及出现并发症的患者预后较差。在护理上，应注意做好消毒与隔离，保证患者的充分休息及良好的营养支持；同时全面、细致地进行病情观察，及时发现病情变化也是非常重要的。对于高热、皮疹等给予对症

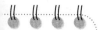

护理；对于重症患者，需要做好病毒性脑膜脑炎、循环衰竭、呼吸衰竭等可能并发症的护理。

 ## 思考题

一、简述题

1. 试述乙型肝炎病毒感染的可能结局及相关影响因素。

2. 简述流行性乙型脑炎患者中枢性呼吸衰竭的发生机制及临床特点。

3. 简述肾综合征出血热患者少尿期的主要护理诊断。

4. 结合狂犬病的发病机制解释被可疑动物咬伤后的处理措施。

5. 结合可感染人类的冠状病毒的特点及流行趋势，谈一谈你对冠状病毒感染的理解及可能的防护建议。

6. 试比较登革热与流行性乙型脑炎在病原学、流行病学及临床表现方面的共性与差异。

二、案例分析题

1. 某患者，男性，19岁，住校学生。2周前出现低热、食欲减退、精神不佳、乏力，在校医院按"上呼吸道感染"治疗，疗效欠佳。近1周出现恶心、呕吐、尿色深黄、皮肤及巩膜发黄，肝区轻度叩击痛。实验室检查：白细胞计数 6.8×10^9/L，中性粒细胞66%，淋巴细胞34%，血红蛋白 112 g/L，血小板 112×10^9/L，ALT 1220 U/L，AST 1088 U/L，TBil 124 μmol/L，DBil 86 μmol/L。

请回答：

（1）该患者最可能的疾病诊断及依据是什么？

（2）为明确诊断，应完善哪些检查？

（3）该患者可能的护理诊断有哪些？还需补充收集哪些资料？

2. 某患者，男性，35岁，外来打工者，吃住在工地。4天前无明显诱因出现畏寒、高热，体温最高达40.1 ℃，伴头痛、眼眶痛、腰痛、乏力、恶心、食欲减退、腹泻，排泄物为稀水样便，每日4～5次。于当地医院就诊，考虑"肠炎"，予退热补液疗法，病情无明显好转。3天前开始出现尿少（尿量 200～300 ml/d）。昨日体温恢复正常，尿量逐渐减少至不足 100 ml/d。因病情加重，于4月26日16时急诊入院。患者由工友送入院，言语不多，偶尔会询问护士"是不是病情很严重""是不是要花很多钱"。工友陪同并安慰其"别担心，老板马上带钱过来"。体格检查：T 36.7 ℃，P 102次/分，R 36次/分，BP 160/100 mmHg，神志清楚，急性病容，颜面、颈部及前胸部皮肤轻度充血，前胸可见多个瘀点，眼睑水肿，球结膜水肿、充血，双肺可闻及散在湿啰音，肝、脾不大，肾区叩击痛（+），双下肢无水肿，脑膜刺激征（-），病理反射（-）。实验室检查：血常规示红细胞 6.1×10^{12}/L，血红蛋白 122.4 g/L，白细胞计数 15.1×10^9/L，中性粒细胞65%，淋巴细胞30%，非典型淋巴细胞5%，血小板 60×10^9/L。尿常规：尿蛋白（+++），白细胞2～3/HP，红细胞满视野。血生化：血尿素氮 20.4 mmol/L，血肌酐 610 μmol/L。

请回答：

（1）该患者最可能的疾病诊断是什么？诊断依据有哪些？

（2）该患者目前最主要的治疗措施是什么？

（3）该患者目前主要的护理诊断/问题及护理措施有哪些？

3. 某患儿，男性，7岁，于7月13日入院。患儿于4天前无明显诱因出现发热、头痛，自测体温 38.7 ℃，就诊于外院，考虑为上呼吸道感染，给予解热药及青霉素治疗，无明显效果。上述症状进行性加重，1 天前出现嗜睡、恶心、喷射性呕吐，呕吐物为胃内容物，体温高达 40 ℃，今晨抽搐 1 次，神志不清，遂急诊入院。体格检查：T 40.5 ℃，P 110 次 / 分，R 30 次 / 分，BP 90/50 mmHg，双瞳孔等大，对光反射迟钝，皮肤、黏膜无出血点，心脏、肺、腹部未见异常，右侧巴宾斯基征（+），颈抵抗（+）。血常规检查：白细胞计数 12×10^9/L，中性粒细胞 85%，淋巴细胞 25%。

请回答：

（1）该患儿可能的疾病诊断是什么？诊断依据有哪些？

（2）为明确诊断，还需要进行什么检查？

（3）该患儿主要的护理诊断和护理措施有哪些？

4．某患者，男性，52 岁，企业行政人员。4 个月前无明显诱因出现间断咳嗽，无咳痰、发热、胸痛、胸闷及呼吸困难等，自服镇咳药症状无明显缓解。3 个月前于当地医院就诊，查血常规未见异常，未予特殊处理；2 个月前开始出现间断发热，在当地医院就诊，胸部 CT 提示双肺多发高密度影及纤维条索，考虑间质性肺炎，予甲泼尼龙治疗，无明显效果。近 1 个月出现活动后胸闷，不能爬坡，2 周前就诊于某三甲医院，收入院后继续予甲泼尼龙 16 mg qd 治疗，未予抗生素治疗。患者间断发热，体温最高 39.0 ℃，给予"洛索洛芬钠"口服。住院期间患者查 HIV 抗体筛查试验可疑阳性。自发病以来，患者神志清楚，精神尚可，无食欲减退、腹泻、便秘等，体重无明显变化，但因间断咳嗽、发热无明显改善，对疾病有所担心，睡眠欠佳。流行病学史：否认经常外出就餐，否认输血及血液制品史，否认与传染病患者密切接触史。个人史：结婚 30 年，育有一子。20 余年前有不洁性行为史。吸烟史 30 余年，每日 2 支，现已戒烟半年。饮酒史 30 余年，每日 1 ~ 2 两。

请回答：

（1）该患者最可能的疾病诊断是什么？诊断依据有哪些？

（2）为明确诊断，还需完善哪些检查？

（3）若明确诊断，该患者最主要的治疗措施有哪些？

（4）若明确诊断，对该患者健康教育的内容有哪些？

细菌性传染病

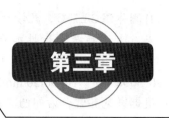

 导学目标

通过本章内容的学习，学生应能够：

◆ **基本目标**

1. 描述常见细菌性传染病的病原学及流行病学特点。
2. 结合发病机制说明常见细菌性传染病的临床表现、诊断要点及主要的治疗原则。
3. 结合病原学及流行病学特点说明常见细菌性传染病的主要预防措施。
4. 运用护理程序对细菌性传染病患者进行全面系统的护理评估、确定护理问题并制定护理措施。
5. 具有较强的评判性思维及临床思维能力。

◆ **发展目标**

1. 综合运用疾病的相关知识为常见细菌性传染病患者实施整体护理。
2. 善于分析和发现理论与临床实践中值得探究的问题，并提出切实可行的研究方案。

◆ **思政目标**

1. 具有强烈的社会责任感和使命感，勇于担当，乐于奉献。
2. 具有勤奋刻苦、严谨求实、勇于探索、乐于创新的科学精神。
3. 具有尊重和爱护患者、救死扶伤、护佑生命、慎独利他的专业精神。
4. 具有较强的法律与伦理意识。

第一节 伤 寒

案例 3-1

某患者，女性，33岁。持续发热10天，体温波动在38.5～39℃，并伴有食欲明显下降、乏力、腹胀、轻咳但无痰。体格检查：T 39℃，P 72次/分，R 25次/分，BP 105/70 mmHg。神志清楚，表情淡漠，面色苍白，腹平软，肝肋下2 cm，脾肋下1 cm。实验室检查：血白细胞计数 $3.7×10^9/L$，中性粒细胞70%，淋巴细胞30%。肥达试验："O" 1∶160、"H" 1∶320。初步诊断：伤寒。

案例 3-1（续）

请回答：

1. 患者的哪些表现符合伤寒的特点？

2. 患者可能是通过什么途径感染的伤寒？

3. 为明确诊断，还需要做哪些实验室检查？

伤寒（typhoid fever）是由伤寒沙门菌（Salmonella typhi）引起的急性肠道传染病。典型临床表现为持续发热、表情淡漠、相对缓脉、玫瑰疹、肝大、脾大及白细胞减少。主要并发症为肠出血、肠穿孔。

【病原学】

伤寒沙门菌属沙门菌属 D 群，革兰氏染色阴性，有鞭毛，能运动。主要抗原有菌体（O）抗原、鞭毛（H）抗原和表面（Vi）抗原，可刺激机体产生特异性、非保护性 IgM 和 IgG 抗体。通过检测血清中"O"抗体、"H"抗体及其效价，可辅助诊断伤寒。伤寒沙门菌不产生外毒素，其菌体裂解时释放的内毒素是致病的重要因素。

伤寒沙门菌对生存环境要求低，在普通培养基中即可生长，在含胆汁的培养基中生长更佳。伤寒沙门菌在自然界中抵抗力较强，耐低温，能在日常用品、加工肉类及水生物贝类中大量繁殖，对热及一般化学消毒剂敏感，煮沸可迅速杀灭。

【流行病学】

1. 传染源　为患者与带菌者。患者从潜伏期开始排菌，病程第 2 ～ 4 周排菌量最多，传染性最强，恢复期后排菌量减少。排菌超过 3 个月者称为慢性带菌者，原有胆石症等胆道系统疾病的患者更容易转为慢性带菌者。少数感染者可终身排菌，是伤寒不断传播和流行的主要传染源。

2. 传播途径　通过粪 - 口途径传播。水源被污染是本病最重要的传播途径，常引起暴发流行。食物被污染是主要传播途径。日常生活接触以及苍蝇、蜚蠊等机械性携带可引起伤寒散发流行。

3. 人群易感性　人群普遍易感，病后可获得稳固、持久的免疫力。伤寒和副伤寒之间没有交叉免疫。

4. 流行特征　本病终年均有发病，但以夏、秋季多见。发病人群以学龄前儿童和青年多见。

知识链接

"伤寒玛丽"

在伤寒流行史上，流传着著名的"伤寒玛丽"的故事。"伤寒玛丽"本名玛丽·梅伦（Marry Mallon），是美国第一位被发现的伤寒健康带菌者。1906 年玛丽为纽约银行家华伦一家做厨师，在同住的 11 人中，有 6 人相继发生感染。专家将目标锁定在玛丽身上。调查发现，在玛丽过去 7 年中的 7 个工作地点都曾暴发过伤寒。最终玛丽被送入传染病病房接受隔离治疗，但玛丽始终不相信医院的结论，并指控他们侵犯人权。1910 年当地卫生部门解除了对玛丽的隔离，但要求她不得再从事厨师工作。1915 年纽约一家妇产医院暴发伤寒病，传染源仍是玛丽。此后玛丽一直在小岛上隔离，直至 1938 年去世。

【发病机制与病理改变】

伤寒沙门菌进入消化道后，一般可被胃酸杀灭，如侵入的病原菌数量多或胃酸缺乏时，细菌则进入小肠上皮细胞及巨噬细胞，并在其胞质内繁殖。吞噬有伤寒沙门菌的巨噬细胞，称为伤寒细胞，其内还含有被吞噬的红细胞、淋巴细胞及坏死组织碎片。伤寒细胞聚集成团，称为伤寒小结或伤寒肉芽肿，具有病理诊断意义。

未被胃酸杀灭的部分伤寒沙门菌侵入回肠下段集合淋巴结及肠系膜淋巴结，经胸导管入血，引起第一次菌血症，此时临床上处于潜伏期。伤寒沙门菌被单核巨噬细胞系统吞噬、繁殖后再次入血，形成第二次菌血症，并随血流进入肝、脾、胆囊、骨髓等组织和器官，肠壁淋巴结出现髓样肿胀、增生、坏死，临床上处于初期和极期（即病程第 1 ~ 3 周）。在胆道系统内，大量增殖的伤寒沙门菌随胆汁排入肠道，一部分随粪便排出体外，另一部分经肠黏膜再度侵入肠壁淋巴结，使原已致敏的淋巴组织产生严重的炎症反应，形成溃疡，临床上处于缓解期（即病程第 3 ~ 4 周）。当溃疡或坏死累及血管时，可引起肠出血，侵入肌层与浆膜层可引起肠穿孔（即病程第 4 周）。随着机体免疫力的增强，在血液和脏器中的细菌逐渐被清除，肠壁溃疡逐渐愈合，病情缓解，进入恢复期。少数免疫功能低下的患者，潜伏在体内的细菌再度繁殖，并侵入血流而形成复发。症状消失后，若胆囊内长期存留致病菌，则成为慢性带菌者。

伤寒沙门菌释放的内毒素可激活单核巨噬细胞释放白细胞介素 -1 和肿瘤坏死因子等细胞因子，引起持续发热、表情淡漠、相对缓脉、休克和白细胞减少等临床表现。

【临床表现】

本病潜伏期 3 ~ 60 天，一般为 7 ~ 14 天。

1. 典型伤寒的临床表现

（1）初期：病程第 1 周，起病缓慢，主要为发热，体温呈阶梯形上升，于 3 ~ 7 天可高达 39 ~ 40 ℃。可伴有畏寒、乏力、头痛、食欲减退、恶心、呕吐等。部分患者可扪及增大的肝和脾。

（2）极期：病程第 2 ~ 3 周，特征性临床表现如下。

1）持续高热：多呈稽留热。如未进行有效的抗菌治疗，少数患者呈弛张热型或不规则热型，热程可持续 2 周以上。

2）神经系统症状：由于内毒素的致热和毒性作用，患者表情淡漠、呆滞、反应迟钝、听力减退，重症者呈谵妄、颈项强直，甚至昏迷。儿童可出现抽搐。

3）循环系统症状：成年人常见相对缓脉，但并发心肌炎时不明显。

4）消化道症状：大约半数患者出现右下腹或弥漫性腹部隐痛，便秘多见，仅有 10% 左右的患者可有水样腹泻。右下腹有深压痛。

5）玫瑰疹：半数以上的患者病程第 7 ~ 14 天皮肤出现直径 2 ~ 4 mm 淡红色小斑丘疹，称为玫瑰疹，压之退色，数量一般少于 10 个，多分布于胸、腹及肩背部，四肢罕见，一般 2 ~ 4 天后暗淡、消失，可分批出现。

6）肝大、脾大：多数患者有轻度肝大、脾大。

（3）缓解期：病程第 4 周，体温逐渐下降，各种症状逐渐减轻。由于本期小肠病理改变仍处于溃疡期，有可能出现肠出血、肠穿孔等并发症。

部分患者缓解期体温尚未恢复到正常，又重新升高，持续 5 ~ 7 天后热退，称为再燃。此时血培养可再次出现阳性，可能与菌血症尚未得到完全控制有关。有效和足量的抗菌药物治疗可减少或杜绝再燃。

（4）恢复期：病程第 5 周，体温正常，症状消失，肝、脾恢复正常。部分患者在热退后 1 ~ 3 周临床症状再度出现，血培养再次阳性，称为复发。复发与病灶内的细菌未被完全清除，重新侵入血流有关。

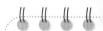

由于推行预防接种以及多数患者能得到及时诊断和有效的抗菌治疗，目前具有典型临床表现的患者较少见。

2. 临床类型 具有上述典型临床表现者为普通型。因感染年龄、机体的免疫状态、感染伤寒沙门菌的数量及毒力、治疗的早晚等不同，伤寒还可有轻型、暴发型、迁延型、逍遥型、顿挫型等多种临床类型。

【并发症】

1. 肠出血 为较常见的肠道并发症，发生率为 2%～15%，多见于病程第 2～3 周。常有饮食不当、活动过多、腹泻、排便用力过度等诱发因素。大量出血时可出现失血性休克的表现。

2. 肠穿孔 为最严重的并发症，发生率为 1%～4%，多见于病程第 2～3 周，回肠末段为穿孔好发部位。穿孔前可有腹胀、腹泻或肠出血等前兆。临床表现为右下腹突然疼痛，伴恶心、呕吐、四肢冰凉、脉搏细速、血压下降等休克表现（休克期）。1～2 小时后腹痛和休克症状暂时缓解（平静期）。不久后体温迅速上升，持续腹痛，腹膜炎体征加剧，白细胞较原先增高，腹部 X 线检查可见膈下游离气体（腹膜炎期）。

3. 中毒性肝炎 常见于病程第 1～3 周，发生率为 10%～50%。有肝大和压痛、血清 ALT 上升。

4. 其他并发症 在伤寒的病程中，还可发生中毒性心肌炎、支气管炎及肺炎、急性胆囊炎、血栓性静脉炎等，溶血性尿毒综合征近年有增加的趋势。

【实验室及其他检查】

1. 血常规 白细胞计数一般在（3～5）×10⁹/L，中性粒细胞减少，嗜酸粒细胞减少或消失。

2. 细菌学检查

（1）血培养：为最常用的确诊伤寒的依据。病程第 1～2 周阳性率最高，可达 80%～90%，第 2 周后逐步下降，第 3 周末为 50% 左右，以后迅速降低。再燃和复发时可出现阳性。

（2）骨髓培养：阳性率略高于血培养，可达 80%～95%，阳性持续时间也较长，且较少受抗菌药物的影响，更有助于血培养阴性或使用抗菌药物诊断有困难的疑似患者。

（3）粪便培养：病程第 2 周起阳性率逐渐增加，病程第 3～4 周阳性率可达 75%。

（4）尿培养：初期多为阴性，病程第 3～4 周阳性率仅为 25% 左右。

3. 免疫学检查 肥达试验（Widal test）曾是诊断伤寒最常用的检查项目，但近年的观点认为其辅助诊断的局限性较大，尤其是无早期诊断价值。肥达试验是采用伤寒沙门菌的菌体抗原、鞭毛抗原，以及副伤寒甲、乙、丙杆菌的鞭毛抗原检测对应的抗体，多数患者自病程第 2 周起出现阳性，第 3 周阳性率大于 50%，第 4～5 周阳性率上升至 80%，痊愈后阳性可持续数月。菌体 "O" 抗体凝集效价在 1∶80 及鞭毛 "H" 抗体凝集效价在 1∶160 以上，或者 "O" 抗体效价有 4 倍以上的升高，才有辅助诊断意义。

【诊断要点】

1. 流行病学资料 流行地区、季节、环境及饮食卫生情况、伤寒接触史、预防接种史。

2. 临床表现 持续发热 1 周以上，伴全身中毒症状、表情淡漠、相对缓脉、腹胀、便秘或腹泻、玫瑰疹、肝大及脾大等症状和体征。如并发肠穿孔或肠出血，对诊断更有帮助。

3. 实验室及其他检查 血和骨髓培养阳性有确诊意义。外周血白细胞计数减少、淋巴细胞比例相对增多，嗜酸粒细胞减少或消失，肥达试验阳性有辅助诊断价值。

【治疗要点】

1. 病原治疗

（1）喹诺酮类：在无药物敏感性试验结果时，推荐第三代喹诺酮类药物为首选用药，如左氧氟沙星、氧氟沙星、环丙沙星、培氟沙星及洛美沙星。

（2）头孢菌素类：第三代头孢菌素对伤寒沙门菌的抗菌活性强，不良反应少，是儿童和孕妇患者的首选用药。常用的有头孢噻肟、头孢哌酮、头孢他啶及头孢曲松等。

2．对症治疗

（1）发热：高热时进行物理降温，慎用发汗解热药，以免引起低血压。

（2）便秘、腹胀：给予对症处理。

（3）严重毒血症：在有效、足量抗菌治疗的同时，可配合短期使用小剂量肾上腺皮质激素，以减轻毒血症症状。但有掩盖肠穿孔症状和体征的可能，应注意观察可能的病情变化。

3．并发症治疗

（1）肠出血：绝对卧床休息，禁食。严密观察生命体征及肠出血情况。应用止血药物，适量输液，必要时输血。当内科治疗无效时，可考虑手术治疗。

（2）肠穿孔：禁食、胃肠减压，联合使用抗菌药，警惕感染性休克的发生。除局限性穿孔外，应及早手术治疗，同时加用足量、有效的抗菌药控制腹膜炎。

【预后】

儿童、接受过预防接种者预后较好。婴幼儿、老年人预后较差，并发肠穿孔、肠出血、心肌炎者病死率较高。伤寒在发达国家病死率已下降至1%以下，但在发展中国家病死率为2%～50%。

【预防】

1．管理传染源 及早隔离、治疗患者，体温正常后第15天方可解除隔离。或者症状消失后5天和10天各做尿、粪便培养，连续2次阴性方可解除隔离。接触者医学观察15天。慢性带菌者应调离饮食业，并予以治疗。

2．切断传播途径 加强对粪便、水源、饮食卫生的管理，消灭苍蝇、蜚蠊，保持良好的个人卫生，避免饮用生水和进食未煮熟的肉类食品。

3．保护易感人群 重点人群应进行疫苗接种。Vi多糖（ViPS）注射疫苗对伤寒的保护率可达60%～70%，主要用于2岁及以上人群，需每2年接种一次。Ty21a口服减毒活疫苗主要用于5岁及以上人群，需每5年接种一次。

【主要护理诊断/问题】

1．体温过高 与伤寒沙门菌感染释放内源性致热原有关。

2．潜在并发症：肠出血或肠穿孔。

3．营养失调：低于机体需要量 与发热所致消耗增加，食欲减退等导致摄入减少有关。

4．腹泻、便秘 与释放的内毒素导致肠道功能紊乱、麻痹有关。

【护理措施】

1．一般护理

（1）隔离与消毒：在标准预防的基础上，采取接触隔离。对患者的排泄物、呕吐物及其污染物品进行严格消毒。

（2）休息与活动：患者应绝对卧床休息至热退后1周才能逐渐增加活动量，休息可减少患者的能量消耗，并可减少肠蠕动，预防肠道并发症。

（3）饮食：①发热期应给予营养丰富、清淡、易消化的流质或半流质饮食，少量多餐，避免过饱；保证每日有足够的液体摄入量，摄入量不足者给予静脉输液。②退热期可给予高热量、无渣或少渣、少纤维素、不易产生肠胀气的半流质饮食，并观察进食反应。③恢复期患者食欲好转，可进食软饭，逐渐恢复至正常饮食。饮食量一定要逐渐增加，切忌饮食不节制及食用生冷、粗糙、不易消化的食物，以避免发生肠穿孔或肠出血。

2．病情观察 应密切观察：①生命体征、面色、神志变化；②大便颜色、性状，有无血便，并注意检查粪便隐血；③如有肠出血，应注意有无血容量不足的体征；④有无腹痛及肠穿孔体征。

3．对症护理

（1）腹胀：腹胀时停食牛奶及糖类食物，并注意补充钾盐。可用松节油热敷腹部及肛管排气，禁用新斯的明，以免引起剧烈的肠蠕动，诱发肠穿孔或肠出血。

（2）便秘：便秘患者可用开塞露或温生理盐水 200～300 ml 低压灌肠。忌用轻泻药，并避免排便时过度用力，防止因剧烈肠蠕动或腹腔内压力过大而造成不良后果。

（3）肠出血与肠穿孔：肠出血患者应绝对卧床休息，保持安静，必要时给予镇静药，密切观察患者的面色、脉搏、血压变化及每次大便的颜色和量。肠穿孔患者应密切监测生命体征，如需手术治疗，应积极配合医生做好术前准备。

4．用药护理 观察用药后的疗效及不良反应。当应用喹诺酮类抗生素时，应密切观察血象变化及胃肠不适、失眠等不良反应。

5．心理护理 伤寒病程较长，患者易出现消极、焦虑的情绪，护士应针对患者及家属的心理状况，关心、体贴患者，使其树立战胜疾病的信心，消除不良反应，主动配合治疗和护理。

【健康教育】

1．对公众的健康指导 加强公共饮食卫生管理、水源保护和粪便管理，注意个人卫生，消灭苍蝇、蜚蠊，把住病从口入关。易感人群注射疫苗，以预防伤寒的发生。

2．对患者及家属的健康指导 进行疾病知识指导，如疾病过程、治疗药物、疗程、药物不良反应、预后、居家消毒，应重点讲述并发症知识及饮食管理的重要性，以预防或减少并发症。伤寒痊愈后仍需做粪便检查，防止成为慢性带菌者。若再次出现发热，应警惕复发。

随堂测 3-1

（刘　玲）

第二节　细菌性痢疾

案例 3-2

某患儿，女性，10 岁，1 天前突起寒战、高热，排黏液脓血便 5 次，伴左下腹痛、里急后重。发病前 20 小时曾食用久置的熟肉制品。实验室检查：血常规示血红蛋白 126 g/L，白细胞计数 31×10^9/L，中性粒细胞 88%，淋巴细胞 12%。粪便常规：黏液脓血便，镜检：白细胞满视野，红细胞 10～20/HP。

请回答：

1．该患儿最可能的医疗诊断是什么？

2．为明确诊断，还需做哪些检查？

3．应如何治疗及护理？

细菌性痢疾（bacillary dysentery）简称菌痢，是由志贺菌引起的肠道传染病。主要临床表现为腹痛、腹泻、排黏液脓血便和里急后重等，可伴有发热及全身毒血症症状，严重者可出现感染性休克和（或）中毒性脑病。

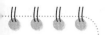

【病原学】

痢疾志贺菌属肠杆菌科志贺菌属，革兰氏染色阴性，有菌毛，无鞭毛、荚膜及芽孢。根据生化反应和抗原的不同，分为4个血清群47个血清型。4个血清群分别为 A 群（痢疾志贺菌群）、B 群（福氏志贺菌群）、C 群（鲍氏志贺菌群）、D 群（宋内志贺菌群）。我国以福氏和宋内志贺菌群为主。各菌群及血清型之间无交叉免疫，病后免疫力差，可反复感染。

志贺菌均可产生内、外毒素。内毒素是引起发热、毒血症、休克等全身反应的主要因素；外毒素又称志贺毒素，具有肠毒性、神经毒性和细胞毒性，分别引起相应的临床症状。

痢疾志贺菌在体外生命力较强，可在瓜果、蔬菜及污染物上存活 10～20 天，对热和各种化学消毒剂敏感。

【流行病学】

1. 传染源　传染源为急、慢性细菌性痢疾患者和带菌者。非典型患者、慢性细菌性痢疾患者及无症状带菌者由于症状不典型而容易漏诊或误诊，在流行病学中具有重要意义。

2. 传播途径　本病主要经粪-口途径传播。痢疾志贺菌随粪便排出后，可直接或通过苍蝇污染食物、水、生活用品或手，经口感染。

3. 人群易感性　人群普遍易感，病后可获得一定的免疫力，但短暂而不稳定，且因不同菌群和血清型之间无交叉免疫，容易反复感染。

4. 流行特征　细菌性痢疾主要集中在发展中国家，尤其是医疗及卫生条件差的地区。我国细菌性痢疾发病率呈逐年下降趋势，目前年发病率已降至5/10 万以内，终年散发，夏、秋季发病率高，可能与降雨量多、苍蝇密度高以及进食生冷瓜果等食品的机会多有关。

【发病机制与病理改变】

1. 发病机制　痢疾志贺菌经口进入人体后是否发病，取决于细菌数量、致病力及人体的抵抗力。当机体抵抗力正常时，经口进入胃内的痢疾志贺菌大部分被胃酸杀灭，少数进入下消化道的细菌也可因正常菌群的拮抗作用、肠道分泌型 IgA 的阻断作用而不致病。但当机体抵抗力下降时，少量痢疾志贺菌经口进入，穿过胃酸屏障，侵入结肠黏膜上皮细胞和固有层，并在其中繁殖、释放毒素，引起炎症反应和小血管循环障碍。释放的炎症介质加剧痢疾志贺菌的侵入和炎症反应，导致肠黏膜炎症、坏死及溃疡，形成黏液脓血便。痢疾志贺菌释放的内毒素入血后，可引起发热、毒血症等全身反应，并可通过各种血管活性物质的释放，引起急性微循环衰竭，甚至感染性休克、DIC 和重要脏器功能衰竭，临床表现为中毒型细菌性痢疾。外毒素能不可逆地抑制蛋白质的合成，导致上皮细胞损伤，可引起出血性结肠炎和溶血性尿毒症综合征等。

2. 病理改变　本病的肠道病变主要在大肠，以乙状结肠和直肠的炎症及溃疡为主。急性细菌性痢疾早期为弥漫性纤维蛋白渗出性炎症，后发展为浅表坏死，表面黏液脓性渗出物与坏死组织、细菌形成特征性假膜，脱落后形成"地图状"溃疡，最后愈合。慢性细菌性痢疾出现肠黏膜水肿和肠壁增厚，肠黏膜溃疡不断形成和修复，导致瘢痕和息肉形成，少数可引起肠腔狭窄。中毒性菌痢肠道病变轻微而大脑及脑干水肿、神经细胞变性突出。

【临床表现】

本病潜伏期数小时至7天，一般为1～4天。根据病程长短和病情轻重，可分为以下各型。

1. 急性细菌性痢疾　根据毒血症及肠道症状轻重分为以下4型。

（1）普通型（典型）：起病急，有畏寒、发热，体温可达 39 ℃以上，伴头痛、乏力、食欲减退、腹痛、腹泻，多先为稀水便，1～2 天后转为黏液脓血便，每日排便 10 余次至数十次，量少，里急后重明显。体格检查可有左下腹压痛及肠鸣音亢进。自然病程 1～2 周，多数可自行恢复，少数转为慢性。

（2）轻型（非典型）：全身毒血症症状轻，无明显发热，腹泻每日 10 次以内，为黏液稀便，但无脓血，腹痛轻，里急后重较轻或缺如。1 周左右可自愈，少数转为慢性。

（3）重型：多见于老年、体弱、营养不良的患者。急起高热，每日腹泻 30 次以上，为稀水脓血便，偶尔排出片状假膜，甚至大便失禁，腹痛、里急后重明显。后期可出现严重腹胀及中毒性肠麻痹，常伴呕吐，严重失水可导致外周循环衰竭。部分以中毒性休克为突出表现者，体温不升，常有酸中毒和水、电解质代谢紊乱，少数患者出现心脏、肾功能不全。

（4）中毒性菌痢：2 ～ 7 岁儿童多见。起病急骤，病情凶险，突起畏寒、高热、全身中毒症状严重。可有嗜睡、昏迷及抽搐，迅速发生循环和呼吸衰竭。临床上以严重毒血症症状、休克和（或）中毒性脑病为主，而局部肠道症状轻微或缺如，开始时无腹痛及腹泻症状，但发病 24 小时内可出现痢疾样粪便。根据临床表现分为以下 3 型。

1）休克型（周围循环衰竭型）：较常见，以感染性休克为主要表现。如面色苍白、四肢湿冷、脉搏细数、皮肤花斑、发绀、血压逐渐下降甚至测不出。可出现心脏、肾功能不全及意识障碍。重型病例不易逆转，可引起多脏器功能衰竭，危及生命。

2）脑型（呼吸衰竭型）：以中枢神经系统症状为主要表现。由于脑血管痉挛，可引起脑缺血、缺氧，导致脑水肿、颅内压增高，甚至脑疝。可出现剧烈头痛、频繁呕吐、烦躁、惊厥、昏迷、瞳孔不等大、对光反射消失，严重者出现中枢性呼吸衰竭等临床表现。此型较为严重，病死率高。

3）混合型：具有以上两型的临床表现，病情最凶险，病死率高达 90% 以上。该型包括循环系统、呼吸系统和中枢神经系统等多脏器功能损害与衰竭。

2. 慢性细菌性痢疾 细菌性痢疾反复发作或迁延不愈超过 2 个月者即为慢性细菌性痢疾。慢性细菌性痢疾可能与下列因素有关：①急性期治疗不及时、不彻底；②营养不良；③免疫功能低下；④原有胃肠道慢性疾病，如慢性胃炎、慢性胆囊炎；⑤菌株耐药或细菌菌型易致慢性化，如福氏志贺菌群。根据临床表现可分为以下 3 型。

（1）慢性迁延型：急性细菌性痢疾发作后，病情迁延不愈，时轻时重。长期腹泻可致营养不良、贫血、乏力等。

（2）急性发作型：有慢性细菌性痢疾病史，间隔一段时间再次出现急性细菌性痢疾的表现，但发热等全身毒血症症状不明显。

（3）慢性隐匿型：有急性细菌性痢疾病史，但无明显临床症状，粪便培养可检出志贺菌，结肠镜检可发现黏膜炎症或溃疡等病变。

【并发症】

本病并发症少见，包括菌血症、溶血性尿毒症综合征和瑞特综合征等。

【实验室及其他检查】

1. 血常规 急性细菌性痢疾白细胞计数轻至中度增多，多在（10 ～ 20）×10^9/L，以中性粒细胞增多为主。慢性患者可有贫血表现。

2. 粪便常规 粪便外观多为黏液脓血便，镜检可见白细胞（≥ 15/HP）、脓细胞和少量红细胞，如有巨噬细胞，有助于诊断。

3. 病原学检查 粪便培养出痢疾志贺菌可以确诊。在使用抗菌药物前采集新鲜标本，取脓血部分及时送检，早期、多次送检可提高细菌培养阳性率。

4. 免疫学检查 利用免疫学方法检测抗原具有早期、快速的优点，但由于粪便中抗原成分复杂，易出现假阳性。

【诊断要点】

1. 流行病学资料 当地流行情况，发生于夏、秋季，有不洁饮食史或与细菌性痢疾患者有接触史等。

2. 临床表现 急性典型细菌性痢疾表现为急起发热、腹痛、腹泻、黏液脓血便和里急后重等症状，左下腹有明显压痛。中毒性菌痢多见于儿童，急起高热、惊厥、意识障碍、循环或（和）呼吸衰竭，起病时胃肠道症状轻微甚至缺如，甚至无腹痛、腹泻，常需盐水灌肠或肛拭子行粪便检查，有助于确诊。

3. 实验室及其他检查 粪便镜检有大量白细胞（≥ 15/HP）、脓细胞、红细胞及巨噬细胞，对诊断有意义。粪便培养出痢疾志贺菌可确诊。

【治疗要点】

1. 急性细菌性痢疾

（1）病原治疗

1）喹诺酮类：抗菌谱广，口服吸收好，不良反应少，耐药菌株相对较少，可作为首选用药。首选环丙沙星，其他喹诺酮类药也可选用，疗程一般为 3 ～ 5 天。不能口服者可静脉滴注。因此类药可影响骨骺发育，故儿童、妊娠期及哺乳期妇女非必要不宜使用。

2）其他：头孢曲松和匹美西林可用于任何年龄组，阿奇霉素也可用于成人的治疗。小檗碱（黄连素）因有减少肠道分泌的作用，可与抗生素同时使用。

（2）对症治疗：脱水者可口服或静脉补液，维持水、电解质代谢及酸碱平衡。高热患者可用解热药或物理降温。腹痛剧烈者可给予解痉药，如阿托品、山莨菪碱。

2. 中毒性菌痢

（1）病原治疗：与急性细菌性痢疾相同，应先静脉滴注，待病情好转后改为口服。

（2）高热和惊厥的治疗：高热者应给予物理降温，必要时使用解热药。高热伴惊厥者可采用亚冬眠疗法。

（3）抗休克治疗

1）扩充血容量，纠正酸中毒：快速静脉滴注葡萄糖氯化钠注射液、5%碳酸氢钠及低分子右旋糖酐等。补液量、补液速度及成分视脱水情况和患者心脏、肺功能及尿量而定，休克好转后继续维持静脉输液。

2）改善微循环障碍：常用山莨菪碱（654-2）、酚妥拉明、多巴胺等药物改善重要脏器的血流灌注。

3）其他：可短期（< 3 天）应用肾上腺皮质激素减轻毒血症症状、解除小血管痉挛、改善微循环、增加心肌收缩力、纠正休克。对于有早期 DIC 表现者，可给予肝素抗凝等治疗。

（4）呼吸衰竭的治疗

1）脱水治疗：20%甘露醇快速静脉滴注或每 4 ～ 6 小时注射一次。

2）改善脑部微循环：应用血管活性药物，同时使用肾上腺皮质激素可以改善病情。

3）防止呼吸衰竭：保持呼吸道通畅、吸氧，若出现呼吸衰竭，可应用洛贝林等呼吸兴奋剂，必要时行气管切开应用呼吸机。

3. 慢性细菌性痢疾 可采用全身与局部治疗相结合的原则。

（1）一般治疗：规律生活，积极治疗并存的慢性消化道疾病。

（2）病原治疗：根据病原菌的药敏结果选用有效的抗菌药物，常联合应用 2 种不同类型的药物，疗程应适当延长，必要时可采用多疗程治疗，也可应用药物保留灌肠。如因抗菌药导致菌群失调出现慢性腹泻，可应用益生菌和益生元等微生态制剂进行纠正。

【预后】

急性细菌性痢疾患者多于 1 ～ 2 周痊愈，少数转为慢性或带菌者。中毒性菌痢预后差，病死率高。

【预防】

采取以切断传播途径为主的综合措施，管理好传染源。

1. 管理传染源 急、慢性患者及带菌者应隔离或定期进行访视管理，进行彻底治疗，待患者症状消失，粪便培养连续 2 次阴性方可解除隔离，对接触者观察 1 周。

2．切断传播途径　养成良好的卫生习惯，特别注意饮食和饮水卫生。加强对粪便的管理，消灭苍蝇，改善环境卫生。对患者的污染物及排泄物，做好消毒工作。

3．保护易感人群　我国主要采用口服活菌苗保护易感人群，目前已取得较好的效果。

【主要护理诊断／问题】

1．体温过高　与痢疾志贺菌感染有关。

2．腹泻　与痢疾志贺菌引起肠道病变有关。

3．有体液不足的危险　与高热、腹泻、摄入不足有关。

4．组织灌注无效　与内毒素导致周围循环衰竭有关。

5．有皮肤完整性受损的危险　与排便次数增多及排泄物刺激有关。

6．潜在并发症： 休克、呼吸衰竭、脑水肿、脑疝。

【护理措施】

1．一般护理

（1）消毒与隔离：在标准预防的基础上，采取接触隔离。做好粪便、便器和尿布的消毒处理。

（2）休息与活动：腹泻症状不重者可适当活动。频繁腹泻、全身症状明显者应卧床休息或协助其床边排便。精神紧张、烦躁者视情况给予镇静药。休克患者应采取头低足高位以增加循环血量。

（3）饮食护理：频繁腹泻、呕吐者可暂禁食，给予静脉补液。能进食者应给予少渣、少纤维素、高蛋白、高热量、易消化的流食或半流食，忌食生冷及刺激性食物，少量多餐，腹泻好转后应逐渐过渡至正常饮食。

2．病情观察　严密监测：①生命体征情况；②大便的次数、量及性状，准确记录 24 小时液体出入量；③脱水及电解质代谢紊乱表现：如皮肤弹性是否下降，口腔黏膜是否干燥，有无四肢无力、腹胀、心律不齐及腱反射减弱等低钾表现；④神志、面色、瞳孔的变化，以及时发现脑疝；⑤肛门周围皮肤有无破损。

3．对症护理

（1）高热：见第一章第八节。

（2）腹泻

1）肛门周围皮肤护理：每次排便后清洗肛周，并涂以凡士林油膏，以保护局部皮肤。每日用 1 : 5000 高锰酸钾溶液坐浴，防止感染。伴里急后重者，嘱患者排便时勿过度用力，以免脱肛。若已脱肛，可戴橡胶手套助其还纳。

2）标本留取：应向患者说明留取标本的目的、方法及注意事项。采集含有黏液脓血部分的新鲜粪便标本及时送检。怀疑中毒性菌痢者，可用肛拭子采集标本。

3）保持水、电解质平衡：根据每日吐、泻情况，及时、准确地补充水分及电解质。轻度及中度脱水者，可采用口服补液，少量、多次给患者喂服。脱水严重者，按医嘱静脉补液。

（3）循环衰竭

1）体位：置患者于休克卧位，注意保暖。尽量减少暴露部位，必要时可使用热水袋，但要防止烫伤。

2）给氧：可经鼻导管给氧，氧流量 2 ~ 4 L/min，必要时 4 ~ 6 L/min。监测血氧饱和度，判断疗效。

3）迅速建立静脉通路：保证输液畅通和药物及时使用，并在中心静脉压监测下调整滴速。

4）观察休克症状改善情况：如患者口唇红润、肢端温暖、发绀消失，提示组织灌注良好。收缩压稳定在 80 mmHg 以上，脉压 > 30 mmHg，脉搏 < 100 次/分、充盈有力，尿量 >

30 ml/h，表示肾血液灌注良好。

（4）呼吸衰竭：保持呼吸道通畅，及时吸痰、吸氧。若有呼吸停止，应配合气管切开、气管插管，给予机械通气。

4. 用药护理 应注意药物的种类、剂量、使用方法、服药时间、疗效及不良反应。早期禁用止泻药，以利于毒素排出。循环衰竭早期常应用血管扩张药，如山莨菪碱、阿托品，应注意药物浓度、输注的速度及不良反应，如出现口干、心动过速、尿潴留、视物模糊，应注意区分阿托品化和阿托品中毒。

【健康教育】

1. 对公众的健康指导 宣传细菌性痢疾的传播方式，做好饮水、食品、粪便的卫生管理及防蝇灭蝇工作，改善环境卫生，养成良好的卫生习惯，防止病从口入。

2. 对患者及家属的健康指导 说明粪便消毒对于传染源控制的重要性，细菌性痢疾患者应及时隔离、治疗，遵医嘱按时、按量、按疗程坚持服药，争取急性期彻底治愈，以防转变成慢性细菌性痢疾。患者出院后仍应避免过度劳累、受凉、暴饮暴食、情绪波动，以防慢性细菌性痢疾再次发作。帮助患者寻找及避免诱因，并嘱患者加强体育锻炼，保持生活规律，增强体质。复发时应及时治疗。

整合小提示

大型自然灾害（如洪水、地震）过后容易出现细菌性痢疾的流行，为预防本病的发生，请根据灾害特点拟定科学、精准的应对预案。

（刘　玲）

第三节　细菌性食物中毒

案例 3-3

某患者，女性，20 岁，因发热、腹痛伴腹泻 6 小时入院。患者自诉中午与朋友进食海产品后，出现畏寒、发热、恶心、呕吐，呕吐物为胃内容物，腹泻 6 ~ 7 次，粪便为水样便，伴阵发性脐周疼痛，便前重，便后缓解，无里急后重。体格检查：T 38 ℃，P 90 次 / 分，R 24 次 / 分，BP 100/70 mmHg，神志清楚，口腔黏膜干燥，心脏及肺检查无异常，腹软，腹部无压痛，肠鸣音 15 ~ 20 次 / 分。粪便常规：稀水样便，白细胞满视野，红细胞 1 ~ 2/HP。

请回答：

1. 该患者的临床表现有何特点？不符合细菌性痢疾的表现有哪些？

2. 对于该患者，健康教育的主要内容有哪些？

细菌性食物中毒（bacterial food poisoning）是由于进食被细菌或细菌毒素污染的食物而引起的急性感染中毒性疾病。临床上可分为胃肠型食物中毒与神经型食物中毒两大类。

一、胃肠型食物中毒

胃肠型食物中毒夏、秋季较常见，常集体发病，与食用同一污染食物有关。本病以恶心、呕吐、腹痛、腹泻等急性胃肠炎症状为主要特征。

【病原学】

引起胃肠型食物中毒的细菌种类很多，常见的有以下几种。

1. 沙门菌属　沙门菌为革兰氏阴性杆菌，其中以鼠伤寒沙门菌、肠炎沙门菌、鸭沙门菌和猪霍乱沙门菌较多见。沙门菌广泛存在于家畜和家禽的肠道、内脏和肌肉中，细菌随粪便排出。该菌属对外界的抵抗力较强，可在水、土壤、粪便中存活数月，但不耐热，55 ℃ 1 小时或 60 ℃ 10 ～ 20 分钟即被灭活，5% 苯酚 5 分钟也可被杀灭。

知识链接

沙门菌属

1885 年，美国病理学家沙门等在霍乱流行时分离到猪霍乱沙门菌，故定名为沙门菌属。沙门菌属是一个庞大且复杂的微生物种群，现在被认为是由肠道沙门菌这一单独的细菌菌种组成，现有 2400 余种不同的菌株，可对人或动物致病。在各类细菌性食物中毒中，沙门菌引起的食物中毒常列榜首。

---

2. 副溶血性弧菌　为革兰氏阴性杆菌。本菌嗜盐生长，广泛存在于海水中，海产品中带菌率极高。本菌存活能力强，在海水中能存活 47 天以上，但对酸和热敏感，在食醋中 3 分钟即死亡。不耐热，56 ℃ 5 ～ 10 分钟、90 ℃ 1 分钟即可将其灭活。

3. 变形杆菌　为革兰氏阴性菌，可分为普通变形杆菌、奇异变形杆菌、产黏变形杆菌和潘氏变形杆菌，其中前三种可引起食物中毒。本菌广泛存在于水、土壤、腐败的有机物、人及家禽和家畜的肠道中。变形杆菌在食物中能产生肠毒素等，可导致人体损害。

4. 金黄色葡萄球菌　为革兰氏阳性菌，在乳类、肉类食物中极易繁殖，在剩余饭菜中也易生长，30 ℃经 1 小时后可产生耐热性很强的外毒素（肠毒素）。此毒素对热的抵抗力很强，经加热煮沸 30 分钟仍能致病。

5. 蜡样芽孢杆菌　为厌氧革兰氏阳性粗大的芽孢杆菌，在自然界分布广泛，污水、垃圾、土壤、人和动物的粪便、昆虫以及食品等均可检出，能分泌强烈的外毒素。芽孢在体外抵抗力极强，110 ℃能存活 1 ～ 4 天。

6. 大肠埃希菌　为革兰氏阴性杆菌，是人和动物肠道正常寄居菌，特殊条件下可致病，体外抵抗力较强，在水和土壤中能存活数月。

【流行病学】

1. 传染源　被致病菌感染的动物和人为本病主要传染源。

2. 传播途径　进食被细菌或其毒素污染的食物而传播。

3. 人群易感性　人群普遍易感。病后不产生明显的免疫力，且致病菌血清型多，故可重复感染发病。

4. 流行特征　本病在 5 ～ 10 月较多见，尤以气温高、细菌容易繁殖的 7 ～ 9 月易发。病例可散发，有时集体发病。各年龄组均可发病。潜伏期短，有进食可疑食物史，病情轻重与进食量有关，未食用者不发病，停止进食可疑食物后疾病流行迅速停止。

【发病机制】

细菌及其毒素随污染的食物进入人体后，发病与否、病情轻重与摄入食物被细菌和其毒素污染的程度、进食量及人体的抵抗力强弱等因素有关。主要的致病机制如下。

1. 肠毒素作用 上述各菌多能产生肠毒素或类似的毒素，可激活肠上皮细胞膜上的腺苷酸环化酶，通过一系列的酶反应，抑制肠上皮细胞对水和钠的吸收，导致腹泻。

2. 侵袭性损害 沙门菌、副溶血弧菌、变形杆菌等能侵入肠黏膜上皮细胞，引起黏膜充血、水肿，上皮细胞变性、坏死、脱落并形成溃疡。

3. 内毒素作用 沙门菌菌体裂解后释放的内毒素致病性较强，可引起发热、胃肠黏膜炎症、消化道蠕动，进而导致呕吐、腹泻等症状。

4. 过敏反应 变形杆菌在食物中可产生组胺脱羧酶，致使蛋白质中的组氨酸脱羧而成为组胺，引起过敏反应。

【临床表现】

本病潜伏期短，常于进食后数小时发病。各种细菌引起的胃肠型食物中毒临床表现大致相似，以急性胃肠炎症状为主，起病急，有恶心、呕吐、腹痛、腹泻等症状。以上、中腹呈持续或阵发性绞痛多见。常先吐后泻，呕吐物多为胃内容物，剧烈呕吐时，可有胆汁、血液或黏液。腹泻轻重不一，每日数次至数十次，多为黄色稀便、水样便或黏液便，也可呈脓血便、血水样。变形杆菌可引发颜面潮红、头痛、荨麻疹等过敏症状。病程大多为 1~3 天，极少数可达 1~2 周。吐、泻严重者可导致脱水、酸中毒和休克。

【并发症】

并发症包括急性肾衰竭、坠积性肺炎、心肌梗死、肠系膜血管血栓形成和休克等。

【实验室及其他检查】

1. 血常规 副溶血弧菌及金黄色葡萄球菌感染者，白细胞计数可超过 10×10^9/L，中性粒细胞比例增高。

2. 细菌培养 取患者的呕吐物、排泄物及可疑食物做细菌培养，分离出相同病原菌可确诊。

3. 免疫学检查 患病早期及病后 2 周的双份血清特异性抗体 4 倍升高者可确诊。但确诊变形杆菌感染应采集血清做凝集反应，效价在 1∶80 以上有诊断意义。

【诊断要点】

1. 流行病学资料 有进食可疑变质食物、海产品、腌制食品、未煮熟的肉类、蛋制品等病史。共餐者在短时间内集体发病，有重要的参考价值。

2. 临床表现 主要为急性胃肠炎症状，病程短，恢复较快。

3. 实验室及其他检查 对可疑食物、患者呕吐物及粪便做细菌培养，重症患者做血培养，获得相同病原菌，有助于确诊。

【治疗要点】

本病病程较短，应以对症治疗为主。暴发流行时应将患者进行分类救治，及时进行流行病学调查及细菌学检验，以明确病因。

1. 对症治疗 呕吐、腹痛严重者可应用解痉药。剧吐不能进食或腹泻频繁者，可静脉滴注葡萄糖生理盐水。脱水严重甚至休克者，应积极补液及抗休克治疗，并注意维持水、电解质和酸碱平衡。

2. 病原治疗 一般不用抗生素。伴有高热的严重患者，可按不同的病原菌选用抗菌药物。如沙门菌、副溶血弧菌可选用喹诺酮类抗菌药物。

【预后】

本病预后良好。

【预防】

加强食品卫生管理，搞好饮食卫生，是预防本病的关键。

1．**管理传染源** 一旦发生可疑食物中毒后，应立即上报当地卫生防疫部门，及时进行调查、分析，并制定防疫措施，及早控制疫情。饮食行业工作人员要定期体检。

2．**切断传播途径** 认真贯彻《中华人民共和国食品卫生法》，加强食品卫生管理。对广大群众进行卫生宣传教育，不吃不洁、腐败、变质或未煮熟的肉类食物。

3．**保护易感人群** 养成良好的卫生习惯。

【主要护理诊断／问题】

1．**腹泻** 与细菌侵袭力及其毒素有关。

2．**疼痛：腹痛** 与胃肠道炎症及痉挛有关。

3．**有体液不足的危险** 与呕吐、腹泻引起大量体液丢失有关。

4．**有电解质失衡的危险** 与呕吐、腹泻引起大量体液丢失有关。

5．**潜在并发症：** 酸中毒、急性肾衰竭。

【护理措施】

1．**一般护理**

（1）消毒与隔离：在标准预防的基础上，采取接触隔离。

（2）休息与活动：病情严重者应卧床休息，减少体力消耗。

（3）饮食护理：鼓励患者多饮淡盐水以补充液体，促进毒素排泄。吐、泻、腹痛剧烈者暂禁食，呕吐停止后可给予易消化的流质或半流质清淡饮食，恢复期逐渐过渡到正常饮食。剧吐不能进食或腹泻频繁者，可静脉滴注葡萄糖生理盐水。

2．**病情观察** 应观察：①生命体征，尤其应注意血压、皮肤弹性、温度、湿度的变化，及时识别周围循环衰竭的征象；②呕吐和腹泻的次数、量及性状的变化；③伴随症状，如畏寒、发热、恶心、腹痛；④记录 24 小时液体出入量，吐、泻严重者应密切注意脱水、电解质代谢紊乱及酸碱平衡失调的表现。

3．**对症护理**

（1）呕吐：呕吐有助于清除胃肠道内残留的毒素，一般不予止吐处理。但应注意及时清理呕吐物，保持口腔及床单位清洁。

（2）腹泻：见本章第二节细菌性痢疾的护理。

（3）腹痛：注意腹部保暖，禁食冷饮。剧烈腹痛者可遵医嘱给予解痉药。

4．**用药护理** 使用敏感抗生素者要注意观察药物疗效及不良反应。

【健康教育】

具体内容见神经型食物中毒。

二、神经型食物中毒

神经型食物中毒又称肉毒中毒（botulism），是因进食被肉毒梭菌外毒素污染的食物而引起的中毒性疾病。临床上以中枢神经系统症状，如眼肌及咽肌瘫痪为主要表现，若抢救不及时，病死率较高。

【病原学】

肉毒梭菌是革兰氏阳性厌氧梭状芽孢杆菌，有 8 种血清型，其中 A、B、E 型对人致病，各型均可产生一种剧毒的嗜神经外毒素——肉毒素，对人的致死量仅需 0.01 mg 左右。本菌广泛存在于自然界，土壤、海水、家畜粪便、蔬菜、水果表面均可存在，极易污染食物。肉毒梭菌因有芽孢，在体外抵抗力极强，干热 180 ℃ 15 分钟，煮沸后 5 小时，高压灭菌 120 ℃ 20 分钟方可灭活。5% 苯酚、20% 甲醛 24 小时可将其杀灭。肉毒素无臭、无色、无味，不易觉察，对胃酸有抵抗力，但不耐热。

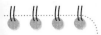

【流行病学】

1．传染源 为携带肉毒梭菌的动物，肉毒梭菌存在于变质肉制品、豆制品及动物肠道中，芽孢可在土壤中存活较长时间，缺氧环境下才能大量繁殖。引起肉毒中毒的食品在我国多为变质的牛、羊肉类，发酵的豆、麦制品，国外主要为罐头食品。

2．传播途径 进食被肉毒梭菌外毒素污染的食物而传播，如腌肉、腊肉及制作不良的罐头食品。

3．人群易感性 肉毒梭菌外毒素有很高的致病力，人群普遍易感。患者无传染性，病后不产生免疫力。

【发病机制与病理改变】

1．发病机制 肉毒素经口进入消化道后，胃酸和消化酶不能将其破坏，经肠黏膜吸收入血，主要作用于脑神经核、外周神经、肌肉接头处及自主神经末梢，抑制胆碱能神经传导介质乙酰胆碱的释放，导致肌肉收缩运动障碍，引起软瘫。

2．病理改变 脑及脑膜充血、水肿显著，并有广泛的点状出血和血栓形成。镜下可见神经节细胞变性。脑神经核及脊髓前角退行性变，其所支配的相应肌群发生瘫痪，脑干神经核也可受损。

【临床表现】

本病潜伏期12～36小时，可短至2小时，最长可达8～10天。潜伏期长短与外毒素的量有关，潜伏期越短，病情越重。但也可起病轻，而后发展为重型。

临床症状轻重不一，轻型患者仅有轻微不适，重者24小时内死亡。一般起病急，以神经系统症状为主，胃肠道症状较轻。先有全身乏力、头痛、眩晕，继而出现视物模糊、复视、眼睑下垂、瞳孔散大或两侧不等大、对光反射迟钝或消失。当病变累及胆碱能神经时，可出现便秘、尿潴留、唾液和泪液分泌减少，重者腭、舌、呼吸肌呈对称性迟缓性轻瘫，出现咀嚼困难、吞咽困难、语言困难、呼吸困难等脑神经损害症状。四肢肌肉迟缓性瘫表现为深反射减弱和消失，无病理反射，肢体瘫痪少见，感觉正常，意识清楚。

【并发症】

重症患者如抢救不及时，多数死亡，病死率为30%～60%。患者多因延髓麻痹所致呼吸衰竭、心功能不全及误吸肺炎所致的继发性感染而死亡。

【实验室及其他检查】

1．细菌培养 取可疑食物或患者呕吐物、排泄物加热煮沸20分钟后，接种血琼脂做厌氧培养，检出肉毒梭菌可确诊。

2．动物实验 取可疑食物渗出液做动物实验，若动物出现肢体麻痹死亡，而对照组无此现象，可迅速确诊。

【诊断要点】

1．流行病学资料 有进食可疑食物史，特别是火腿、腊肠、罐头、发酵食品等，同餐者集体发病。

2．临床表现 起病急，有特殊的神经系统症状和体征，如复视、眼睑下垂、吞咽困难及呼吸困难。

3．实验室及其他检查 取可疑食物渗出液做厌氧菌培养，分离病原菌。或用动物实验检查患者血清及可疑食物中的肉毒素。

【治疗要点】

1．一般治疗及对症治疗

（1）洗胃、灌肠：外毒素在碱性溶液中易被破坏，在氧化剂作用下毒力减弱。因此应尽早（进食可疑食物4小时内）用5%碳酸氢钠溶液或1∶4000高锰酸钾溶液洗胃及灌肠。对

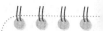

没有肠麻痹者，可服导泻剂以清除未吸收的毒素，但不能用镁剂。

（2）吞咽困难：可鼻饲或静脉输液补充营养和水分。

（3）呼吸困难：给予吸氧，必要时及早气管切开，使用人工呼吸机。

（4）继发感染：给予抗生素治疗。

（5）其他：盐酸胍啶可促进周围神经释放乙酰胆碱，能改进神经瘫痪和呼吸功能，可鼻饲给予，但可出现胃肠反应、麻木感、肌痉挛、心律不齐等不良反应。可用青霉素消灭肠道内肉毒梭菌，防止其在肠道内繁殖而释放神经毒素。

2．抗毒素治疗 早期应用多价抗毒素血清（A 型、B 型、E 型）治疗有特效，尤以发病后 24 小时内或瘫痪发生前注射效果最佳。每次 5 万～10 万 U 静脉或肌内注射，用药前先做血清敏感试验，过敏者先行脱敏处理，必要时 6 小时后重复用药 1 次。如已知毒素型别，可用单价抗毒素血清，每次 1 万～2 万 U。

【预后】

本病病死率较高。近年来由于早期使用抗毒素血清，A 型病死率由 60%～70%降至10%～25%，B 型病死率由 10%～30%降至 1.5%左右。E 型死亡较快，病死率为 30%～50%。患者多死于发病后 10 天内。存活者经积极治疗后可逐渐恢复健康，一般无后遗症。

【预防】

1．管理传染源 一旦发生可疑食物中毒后，应立即报告当地卫生防疫部门，及时调查、分析、制定防疫措施，及早控制疫情。

2．切断传播途径 应特别重视对罐头食品、火腿、腊肠、发酵豆制品的卫生检查。禁止出售、食用变质食品。

3．保护易感人群 如进食的食物已证实被肉毒梭菌或其外毒素污染，或同食者已发生肉毒中毒表现，未发病者应立即注射多价抗毒素血清 1000～2000 U，以防止发病。

【主要护理诊断／问题】

1．有受伤的危险 与眼肌麻痹引起视物不清有关。

2．营养失调：低于机体需要量 与咽肌麻痹所致进食困难有关。

3．潜在并发症：窒息、呼吸衰竭。

【护理措施】

1．一般护理

（1）消毒与隔离：在标准预防的基础上，采取接触隔离。

（2）休息与活动：严格卧床休息。

（3）饮食护理：胃肠道症状较轻者，可进普通饮食，以满足机体对营养和液体的需要。有进食困难者可鼻饲或静脉输液。

2．病情观察 重点观察神经系统的症状和体征：①有无头痛、眩晕；②有无视物模糊、瞳孔大小改变、眼睑下垂等；③有无吞咽困难、咀嚼困难、发音困难、呼吸困难等咽肌或呼吸肌麻痹的表现；④有无便秘、尿潴留、唾液和泪液分泌减少等；⑤有无腱反射减弱或消失等四肢肌肉迟缓性瘫痪的表现。此外，还应注意有无恶心、呕吐等胃肠道症状。

3．对症护理

（1）眼肌麻痹：患者可因眼肌麻痹而影响视觉，应注意环境安全，并协助其日常活动，做好生活护理，以防受伤。

（2）咽肌麻痹：有咽肌麻痹者易致口腔分泌物积聚于咽喉部而引起吸入性肺炎，应及时吸出。

（3）呼吸肌麻痹：呼吸困难者予以吸氧，做好气管切开、气管插管等工作。

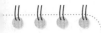

4．诊疗护理

（1）用药护理：早期应用多价抗毒素血清，注射前应做过敏试验。阴性者可静脉注射，但注射速度不宜过快，开始应缓慢注射，以后最快速度不应超过 4 ml/min，并注意观察患者的反应。阳性者采用脱敏疗法。为防止过敏性休克的发生，注射前应备好抢救物品，注射后应密切观察患者有无呼吸急促、脉率增加等过敏反应的表现，一旦出现，立即给予肾上腺素、吸氧等抢救处理。

（2）洗胃和导泻：尽早洗胃或灌肠，以清除肠道内尚未吸收的毒素，向患者及家属说明目的和要求，以取得他们的理解与配合。

【健康教育】

1．对公众的健康指导 重点是加强饮食卫生，严把病从口入关。做好卫生宣传教育工作，不吃不洁、腐败、变质的食品。必要时尽早注射多价抗毒素血清。

2．对患者及家属的健康指导 讲述感染性食物中毒患者的呕吐物和排泄物可携带致病菌，有传染性，应注意消毒与隔离。胃肠型食物中毒较多见，预后良好。神经型食物中毒的预后与摄入毒素的量及治疗早晚有关，病死率较高，宜尽早治疗。

（刘　玲）

随堂测 3-3

第四节　霍　乱

案例 3-4

某患者，男性，24 岁，农民，因腹泻 1 天入院。患者 1 天前突然出现腹泻，排便 20 余次，粪便为大量水样便，未见黏液、脓血。呕吐 3 次，呕吐物为胃内容物，无明显腹痛及发热，病后尿少。病前曾与类似腹泻者接触。既往无腹泻病史，此次大量泻、吐，虚弱无力，非常担心有生命危险。体格检查：T 36.7 ℃，P 110 次/分，R 18 次/分，BP 80/50 mmHg，脉搏细速，神志清楚，皮肤弹性差，眼窝凹陷，心脏及肺检查无异常，腹软，无压痛及反跳痛。实验室检查：粪便常规示水样便，白细胞 0～2/HP。粪便悬滴试验：可见运动力很强的细菌。涂片染色：可见革兰氏染色阴性弧菌。

请回答：

1. 该患者的临床表现有何特点？其发生机制是什么？

2. 对于该患者，最关键的治疗措施是什么？

3. 对于该患者，应如何进行隔离？如何上报疫情？

霍乱（cholera）是由霍乱弧菌（Vibrio cholerae）引起的烈性肠道传染病，属国际检疫传染病，也是我国甲类传染病。经污染的水和食物传播，发病急、传播速度快。典型的临床表现为急性起病，剧烈腹泻，多伴呕吐，并由此导致脱水、肌肉痉挛，严重者可发生循环衰竭和急性肾衰竭。

【病原学】

霍乱弧菌为革兰氏染色阴性呈弧形或逗点状的杆菌，菌体尾端有一鞭毛，长度可达菌体的 4～5 倍，运动活跃，在暗视野悬滴镜检时呈穿梭状运动，粪便直接涂片可见弧菌纵列呈鱼群样。该病原菌属兼性厌氧菌，能在普通培养基中良好生长，在碱性环境中繁殖速度更快，可采用 pH 8.4～8.6 的 1% 碱性蛋白胨水行增菌培养。

霍乱弧菌的致病力包括鞭毛活动、霍乱肠毒素（cholera endotoxin）、内毒素、黏蛋白溶解酶、黏附素、弧菌的代谢产物以及其他毒素。其中霍乱肠毒素是产生霍乱症状的关键物质。霍乱弧菌体表有一种特殊的菌毛，称为毒素协同调节菌毛（toxin coregulated pilus，Tcp），其主要亚单位为 TcpA 和 TcpB，在霍乱弧菌定居人类肠道中起重要作用，被称为"定居因子"。

WHO 根据霍乱弧菌 O 抗原特异性、生化性状、致病性等不同，将霍乱弧菌分为 3 群：①O1 群霍乱弧菌：是霍乱的主要致病菌，包括古典生物型和埃尔托生物型，两个生物型临床表现和流行病学特征基本相同。②非 O1 群霍乱弧菌：为不凝集弧菌，一般无致病性。其中，O139 群为 1992 年孟加拉霍乱流行时新发现的血清群，含有与 O1 群霍乱弧菌相同的毒素基因，能引起典型霍乱样疾病的流行。③不典型 O1 群霍乱弧菌：本群弧菌在体内外均不产生肠毒素，无致病性。

霍乱弧菌对加热、干燥、酸性环境和消毒剂均敏感，加热 55℃ 10 分钟或煮沸 1 分钟即可被杀死；在正常胃酸中能生存 5 分钟，在加有浓度为 0.5 mg/L 氯的自来水及深井水中可生存 15 分钟。但在自然环境下存活时间长，如在河水、海水和井水中，埃尔托生物型能生存 1～3 周，在鱼、虾、贝壳生物中可生存 1～2 周，在合适的外环境中可存活 1 年以上。

【流行病学】

1. 传染源　患者和带菌者是霍乱的主要传染源。尤其是中、重型患者，排菌量大，污染面广，传染性强，是重要的传染源。而轻型患者及隐性感染者多不易检出，因而在霍乱传播中也起着重要作用。

2. 传播途径　本病通过消化道传播。患者及带菌者的粪便或排泄物污染水源后可引起暴发流行，食物传播作用仅次于水源传播。日常生活接触和苍蝇引起的间接传播是散发病例的主要传播途径。弧菌能通过污染鱼、虾等水产品引起传播。

3. 人群易感性　人群普遍易感，病后可产生一定的免疫力，但维持时间短暂，有再次感染的可能。在霍乱地方性流行区，人群中对 O1 群霍乱弧菌有免疫力者，也不能免受 O139 群霍乱弧菌的感染。

4. 流行特征　霍乱在热带地区全年均可发病，我国以夏、秋季高发，以 7～9 月为多。流行地区主要是沿海一带，如广东、广西、浙江、江苏、上海等省市。O139 群霍乱弧菌作为新流行株，人群普遍易感，呈散发，无家庭聚集现象，发病以成人为主，男性多于女性。

知识链接

约翰·斯诺与霍乱

约翰·斯诺（John Snow，1813—1858 年）是英国流行病学家，因他对 1854 年伦敦西部西敏市苏活区霍乱暴发的研究，被认为是流行病学研究的先驱。当时，约翰·斯诺考虑到霍乱患者的首要表现是腹泻等消化道症状，认为霍乱的致病物质经口摄入，通过排泄物传播。经调查发现，1854 年的霍乱大暴发与宽街（Broad Street）上的水泵密切相关。他当即向政府建议拆掉水泵的把手，疫情很快得到了控制。事后，他绘制了一张疫情地图，标注出病例的分布以及水井的位置，更加直观地揭示了污染的井水与霍乱疫情的关系。今天，绘制地图已成为医学地理学及传染病学中一项基本的研究方法。"斯诺的霍乱地图"成为一个经典案例。

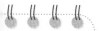

【发病机制与病理改变】

1．发病机制 霍乱弧菌侵入机体后是否会发病，取决于机体免疫力、霍乱弧菌的数量和致病力。

在正常情况下，霍乱弧菌经口进入胃后，一般可被胃酸杀灭。但当胃酸分泌量减少或被高度稀释时，或入侵的霍乱弧菌数量较多，则未被杀死的霍乱弧菌可通过胃进入小肠，借助鞭毛运动及其蛋白酶的作用，穿过肠黏膜上的黏液层，在 TcpA 和黏附因子的作用下，黏附于小肠上段黏膜上皮细胞的刷状缘，在小肠碱性环境下迅速繁殖，产生大量霍乱肠毒素，引起发病。

霍乱肠毒素由 A、B 两种亚单位组成，B 亚单位首先与小肠上皮细胞膜的受体——神经节苷脂结合，然后具有酶活性的 A 亚单位进入肠黏膜细胞内，作用于腺苷酸环化酶（AC）使之活化。腺苷酸环化酶使三磷酸腺苷（ATP）转变为环磷酸腺苷（cAMP），黏膜细胞内浓度增高的 cAMP 发挥第二信使作用，刺激隐窝细胞使其分泌氯化物、水和碳酸氢盐的功能增强，同时抑制绒毛细胞对钠及氯的正常吸收，导致大量水分和电解质聚积在肠腔内，因而出现本病特征性的剧烈水样腹泻，并伴有呕吐。霍乱肠毒素还能促使肠黏膜杯状细胞分泌黏液增多，使水样便中含大量黏液。剧烈腹泻导致失水使胆汁分泌减少，使腹泻的粪便呈米泔水样。

霍乱患者由于剧烈的腹泻与呕吐，体内丧失大量水和电解质，导致脱水和电解质代谢紊乱。严重者可因血容量锐减出现循环衰竭，若不及时纠正，进一步发展，可引起急性肾衰竭。腹泻丢失大量碳酸氢盐，组织缺氧进行无氧代谢产生乳酸堆积，急性肾衰竭不能排泄酸性代谢产物，均可引起代谢性酸中毒。

2．病理改变 本病主要的病理变化为严重脱水，皮下组织、肌肉、组织和器官干瘪及缩小，而肠道上皮细胞是完整的，肠腔内充满米泔水样物。

【临床表现】

本病潜伏期为 1 ～ 3 天（数小时至 5 天）。多突然起病，典型病例的病程分为以下 3 期。

1．泻吐期 腹泻是首发症状，为无痛性剧烈腹泻，多无发热及里急后重。最初大便呈泥浆样或稀水样，含粪质，见黏液，而后迅速转为米泔水样便或洗肉水样血便，无粪质。每日排便数次至 10 余次，甚至排便失禁，每次腹泻量超过 1000 ml，无粪臭，稍有鱼腥味。

呕吐一般发生在腹泻后，多不伴有恶心，呈喷射性。呕吐物初为胃内容物，后为水样，严重者呈米泔水样液体，与粪便性质相似，轻者可无呕吐。O139 群霍乱患者发热、腹痛比较常见（达 40% ～ 50%），可并发菌血症等肠道外症状。

2．脱水期 本期持续时间为数小时至 2 ～ 3 天，及时和正确的治疗是缩短本期病程的关键。

（1）脱水：可分为轻、中、重三度。①轻度脱水：失水量 40 ～ 50 ml/kg，患者口渴不明显，口唇及皮肤干燥、皮肤弹性下降；②中度脱水：失水量 60 ～ 90 ml/kg，表现有口渴、不安、嗜睡、皮肤弹性差、眼窝凹陷、声音嘶哑、血压正常或下降、脉搏快而弱、尿量减少；③重度脱水：失水量 100 ～ 110 ml/kg，出现极度口渴、嗜睡、昏迷、肢体发绀、皮肤干皱无弹性、眼窝及面颊深度凹陷（霍乱面容）、声音嘶哑甚至失声、脉搏细速甚至触不到、血压下降甚至测不出、尿量少甚至无尿。

（2）肌肉痉挛：由于吐、泻，使钠盐大量丢失，低钠可引起腓肠肌和腹直肌痉挛，表现为痉挛部位疼痛，肌肉呈强直状态。

（3）低血钾：表现为肌张力减低、腱反射消失、鼓肠，甚至心律失常。

（4）尿毒症、酸中毒：表现为呼吸增快，严重者可出现深大呼吸、嗜睡、感觉迟钝，甚至昏迷。

（5）循环衰竭：有严重失水所致的低血容量性休克的表现。

3．恢复期或反应期 患者病情好转，脱水纠正后，多数患者症状逐渐消失，体温、脉搏、血压恢复正常，尿量增加，体力逐步恢复。约 1/3 患者有反应性低热，是由于血液循环改善后残留于肠腔的内毒素吸收所致。一般体温波动在 38 ～ 39 ℃，持续 1 ～ 3 天后自行消退。反应热以儿童多见。

根据病情轻重，典型霍乱可分为轻型、中型和重型，列于表 3-1。此外，罕见者可因起病急骤，尚未出现腹泻和呕吐症状，即迅速进入中毒性休克而死亡，称为暴发型或中毒型，也称为干性霍乱（cholera sicca）。

表3-1　霍乱临床分型

临床表现	轻型	中型	重型
便次及性状	10 次以下，有粪质	10 ～ 20 次，无粪质，米泔水样	20 次以上
体重减轻	2% ～ 3% 或以下	4% ～ 8%	9% 以上
意识	正常	淡漠	烦躁
皮肤	正常或弹性略低	干燥，缺乏弹性	无弹性
眼窝 / 指纹	稍陷 / 不皱	下陷 / 皱瘪	深陷 / 干瘪
肌痉挛	无	有	严重
脉搏	正常	细速	微弱而速或无脉
收缩压	正常	70 ～ 90 mmHg	＜ 70 mmHg
尿量	减少不明显	＜ 500 ml	＜ 50 ml

【并发症】

1. 急性肾衰竭　多发生于病后 7 ～ 9 天，主要因低血容量性休克未得到及时纠正而引起，低血钾也可加重肾损害。患者出现少尿，甚至无尿和氮质血症，可因尿毒症而死亡。

2. 急性肺水肿　由于代谢性酸中毒或大量输注不含碱性液的盐水，且输注速度过快，可诱发急性肺水肿。

【实验室及其他检查】

1. 血常规及生化检查　白细胞计数可增至（10 ～ 30）×10^9/L，中性粒细胞及单核细胞比例增多。因血容量减少和血液浓缩，血浆比重、血细胞比容、血红蛋白浓度均可增高，尿素氮增加。钠和碳酸氢盐均降低，治疗前血清钾可正常，当酸中毒纠正后，钾离子移入细胞内而出现低钾血症。

2. 粪便常规检查　可见黏液和少数白细胞、红细胞。

3. 病原学检查

（1）粪便涂片染色：可见革兰氏染色阴性的弧菌，呈鱼群样排列。

（2）动力试验和制动试验：将新鲜粪便做悬滴或暗视野显微镜检查，可见穿梭状运动的弧菌，即为动力试验阳性。随后加 1 滴 O1 群抗血清，如细菌停止运动，提示标本中有 O1 群霍乱弧菌；如细菌仍活动，再加 1 滴 O139 群抗血清，若细菌活动消失，则证明是 O139 群霍乱弧菌。上述检查可作为霍乱流行期间的快速诊断方法。

（3）粪便培养：将粪便接种于 pH 8.6 碱性蛋白胨水增菌，在 37 ℃下培养 6 ～ 8 小时后再转种到霍乱弧菌能生长的选择性培养基，如碱性营养琼脂、四号琼脂、庆大霉素琼脂。增菌培养和分离培养可为明确诊断提供依据，并可对生物型和血清型做出鉴定。

4. 免疫学检查　可检测血清中的抗体，主要用于流行病学的追溯性诊断和粪便培养阴性的可疑患者的诊断。

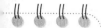

【诊断要点】

1. 诊断标准 符合下列各项之一者，即可确诊为霍乱：

（1）有泻、吐症状，粪便培养霍乱弧菌阳性者。

（2）霍乱流行期间在疫区内，有典型的霍乱腹泻和呕吐症状，并迅速出现严重脱水、循环衰竭和肌肉痉挛者。粪便培养未发现霍乱弧菌但无其他原因可查者，经双份血清凝集试验，滴度 4 倍以上升高者可诊断。

（3）在流行病学调查中，发现粪便培养阳性前 5 天内有腹泻症状者，可诊断为轻型霍乱。

2. 疑似诊断 符合下列两项之一者，可诊断为疑似霍乱：

（1）有典型霍乱症状的首发病例，病原学检查未确定之前者。

（2）霍乱流行期间与霍乱患者有明显接触史，并发生腹泻、呕吐症状，而无其他原因可查者。

疑似患者应进行隔离、消毒，并每日做粪便培养，若连续 2 次粪便培养阴性，可做出否定诊断，并做疫情订正报告。

3. 带菌者 无霍乱的临床表现，但粪便、呕吐物或肛拭子细菌培养分离到霍乱弧菌者。

【治疗要点】

1. 补液疗法 是治疗霍乱的关键环节。

（1）口服补液：霍乱肠毒素虽可抑制肠黏膜对 Na^+ 和 Cl^- 的吸收，但对葡萄糖的吸收能力并无改变，而葡萄糖的吸收还能促进水、钠的吸收。口服补液适用于轻、中型患者及重型患者经过静脉补液情况改善、血压回升者。

口服补液具有配制方便、服用简便、安全、患者免受输液的痛苦等优点。口服补液盐（ORS）配方：氯化钠 3.5 g、碳酸氢钠 2.5 g、氯化钾 1.5 g、葡萄糖 20 g，溶于 1000 ml 饮用水内。用量：最初 6 小时成人 750 ml/h、儿童（体重＜ 20 kg）250 ml/h，以后根据腹泻量适当增减口服补液量，一般约为腹泻量的 1.5 倍。

（2）静脉补液：适用于重型或者不能口服而需要迅速补充液体的患者。补液原则：早期、快速、足量，先盐后糖，先快后慢，纠酸补钙，见尿补钾。

1）静脉补液种类的选择：应以维持人体正常电解质代谢与酸碱平衡为目的。常用的有541 溶液（每升含氯化钠 5 g、碳酸氢钠 4 g、氯化钾 1 g，另加 50% 葡萄糖注射液 20 ml）、2 : 1 溶液（2 份生理盐水，1 份 1.4% 碳酸氢钠溶液）及乳酸钠林格注射液等。

2）补液量：根据失水程度决定。①轻度失水：成人 3000 ～ 4000 ml，儿童 120 ～ 150 ml/kg，含钠液量 60 ～ 80 ml/kg；②中度失水：成人 4000 ～ 8000 ml，儿童 150 ～ 200 ml/kg，含钠液量 80 ～ 100 ml/kg；③重度脱水：成人 8000 ～ 12 000 ml，儿童 200 ～ 250 ml/kg，含钠液量100 ～ 120 ml/kg。

3）补液速度：最初 1 ～ 2 小时快速输入。中型者以 5 ～ 10 ml/min 的速度输入，重型者以 40 ～ 80 ml/min 的速度快速输入，以后按 20 ～ 30 ml/min 的速度滴入。

2. 抗菌治疗 为液体疗法的辅助治疗措施，目的是缩短病程、减少腹泻次数、迅速清除病原菌。常用药物为喹诺酮类，如环丙沙星、诺氟沙星。

3. 对症治疗 重症患者经补足液体后，血压仍未上升，可用肾上腺皮质激素及血管活性药。有心功能不全、肾功能不全等并发症者给予相应处理。有严重低血钾者应静脉滴注氯化钾。

【预后】

本病的预后与所感染霍乱弧菌的生物型、临床病情轻重、治疗是否及时和正确有关。此外，年老体弱、婴幼儿或有并发症者预后差。

【预防】

1. 管理传染源 本病按甲类传染病进行管理。加强疫情监测，建立健全肠道门诊。对于确诊患者和疑似病例分别隔离，待患者症状消失后，隔日粪便培养 1 次，连续 2 次阴性可解除隔离。对患者排泄物彻底消毒，密切接触者应检疫 5 天，留粪便培养并给予预防性服药。

2．切断传播途径　加强饮水消毒及食品卫生管理，改善环境卫生，做好粪便管理，消灭苍蝇。患者或带菌者的粪便及排泄物均应严格消毒。

3．保护易感人群　预防接种霍乱菌苗在一定程度上可提高人群免疫力。在霍乱流行时进行预防接种，可减少急性病例，控制流行规模。随着国内外学者对霍乱致病机制研究的深入，逐渐认识到肠道黏膜免疫在霍乱免疫中发挥着重要作用，霍乱疫苗的研制已转向口服疫苗方向，并取得了重大进展，此类疫苗主要用于保护地方性流行区的高危人群。

【**主要护理诊断 / 问题**】

1．腹泻　与霍乱肠毒素作用致肠细胞分泌功能增强有关。

2．组织灌注无效　与剧烈吐、泻导致严重脱水及循环衰竭有关。

3．有电解质代谢紊乱的危险　与剧烈吐、泻所致的大量电解质丢失有关。

4．恐惧　与实施严密隔离有关。

5．潜在并发症：急性肾衰竭、急性肺水肿。

【**护理措施**】

1．一般护理

（1）隔离与消毒：在标准预防的基础上，采取接触隔离。如发现疫情，及时上报卫生防疫部门，采取消毒与隔离措施，防止疫情蔓延。

整合小提示

　　隔离的种类有哪几种？如何将机器人及智能化技术运用到护理工作中，以减少职业暴露及医院感染的发生？

（2）休息与活动：严格卧床休息，并应注意保持床铺清洁、平整、干燥。日常用品应放于床边易于患者拿取，协助床边排便，减少体力消耗。

（3）饮食护理：有剧烈吐、泻者应禁食，待症状好转可少量多次饮水，逐步过渡到流质、半流质饮食。注意少量多餐，尽量避免饮用牛奶、豆浆等易产生肠胀气的食物。

2．病情观察　应观察：①生命体征和神志变化；②腹泻及呕吐的量、次数、颜色、性状；③严格记录 24 小时液体出入量；④及时判断脱水程度，评估水、电解质代谢及酸碱平衡情况。

3．对症护理

（1）腹泻：护理措施参见本章第二节细菌性痢疾的护理。

（2）呕吐：每次呕吐后协助患者用温水漱口，做好口腔护理，预防口腔炎。

（3）肌肉痉挛：当出现腹直肌及腓肠肌痉挛时，可采用局部热敷、按摩、针灸等方法。

（4）用药护理

1）迅速补充液体和电解质是治疗霍乱的关键。对于重型患者，应迅速建立 2 条以上静脉通道，及时、准确地按照输液计划补液，有条件时监测中心静脉压，为判断病情变化和疗效提供依据。

2）补液量过大、补液速度过快时可用输液泵，以保证及时、准确地输入液体，加压输液时注意液体加温至 37 ～ 38 ℃，以减轻患者的不良反应。

3）注意观察脱水改善情况及有无急性肺水肿的表现，如呼吸困难、发绀、咳粉红色泡沫样痰及肺部啰音。一旦出现上述症状，应酌情减慢输液速度或暂停输液，并立即通知医生，配合医生采取急救措施。

4）及时、动态地观察输液效果，如患者血压是否回升、皮肤弹性是否好转、尿量是否增加等。

4. 心理护理 及时评估患者及家属的心理状态，与患者多沟通，鼓励其表达自己的情感，了解患者的顾虑和困难，帮助其尽快熟悉并适应隔离环境，树立战胜疾病的信心。

【健康教育】

1. 对公众的健康指导 宣传预防霍乱的知识。严禁用未经无害化处理的粪便施肥，消灭苍蝇等传播媒介。养成良好的个人卫生习惯，不吃生的或未煮熟的水产品，不饮生水，饭前便后要洗手。在霍乱流行期间，发动群众自觉停止一切宴请聚餐。有吐、泻症状者，及时到医院肠道门诊就医。

2. 对患者及家属的指导 讲述本病的临床过程及治疗方法，说明严密隔离的重要性及隔离期限，使患者消除紧张情绪，配合治疗，以尽快控制病情发展。

（吕 冬）

随堂测 3-4

第五节 流行性脑脊髓膜炎

案例 3-5

某患儿，男性，8 岁，因"发热、头痛、呕吐 1 天"于 2021 年 12 月 15 日入院。体格检查：T 39 ℃，P 110 次 / 分，R 30 次 / 分，BP 110/70 mmHg，嗜睡，前胸、后背、四肢可见多个大小不等的瘀点、瘀斑。颈有抵抗感，心脏、肺、腹部未发现异常。克尼格征及布鲁辛斯基征阳性。实验室检查：外周血白细胞计数 17.5×10^9/L，中性粒细胞 90%，淋巴细胞 10%。

请回答：

1. 该患儿的临床表现有哪些特点？可能的原因有哪些？
2. 为进一步确诊，还需做哪些实验室检查？
3. 对该患儿的主要治疗及护理措施有哪些？

流行性脑脊髓膜炎（epidemic cerebrospinal meningitis）简称流脑，是由脑膜炎球菌引起的急性化脓性脑膜炎。主要临床表现为突起高热、剧烈头痛、频繁呕吐，皮肤及黏膜瘀点、瘀斑，脑膜刺激征，严重者可有败血症休克和脑实质损害，常可危及生命。

【病原学】

脑膜炎球菌（又称脑膜炎奈瑟菌）属奈瑟菌属，为革兰氏阴性双球菌，直径 0.6 ～ 0.8 μm，呈肾形或豆形，凹面相对，常成对排列或呈四联菌排列。有荚膜，无芽孢，不活动。该菌为专性需氧菌，对营养要求高，在巧克力血琼脂培养基上生长良好。细菌裂解可释放内毒素，为其致病的重要因素。

脑膜炎球菌主要有特异性荚膜多糖抗原、外膜蛋白抗原、脂寡糖抗原及菌毛抗原等。根据特异性荚膜多糖抗原性的不同，可将其分为 A、B、C、D、X、Y、Z、29E、W135、H、I、K、L 13 个血清群，其中以 A、B、C 群最常见。A 群引起全球性大流行，B、C 群引起地区性流行，C 群毒力较强，可导致暴发型流脑。本菌对外界抵抗力弱，对干燥、寒冷、湿热、紫外线均敏

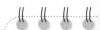

感，一般消毒剂可迅速将其杀灭，在体外能产生自溶酶而自溶死亡。

【流行病学】

1. 传染源　带菌者和患者是本病的传染源。人是本菌唯一的天然宿主。本病隐性感染率高，流行期间人群带菌率可高达50%。细菌感染后寄生于正常人鼻咽部，无症状，不易被发现，故带菌者作为传染源意义更大。

2. 传播途径　病原菌主要经咳嗽、打喷嚏借飞沫由呼吸道直接传播。间接传播的机会较少，但密切接触（如同睡、怀抱、接吻、哺乳）对2岁以下婴幼儿的发病有重要意义。

3. 人群易感性　人群普遍易感，以5岁以下儿童（尤其是6个月至2岁婴幼儿）发病率最高。感染后可产生持久免疫力。各群之间有交叉免疫，但不持久。

4. 流行特征　本病全年均可发病，以冬、春季节为发病高峰。本病呈全球分布，在温带地区可出现地方性流行。我国自1985年开展A群疫苗接种之后，发病率持续下降，未再出现全国性大流行。但近几年流行趋势有所上升，尤其是B群和C群引起的流行有增多的趋势。

【发病机制与病理改变】

病原体自上呼吸道侵入人体后，由于脑膜炎球菌不同菌株的侵袭力不同，发病与否以及病情轻重取决于人体防御功能和细菌毒力的强弱。如免疫功能正常，则病原菌被杀灭；如免疫力较弱，细菌可在鼻咽部繁殖而成为无症状带菌者，或仅有轻微上呼吸道感染症状而自愈。当免疫力低下或细菌毒力较强时，细菌可从鼻咽部进入血液循环，形成短暂菌血症，少数患者发展为败血症。败血症期间，细菌释放的内毒素是致病的重要因素。内毒素引起全身的施瓦茨曼反应，激活补体，血清炎症介质明显增加，产生循环障碍和休克。脑膜炎球菌内毒素较其他细菌内毒素更易激活凝血系统，因此在休克早期便出现弥散性血管内凝血（DIC）及继发纤溶亢进，进一步加重微循环障碍、出血和休克，最终造成多器官功能衰竭。

细菌侵犯脑膜，进入脑脊液，释放内毒素，引起脑膜和脊髓膜化脓性炎症及颅内压增高，出现惊厥、昏迷等症状，严重脑水肿时可形成脑疝导致死亡。

败血症期的主要病变是血管内皮损害，血管壁炎症、坏死和血栓形成，血管周围出血。皮肤、黏膜局灶性出血，肺、心脏、胃肠道及肾上腺皮质也可有广泛出血。

脑膜炎期病变为软脑膜和蛛网膜的化脓性炎症，血管充血、出血、炎症、水肿可引起颅内压增高；大量纤维蛋白、中性粒细胞及血浆外渗，引起脑脊液浑浊。颅底部由于化脓性炎症的直接侵袭和炎症后粘连引起脑神经损害。暴发休克型患者的皮肤、内脏血管损害更为严重、广泛，造成皮肤、内脏广泛出血。暴发型脑膜脑炎病变主要在脑实质，引起脑组织坏死、充血、出血及水肿。

【临床表现】

本病潜伏期为1～7天，一般为1～2天。按病情轻重可分为普通型、暴发型、轻型、慢性型。

1. 普通型　最常见，约占发病患者的90%。根据发展过程可分为以下4期。

（1）前驱期（上呼吸道感染期）：此期主要表现为低热、咽痛、鼻塞等上呼吸道感染症状，持续1～2天。因发病急、病情进展速度快，易被忽视。

（2）败血症期：起病急，多数患者起病后即表现为突发高热、寒战、头痛、呕吐、全身不适及精神萎靡等明显的毒血症症状。体温常迅速升高达40℃以上。幼儿常表现为哭闹、拒食、烦躁不安、皮肤感觉过敏和惊厥。70%～90%的患者皮肤、黏膜出现瘀点或瘀斑，常见于四肢、软腭、眼结膜及臀等部位。皮疹初呈鲜红色，迅速增多、扩大，病情严重者瘀点或瘀斑迅速扩大，中央呈紫黑色坏死或水疱。此期血培养可阳性，瘀点涂片可找到病原菌。多数病例于1～2天后进入脑膜炎期。

（3）脑膜炎期：除败血症期高热及中毒症状外，同时伴有剧烈头痛、喷射性呕吐、烦躁

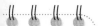

不安，脑膜刺激征阳性，重者出现谵妄、意识障碍及抽搐。有些婴儿脑膜刺激征缺如，若前囟（未闭者）隆起，对诊断有很大意义，但应注意因呕吐、失水等可造成前囟下陷。本期经治疗患者通常在 2 ～ 5 天进入恢复期。

（4）恢复期：治疗后体温逐渐降至正常，皮肤瘀点、瘀斑消失，意识及精神状态改善，神经系统检查恢复正常，患者一般在 1 ～ 3 周痊愈。约 10% 患者在病程中可出现口周疱疹。

2. 暴发型　多见于儿童，起病急骤，病情凶险，可分为以下 3 型。

（1）休克型：突起寒战、高热，严重者体温不升，伴头痛、呕吐，短期内出现全身皮肤及黏膜广泛瘀点、瘀斑，并迅速融合成片。循环衰竭为本型重要的特征，表现为面色苍白、四肢厥冷、皮肤呈花斑状、口唇及肢端发绀、脉搏细速、血压下降或测不出。若抢救不及时，病情可急速恶化。

（2）脑膜脑炎型：主要表现为脑膜及脑实质损害。患者除高热、瘀斑外，还可有剧烈头痛、频繁呕吐，反复惊厥，迅速昏迷，血压升高，锥体束征阳性，严重者可发展为脑疝。

（3）混合型：可先后或同时出现休克型和脑膜脑炎型的临床表现，病情更为凶险，病死率极高。

3. 轻型　多见于流行性脑脊髓膜炎流行后期，病变轻微。临床表现为低热、轻微头痛及咽痛等上呼吸道症状，可见少数出血点。脑脊液多无明显变化，皮肤出血点及咽拭子培养可有脑膜炎球菌生长。

4. 慢性型　成年人多见此型，由于抗菌药物的早期合理使用，该型已较为少见。病程可迁延数周甚至数月。常表现为间歇性发冷、发热，每次发热历时 12 小时后缓解，间隔 1 ～ 4 天再次发作。每次发作后常成批出现皮疹，以红色斑丘疹为主，也可出现瘀点。还可伴有关节痛、脾大、白细胞计数增多，血培养可为阳性。

【实验室及其他检查】

1. 血常规　白细胞计数明显增多，一般在（10 ～ 20）×10^9/L 或以上，中性粒细胞比例升高，在 80% ～ 90% 或以上，并发 DIC 者血小板减少。

2. 脑脊液检查　是明确诊断的重要方法。典型患者脑膜炎期脑脊液压力增高，外观呈浑浊米汤样或脓样；白细胞计数明显增多至 $1.0×10^9$/L，以多核细胞为主，氯化物及糖含量明显降低，蛋白含量增高。但在病初或败血症休克型患者，脑脊液多无改变，应在 12 ～ 24 小时后复查。

3. 细菌学检查　是本病确诊的重要手段。

（1）涂片：取瘀斑处组织液涂片检查，简便易行，阳性率达 80%，是早期诊断本病的重要方法。脑脊液离心沉淀涂片检查阳性率为 60% ～ 80%。

（2）细菌培养：可取瘀斑组织液、血液或脑脊液进行细菌培养。应在抗菌药物使用前收集标本进行检测。

4. 免疫学检测　可协助确诊，多应用于已用抗菌药物治疗，细菌学检查阴性者。

（1）特异性抗原：检测患者早期血液及脑脊液中脑膜炎球菌特异性抗原，有助于早期诊断，阳性率在 90% 以上。

（2）特异性抗体：病程后期可于血清中检测出特异性抗体，阳性率约为 70%。恢复期效价升高 4 倍以上有流行病学诊断价值。

【诊断要点】

1. 流行病学资料　冬、春季节发病，好发人群，1 周以内有流行性脑脊髓膜炎患者密切接触史，或当地有本病发生或流行。

2. 临床表现　突发高热、剧烈头痛、频繁呕吐、皮肤和黏膜瘀点及瘀斑，脑膜刺激征阳性，严重者可有感染性休克、意识障碍、惊厥及呼吸衰竭等。

3. 实验室及其他检查　白细胞计数及中性粒细胞比例明显增加；脑脊液呈化脓性改变；

细菌学检查阳性即可确诊。免疫学检查阳性有助于诊断。

【治疗要点】

1. 普通型

（1）一般对症治疗：本病治疗的基础是早期诊断，就地住院隔离治疗，密切监护，预防并发症。保证足够的热量、液体量及电解质的补充。高热时可用药物或物理降温。颅内压高时应用 20% 甘露醇脱水治疗。

（2）病原治疗：一旦高度怀疑流行性脑脊髓膜炎，应在 30 分钟内给予抗菌治疗。尽早、足量应用敏感并能透过血脑屏障的抗菌药物。常选用以下抗菌药物。

1）青霉素：目前在国内外仍为治疗本病的首选药。青霉素不易通过血脑屏障，在脑膜炎时脑脊液中的药物浓度仅为血液中的 10%～30%，需加大剂量后才能达到治疗有效浓度。成人剂量为 800 万 U，每 8 小时 1 次。儿童剂量为 20 万～40 万 U/kg，分 3 次静脉滴注，疗程 5～7 天。

2）头孢菌素：第三代头孢菌素对脑膜炎球菌抗菌活性强，易透过血脑屏障，且毒性低。如头孢噻肟钠成人剂量 2 g，儿童 50 mg/kg，每 6 小时静脉滴注 1 次；头孢曲松成人 2 g，儿童 50～100 mg/kg，每 12 小时静脉滴注 1 次。疗程 7 天。

3）氯霉素：对脑膜炎球菌有良好的抗菌活性，且易透过血脑屏障，可口服、肌内注射或静脉滴注，疗程 5～7 天。

2. 暴发型 尽早应用有效抗生素，可联合用药。在病原治疗的同时，做好对症治疗。

（1）休克型

1）纠正休克：在补充有效循环血量和纠正酸中毒的基础上，如休克仍无明显好转，应选用血管活性药物。首选不良反应较小的山莨菪碱（654-2），每次 0.3～0.5 mg/kg，重者可用 1 mg/kg，每隔 10～15 分钟静脉注射 1 次，见面色转红、四肢温暖、血压上升后，减少剂量，延长给药时间，一般需维持 6 小时，待病情稳定后逐渐停药。阿托品可替代山莨菪碱。

2）DIC 治疗：若皮肤瘀点、瘀斑不断增加，且融合成大片，并有血小板减少者，宜及早应用肝素，有利于减少出血及纠正休克。高凝状态纠正以后，应补充被消耗的凝血因子，可输入新鲜血液、血浆，并应用维生素 K。

3）肾上腺皮质激素的应用：适应证为毒血症症状明显的患者，应用地塞米松等。

（2）脑膜脑炎型

1）减轻脑水肿及防治脑疝：及早发现脑水肿，积极进行脱水治疗，预防脑疝，可用 20% 甘露醇脱水治疗。

2）呼吸衰竭的治疗：积极治疗脑水肿的同时，还应注意保持呼吸道通畅，必要时气管插管，使用呼吸机治疗。

【预后】

本病普通型如及时诊断、合理治疗，则预后良好，多能治愈，并发症和后遗症少见。暴发型病死率较高，其中脑膜脑炎型及混合型预后更差。年龄小于 2 岁的婴幼儿及老年人预后差。如能早期诊断，及时予以综合治疗，病死率可显著下降。

【预防】

1. 管理传染源 早期发现患者，就地隔离治疗，隔离至症状消失后 3 天，一般不少于病后 7 天。密切接触者医学观察 7 天。

2. 切断传播途径 搞好环境卫生，保持室内通风，避免到拥挤的公共场所，减少集会，外出应戴口罩等。

3. 保护易感人群

（1）疫苗接种：国内多年来应用流脑 A 群多糖菌苗，保护率达 90% 以上，可极大降低流行性脑脊髓膜炎的发病率。接种对象主要为 15 岁以下儿童，新兵入伍及免疫缺陷者均应注射。近年来，由于 C 群的流行，我国已经开始接种流脑 A、C 群多糖菌苗，也有很高的保护率。

（2）药物预防：对密切接触者应用磺胺甲噁唑预防，推荐剂量为成人每日 2 g，儿童 50 ～ 100 mg/kg，连服 3 天。另外，头孢曲松、氧氟沙星等也能起到良好的预防作用。

【主要护理诊断 / 问题】

1．体温过高　与脑膜炎球菌感染有关。

2．组织灌注量改变　与脑膜炎球菌内毒素引起微循环障碍有关。

3．意识障碍　与脑膜炎症、脑水肿、颅内压增高有关。

4．有皮肤完整性受损的危险　与皮肤血管受损有关。

5．潜在并发症：惊厥、脑疝、呼吸衰竭。

【护理措施】

1．一般护理

（1）消毒与隔离：在标准预防的基础上，采取飞沫隔离和接触隔离。

（2）休息与活动：卧床休息，治疗、护理操作集中进行，尽量减少搬动患者，避免诱发惊厥。腰椎穿刺后，协助患者取去枕平卧位 4 ～ 6 小时。保持病室空气流通、舒适、安静。

（3）饮食护理：给予高热量、高蛋白、富含维生素、易消化的流食或半流食。鼓励患者少量多次饮水。频繁呕吐不能进食及意识障碍者应遵医嘱静脉输液，维持水、电解质平衡。

2．病情观察　流行性脑脊髓膜炎患者病情变化快，部分患者在住院 24 小时内可从普通型转为暴发型，因此密切观察病情变化十分重要。应观察生命体征的变化，以早期发现循环衰竭及呼吸衰竭；意识障碍是否加重；皮疹是否继续增加、融合；面色变化及瞳孔大小、形状变化情况；抽搐先兆及表现。准确记录液体出入量。

3．对症护理

（1）发热：参见第一章第八节。

（2）头痛：头痛严重者要注意避免强光刺激以免诱发惊厥，颅内压高的患者需抬高头部。

（3）呕吐：呕吐时协助患者取侧卧位，防止误吸；呕吐后及时清洁口腔，更换脏污的衣服、被褥，保持环境清洁、无异味；呕吐频繁者遵医嘱给予镇静药或脱水药，并观察有无水、电解质代谢紊乱的表现。

（4）皮疹：流行性脑脊髓膜炎患者可出现大片瘀斑，甚至皮肤坏死，因此应注意皮肤护理，参见第一章第八节。

（5）循环衰竭：参见本章第二节细菌性痢疾的护理。

（6）惊厥、意识障碍、呼吸衰竭：参见第二章第二节流行性乙型脑炎的护理。

4．诊疗护理

（1）用药护理：①使用青霉素及头孢菌素时，应注意观察有无过敏反应。②使用磺胺类药物时，应注意其对肾的损害，鼓励患者多饮水，每日至少饮水 2000 ml，保证尿量在 1000 ml 以上，或遵医嘱使用碱性药物以碱化尿液。③应用氯霉素者，应注意观察有无胃肠道反应及骨髓抑制现象。④应用脱水药时，应注意按规定时间输入药物、准确记录液体出入量，注意观察有无水、电解质代谢紊乱表现及患者的心功能状态。⑤应用肝素进行抗凝治疗时，应注意用法、用量、间隔时间，并注意观察过敏反应及有无自发性出血。

（2）标本采集：应在使用抗菌药物前收集标本，标本需及时送检、保暖，及时检查。

5．心理护理　因暴发型流脑病情危重、死亡率高，患者及家属均可产生紧张、焦虑及恐惧心理。此时，护士应保持镇静，以认真、负责的工作作风和娴熟的操作技术，取得患者及家属的信赖，使其产生安全感。增强战胜疾病的信心。

【健康教育】

1. 对公众的健康教育 加强卫生宣传教育，开展群众性卫生运动，搞好环境卫生和个人卫生，室内通风换气，勤晒衣被和玩具，预防疾病传播。疾病流行期间避免带儿童到人多拥挤的场所，外出时戴口罩。宣传流脑菌苗注射对预防流行性脑脊髓膜炎的重要作用，鼓励群众按时接种。

2. 对患者及家属的健康教育 讲述流行性脑脊髓膜炎的临床过程及预后等，在冬、春季节，如出现高热、抽搐、意识障碍及皮肤瘀点，应及时就诊。如出现后遗症，应指导患者和家属坚持功能锻炼，提高患者的生活质量。

随堂测 3-5

（吕　冬）

第六节　布鲁菌病

布鲁菌病（brucellosis）又称波状热，是由布鲁氏菌引起的自然疫源性疾病。临床特征为长期发热、多汗、乏力、肌肉和关节疼痛、肝大、脾大及淋巴结肿大。本病易慢性化，易复发。

【病原学】

布鲁氏菌为球杆状的革兰氏阴性菌，无鞭毛，无芽孢，光滑型菌株有微荚膜，至少有 6 个生物种，19 个生物型，即马尔他布鲁氏菌（羊种菌）、流产布鲁氏菌（牛种菌）、猪布鲁氏菌、犬布鲁氏菌、绵羊附睾布鲁氏菌和沙林鼠布鲁氏菌。临床上以前四种对人类致病，其中以羊种菌致病力最强，所致临床症状最重。布鲁氏菌含有 20 余种蛋白抗原和脂多糖。其中脂多糖在致病中起重要作用。

布鲁氏菌在外界环境中抵抗力较强。可在乳及乳制品、皮毛、冻肉中生存数月，对紫外线、热和常用消毒剂敏感，湿热 60 ℃或紫外线照射 20 分钟即死亡。

【流行病学】

1. 传染源 目前已知有 60 余种家畜、家禽、野生动物是布鲁氏菌的宿主。与人类有关的传染源主要为羊、牛、猪，其他动物（如犬、鹿、马、骆驼）也可为传染源。布鲁菌病首先在染菌动物间传播，造成带菌或发病，然后波及人类。

2. 传播途径

（1）接触传播：如直接接触病畜及其排泄物、分泌物，或接产羊羔、屠宰病畜、剥皮、挤奶等过程中未加防护，致病菌经破损的皮肤或眼结膜感染；还可因间接接触病畜污染的环境及物品而感染。

（2）消化道传播：食入含菌的乳类、水和食物而受到感染。

（3）呼吸道传播：致病菌污染环境后形成气溶胶，经呼吸道感染。

（4）其他：苍蝇携带、蜱叮咬也可传播本病。人与人之间传播罕见。

3. 人群易感性 人群普遍易感，病后可获得较强的免疫力。各型之间有交叉免疫，再次感染者很少。疫区居民可因隐性感染而获得免疫力。

4. 流行特征 本病为全球性疾病。全球 100 余个国家每年上报 WHO 的布鲁菌病超过 50万例，实际发病数远超过上报数。我国自 20 世纪 90 年代中期以来，布鲁菌病的发病率逐年上升，成为严重的社会问题。本病主要流行于西北、东北、内蒙古、青藏高原等牧区，流行的主要菌种为羊种菌和牛种菌。

【发病机制与病理改变】

1. 发病机制 布鲁氏菌突破皮肤或黏膜屏障后侵入人体，被吞噬细胞吞噬而成为胞内寄生菌，经淋巴管进入局部淋巴结，在此大量繁殖，形成局部原发病灶。细菌在吞噬细胞内大量繁殖，导致吞噬细胞破裂后进入淋巴和血液循环形成菌血症。血液中的细菌被单核细胞吞噬，并随血流到达肝、脾、淋巴结、骨髓等处的单核巨噬细胞系统，在其内生长繁殖形成多发性病灶。在机体各因素的作用下，病原菌释放内毒素及菌体其他成分，造成临床上的菌血症、毒血症和败血症。

对于布鲁氏菌感染，机体以细胞免疫为主，感染后机体所产生的 IgM 和 IgG 抗体可发挥免疫调节作用。如机体免疫功能正常，病原菌被清除而痊愈。如免疫功能不健全，或感染的菌量大、毒力强，则部分细菌被吞噬细胞吞噬带入各组织、器官形成新的感染灶，感染灶的细菌生长繁殖再次入血，导致疾病复发，如此反复，形成慢性感染。除病原菌的直接损害以及内毒素作用外，超敏反应也是致病的重要因素。

2．病理改变　本病所累及的组织、器官广泛，以单核巨噬细胞系统最为常见。急性期常有弥漫性细胞增生，慢性期可出现由上皮细胞、巨噬细胞、浆细胞及淋巴细胞组成的肉芽肿。心血管系统、运动系统、生殖系统、神经系统等常有轻重不等的病变。

【临床表现】

本病潜伏期为 1～3 周，平均 2 周。临床上依据病程分为急性感染（病程＜6 个月）和慢性感染（病程＞6 个月）。

1．急性感染　大多缓慢起病，主要症状为发热、多汗、乏力、关节和肌肉疼痛、睾丸肿痛等。发热以不规则热多见，仅有 5%～20% 出现典型波状热，即发热 2～3 周后，间歇数日至 2 周再起发热，如此循环，呈波状热。多汗是本病患者突出的症状之一，多于夜间或凌晨热退时大汗淋漓，甚至不发热时也有多汗。肌肉和关节疼痛常较剧烈，为全身性、多发性，关节痛主要累及膝、腰、髋等大关节，为游走性疼痛，也可表现为滑膜炎、腱鞘炎、关节周围炎。病原菌可累及泌尿生殖系统，男性患者可发生睾丸炎或附睾炎导致睾丸肿痛，多为单侧；女性患者可发生卵巢炎、输卵管炎等。患者肝、脾、淋巴结常肿大，其他还可出现头痛、神经痛、皮疹等。

2．慢性感染　可由急性期发展而来，也可无急性病史，直接表现为慢性。慢性感染者的表现具有多样性，可分为两类：一类是全身性非特异性症状，主要表现为疲劳、全身不适、精神抑郁等；另一类是器质性损害，最常见的为骨骼肌肉系统，表现为大关节损害、肌腱挛缩等。神经系统病变也较常见，如周围神经炎、脑膜炎。还可见泌尿生殖系统病变，如睾丸炎、附睾炎、卵巢炎。此外，本病还可局限于某一器官，以骨、关节、中枢神经系统最常见，表现为相应的临床症状和体征，如脊柱炎、肝脓肿、脾脓肿、肺炎。

【并发症】

急性期常合并脑膜炎、脑膜脑炎、多发性神经根病、单关节炎、骨髓炎、心内膜炎、心包炎、心肌炎、胆囊炎及肝炎等。慢性期可有关节和脊柱强直、肌腱挛缩等。

【实验室及其他检查】

1．血常规　白细胞计数正常或减少，淋巴细胞或单核细胞比例增多。红细胞沉降率在急性期加快，慢性期正常或偏高，持续增高提示有活动性。

2．病原学检查　为本病确诊的重要依据。可取血液、骨髓、乳汁、脑脊液等做细菌培养，急性期培养阳性率高。

3．免疫学检查

（1）平板凝集试验：虎红平板（RBPT）或平板凝集试验（PAT）结果为阳性，用于初筛。

（2）试管凝集试验（SAT）：滴度为 1∶100（++）及以上或病程 1 年以上滴度 1∶50（++）及以上。

（3）补体结合试验（CFT）：滴度 1∶10（++）及以上。

（4）布鲁菌病库姆斯（Coomb）试验：滴度 1∶400（++）及以上。

（5）酶联免疫吸附试验（ELISA）：可分别定量检测特异性 IgG、IgM 和 IgA 抗体水平，具有较好的灵敏性和特异性，1∶320 为阳性。

【诊断要点】

1. 流行病学史　包括是否处于流行地区；有无牛、羊等接触史；是否饮用过未消毒的牛奶或羊奶等。

2. 临床表现　多缓慢起病，急性期有发热、多汗、关节疼痛、神经痛、肝大、脾大、淋巴结肿大等。慢性期有神经精神症状以及骨关节损害症状。

3. 实验室及其他检查　可做血液、骨髓或其他体液等细菌培养及血清免疫学检测，作为本病的确诊依据。

【治疗要点】

1. 急性感染

（1）一般治疗和对症治疗：卧床休息，注意补充水和电解质。高热患者应用物理降温。头痛、关节疼痛剧烈者应用镇痛药。中毒症状明显和睾丸炎严重者，可适当应用肾上腺皮质激素。

（2）病原治疗：应选择能进入细胞内的抗菌药物，采用早期、联合、规律、适量、全程的治疗原则，以减少复发和并发症的发生。

1）成人及 8 岁以上儿童：WHO 首选多西环素（强力霉素）（每次 100 mg，每日 2 次，口服，共 6 周）联合利福平（每次 600 ~ 900 mg，每日 1 次，口服，共 6 周）或多西环素（每次 100 mg，每日 2 次，口服，共 6 周）联合链霉素（每次 1000 mg，每日 1 次，肌内注射，共 2 ~ 3 周）。如果不能使用上述药物或药物效果不佳，可采用多西环素联合复方磺胺甲噁唑片或利福平联合氟喹诺酮类药物。

2）8 岁以下儿童：可采用利福平联合复方磺胺甲噁唑片治疗，也可采用利福平联合氨基糖苷类药物治疗。

3）孕妇：可采用利福平联合复方磺胺甲噁唑片治疗。如果在妊娠 12 周内发生布鲁菌病，可选用第三代头孢菌素联合复方磺胺甲噁唑片治疗，可减少妊娠中断的发生；药物治疗对孕妇有潜在的危险，应权衡利弊使用。

存在合并症者，一般可考虑应用三联或三联以上药物治疗，并应适当延长疗程。

2. 慢性感染　具有局部病灶或细菌培养阳性的慢性患者，均需病原治疗，方法同急性感染，必要时需重复治疗几个疗程。还可采用脱敏治疗，少量多次注射布鲁氏菌抗原，能够避免激烈的组织损伤，又可起到一定的脱敏作用。此外，根据患者的具体情况采取对症治疗。

【预后】

本病一般预后良好，经规范治疗，大部分可治愈。但部分患者因诊治不及时、不彻底，会导致复发和慢性化。急性感染者经抗菌治疗后约 10% 患者出现复发。慢性病例治疗较为复杂，部分患者治疗效果较差。少数病例可遗留骨和关节的器质性损害，使肢体活动受限。有的病例出现中枢神经系统后遗症。

【预防】

1. 管理传染源　对疫区的传染源定期进行检疫，隔离治疗，必要时应宰杀。急性期患者应隔离至症状消失，血、尿细菌培养阴性方可解除隔离。

2. 切断传播途径　加强对畜牧产品的卫生监督，禁止销售和食用病畜肉类及乳制品。病畜的流产物及死畜必须深埋，皮毛消毒后需放置 4 个月以上方可运出疫区。对病畜污染场所应严格消毒，防止病畜排泄物污染水源。

3. 保护易感人群　凡从事畜牧、屠宰、兽医及畜产品加工者，在工作中应加强防护，对有可能感染的人员或牲畜，应行菌苗接种。

【主要护理诊断／问题】

1．体温过高　与布鲁氏菌感染有关。

2．疼痛　与关节炎症有关。

3．有体液不足的危险　与出汗过多有关。

【护理措施】

1．一般护理

（1）消毒与隔离：在标准预防的基础上，采取接触隔离。

（2）休息与活动：急性期疼痛明显时应卧床休息，减少活动，注意保暖。协助患者取舒适体位，保持关节的功能位。关节肿胀严重时，嘱患者缓慢行动，避免肌肉及关节损伤。间歇期可进行日常活动，但活动量不宜过多。

（3）饮食护理：给予营养丰富、易消化的饮食，并保证足够的水分和电解质摄入，成人每日入量 3000 ml，出汗多或入量不足者静脉补液。

2．病情观察　监测生命体征，特别是体温的变化，观察热型、体温升降特点、持续时间。观察有无肝、脾、淋巴结肿大，了解关节及肌肉疼痛的程度、部位及伴随症状。及时了解相关的检查结果。

3．对症护理

（1）发热：详见第一章第八节。

（2）多汗：患者出汗较多，部分患者可因大汗导致虚脱，因此应采取冷敷或擦浴等物理降温方法。及时更换内衣裤及寝具，保持皮肤清洁、干燥。

（3）疼痛：急性期关节疼痛者可服用解热镇痛药，也可用 5%～10% 硫酸镁局部湿热敷，每日 2～3 次或使用理疗等，并采用支架保护损伤关节，防止受压。协助患者翻身、按摩、肢体被动运动，防止关节强直与肌肉挛缩。睾丸肿痛不适者，可用十字吊带托扶。

（4）用药护理：本病常采用利福平及其他抗菌药物进行病原治疗。护士应了解药物的作用、疗程、用法及药物不良反应等，并告知患者，如利福平可引起肝损害，应定期检查肝功能；还可使分泌物、排泄物变成橘黄色，服药前应告诉患者，以免引起其恐惧。链霉素可致听神经损害，引起耳鸣、耳聋。还应该告诉患者预防药物不良反应的方法。本病采用多疗程及联合给药的治疗方法，应嘱患者坚持治疗。

【健康教育】

1．对公众的健康指导　重点对牧民进行预防教育，讲述管理传染源及切断传播途径的措施，特别强调要加强个人防护及进行预防接种，以防止发病。

2．对患者及家属的健康指导　介绍本病有关知识，如临床表现、治疗方法。说明本病复发率较高，急性期常采用联合用药和多疗程疗法，以避免复发及慢性化。本病一般预后良好，但复发率较高，出院后仍应避免过度劳累，注意增加营养，并应于出院后 1 年内定期复查。

（吕　冬）

随堂测 3-6

第七节　猩 红 热

　　猩红热（scarlet fever）是由 A 组 β 型链球菌引起的急性呼吸道传染病。临床特点为急性起病，发热、咽峡炎、全身弥漫性鲜红色皮疹和疹后明显脱屑。少数患者在病后可出现变态反应性心脏、肾、关节损害。

【病原学】

　　A 组 β 型溶血性链球菌也称为化脓性链球菌，革兰氏染色阳性。按其菌体细胞壁表面所含多糖抗原的不同，可分为 A ～ U（无 I、J）19 组，猩红热主要由 A 组引起。A 组溶血性链球菌又可依其表面蛋白抗原（M 抗原）的不同，分为 100 余种血清型。M 蛋白与细菌的致病力有关，对中性粒细胞和血小板都有免疫毒性作用。

　　A 组 β 型溶血性链球菌的致病力来源于细菌本身及其产生的毒素和蛋白酶类。细菌产生的毒素主要有：①致热外毒素，即红疹毒素，可导致发热和猩红热皮疹，抑制吞噬系统的功能，触发施瓦茨曼（Schwartzman）反应。②溶血素，可分为 O 和 S 两种，对白细胞、红细胞和血小板具有毒性，并能引起心脏损伤。③蛋白酶，包括透明质酸酶、链激酶和其他各种蛋白酶，可溶解、破坏组织成分，有利于细菌的感染和扩散。

　　此菌对热及干燥的抵抗力较弱，加热至 56 ℃ 30 分钟或使用一般消毒剂均可将其杀灭，但在痰液和渗出物中可生存数周。

知识链接

链球菌的分类

　　根据链球菌在血琼脂平板上溶解红细胞的能力，链球菌可分为甲型（α）、乙型（β）和丙型（γ）三大类。①甲型（α）溶血性链球菌：产生溶血素，呈不完全性溶血。在血琼脂平板上，菌落周围有直径 1 ～ 2 mm 的草绿色溶血环，故又称为草绿色链球菌。②乙型（β）溶血性链球菌：产生溶血素，呈完全性溶血。在血琼脂平板上，菌落周围有宽 2 ～ 4 mm、界限分明、无色透明的溶血环，致病力强。③丙型（γ）溶血性链球菌：不产生溶血素，在血琼脂平板上，菌落周围无溶血环，故又称非溶血性链球菌。

【流行病学】

1. 传染源 主要是猩红热患者及带菌者。自发病前 24 小时至疾病高峰时传染性最强。A 组 β 型溶血性链球菌引起的咽峡炎患者，排菌量大且不易被重视，是重要的传染源。

2. 传播途径 多数经空气飞沫传播。也有经皮肤伤口或产妇产道等处侵入而传播的案例，分别被称为"外科型猩红热""产科型猩红热"。

3. 人群易感性 人群普遍易感，感染后抗体可产生抗菌免疫和抗毒素免疫。抗菌免疫主要来自抗 M 蛋白抗体，具有型特异性，各型间无交叉免疫。对红疹毒素产生的抗毒素免疫较持久，但红疹毒素的 5 种血清型之间亦无交叉免疫，故感染另一种红疹毒素的 A 组链球菌后仍可再次患病。

4. 流行特征 本病多见于温带地区，全年均可发病，尤以冬、春季节多见。可发生于任何年龄，但最常见于儿童。中华人民共和国成立后，该病发病率和病死率显著下降，2021 年我国的猩红热发病率已降至 2.09/10 万，2017—2021 年累积报告病例数为 281 037 例，死亡 1 例。值得注意的是，变异菌株可致传染性、致病性增强而引起局部暴发流行及病死率的升高，如 2011 年中国香港特别行政区和上海市猩红热疫情的暴发。

【发病机制与病理改变】

病原体侵入机体后主要产生以下 3 种病变。

1. 化脓性病变 病原体从咽部和扁桃体侵入后，通过 M 蛋白黏附于咽部黏膜，并依靠其抵抗机体白细胞的吞噬作用，使局部产生化脓性炎症，引起咽峡炎和扁桃体炎。在透明质酸酶、链激酶等作用下，使炎症扩散并引起组织坏死。

2. 中毒性病变 病原菌产生的毒素侵入血流，引起发热、头痛、头晕等全身毒血症症状。红疹毒素使皮肤和黏膜充血、水肿、上皮细胞增生和白细胞浸润，尤以毛囊周围最明显，形成典型的猩红热皮疹。最后表皮细胞死亡，角化层脱落，形成脱屑。黏膜也可充血，有时呈点状出血，形成"内疹"。肝、脾、淋巴结等间质血管周围有单核细胞浸润，并有不同程度的充血及脂肪变性。心肌可有浑浊、肿胀和变性，严重者坏死。肾呈间质性炎症。中毒型患者的中枢神经系统可见营养不良变化。

3. 超敏反应性病变 在病程第 2～3 周，少数患者出现心脏、肾、关节滑囊等组织的超敏反应性变化。

【临床表现】

猩红热潜伏期为 1～7 天，一般为 2～3 天。

1. 普通型 在流行期间大多数患者属于此型。

（1）发热：多为持续性发热，体温可达 39 ℃左右，伴有头痛、全身不适、食欲减退等全身中毒症状。

（2）咽峡炎：表现为咽痛，尤以吞咽时明显。咽及扁桃体充血，局部有脓性渗出物。颌下及颈部淋巴结呈非化脓性炎症改变。

（3）皮疹：发热后 24 小时内开始出现皮疹，始于耳后、颈部及上胸部，迅速蔓延至全身。典型皮疹是在皮肤上出现均匀分布的弥漫性充血性针尖大小的丘疹，压之褪色，伴有痒感，部分患者可见带黄白色脓头且不易破溃的皮疹，称为粟粒疹，严重者可有出血性皮疹。在皮肤皱褶处（如肘窝、腋窝、腹股沟）皮疹密集，该处常因压迫、摩擦而引起皮下出血，形成紫红色线状，称为"线状疹"，又称巴氏线（pastia lines）。如颜面部仅有充血而无皮疹，口鼻周围相对苍白，称为"口周苍白圈"，腭部可见有充血性或出血性黏膜内疹。多数情况下，皮疹于 48 小时达高峰，然后依出疹顺序开始消退，2～3 天退尽，严重者可持续 1 周左右。疹退后皮肤开始脱屑，皮疹越密，脱屑越明显，多呈片状脱皮，手掌、足底、指（趾）处可见大片脱皮，甚至呈手套、袜套状。面部、躯干部常为糠屑样脱皮。

（4）其他：病程初期，舌覆白苔，红肿的舌乳头突出于白苔之外，称为"草莓舌"；2～3天后，白苔开始脱落，舌面光滑呈肉红色，舌乳头仍凸起，称为"杨梅舌"。面部充血潮红，口鼻周围苍白，形成所谓的"口周苍白圈"。

近年来，临床以轻症患者较多见，患者常仅有低热、轻度咽痛等症状，皮疹稀少、消退快、脱屑轻，但仍可引起超敏反应性并发症。

2．其他类型

（1）脓毒型：目前已罕见。主要表现为咽部和扁桃体的化脓性炎症、坏死及溃疡，细菌扩散到邻近组织，形成化脓性中耳炎、鼻窦炎、乳突炎及颈淋巴结炎，也可侵入血液循环引起败血症。

（2）中毒型：主要表现为毒血症，高热、头痛、剧烈呕吐，甚至神志不清，可有中毒性心肌炎和感染性休克，咽峡炎不重，但皮疹密集，常有出血性皮疹。病死率高，目前很少见。

（3）外科型及产科型：病原菌由创口或产道侵入，皮疹先出现在伤口或产道周围，而后遍及全身，无咽峡炎表现，全身中毒症状轻。可从伤口分泌物中培养出病原菌。

【实验室及其他检查】

1．血常规　白细胞计数升高，可达（10～20）×10⁹/L，中性粒细胞所占比例在80%以上。出疹后嗜酸性粒细胞增多，占5%～10%。

2．尿常规　一般无明显异常。若发生肾超敏反应性并发症，则可出现尿蛋白、红细胞、白细胞及管型。

3．病原学检查　咽拭子或其他病灶分泌物培养可有A组β型溶血性链球菌生长，细菌培养阳性可确诊。

【诊断要点】

1．流行病学资料　有与猩红热或咽峡炎患者接触史，或当地有本病流行。

2．临床表现　具有猩红热特征性表现，如急性发热、咽峡炎、典型皮疹及脱皮、口周苍白圈、巴氏线及"草莓舌"。

3．实验室及其他检查　白细胞计数及中性粒细胞比例增高，细菌培养阳性可确诊。

【治疗要点】

1．病原治疗　早期病原治疗可缩短病程，减少并发症。目前多数A组链球菌对青霉素仍较敏感，可用青霉素。成人每次80万U，每日2～3次，肌内注射，连用5～7天。儿童20万U/（kg·d），分2～3次静脉滴注，连用10天或热退后3天。严重病例应加大用药剂量并延长疗程。对青霉素过敏者，可选用红霉素或复方磺胺甲噁唑。带菌者可用常规治疗剂量青霉素，连续用药7天，一般均可转阴。

2．对症治疗　若发生感染中毒性休克，要积极补充血容量，纠正酸中毒，给予血管活性药物等。对于已化脓的病灶，必要时给予切开引流或手术治疗。

【预防】

1．管理传染源　对患者隔离至咽拭子培养3次阴性，且无化脓性并发症出现，从治疗日起隔离不少于7天。密切接触者医学观察7天。在儿童机构工作的带菌者应暂时调离工作岗位，并积极治疗，连续3次咽拭子培养阴性后方可恢复工作。

2．切断传播途径　流行期间避免儿童到公共场所。室内注意通风换气。

3．保护易感人群　对儿童机构的密切接触者可采用青霉素或磺胺类药物预防。

【主要护理诊断／问题】

1．体温过高　与β型溶血性链球菌感染有关。

2．皮肤完整性受损　与细菌产生红疹毒素引起皮肤损害有关。

3．疼痛：咽痛　与咽及扁桃体炎症有关。

4．潜在并发症：急性肾小球肾炎、风湿性关节炎。

【护理措施】

1．一般护理

（1）消毒与隔离：在标准预防的基础上，采取飞沫隔离和接触隔离。

（2）休息与活动：急性期卧床休息2～3周，以防出现并发症。如合并心肌炎，则卧床休息时间适当延长。

（3）饮食护理：给予营养丰富和易消化的流食、半流食或软食，忌酸、辣、干硬食物，鼓励患者多饮水。

2．病情观察　应密切观察体温变化、咽痛症状、咽部分泌物变化、皮疹变化及有无其他部位化脓性病灶。注意定时检查尿常规，及时发现肾损害。

3．对症护理

（1）发热：监测体温变化，必要时遵医嘱使用解热药，及时更换汗湿衣物。保持室内空气流通，温度及湿度适宜。

（2）皮疹：详见第一章第八节。

（3）咽痛：保持口腔清洁。咽部疼痛症状明显时，进行疼痛评估，必要时采取措施缓解疼痛，可用生理盐水或稀释后的复方硼砂含漱液（朵贝尔液）漱口。

4．用药护理　应用青霉素治疗时，应注意观察药物的疗效及不良反应。

【健康教育】

1．对公众的健康指导　流行期间小儿应避免到公共场所，房间应注意通风。对可疑猩红热、咽峡炎患者及带菌者，均应进行隔离治疗。

2．对患者及家属的健康指导　向家属讲述猩红热的临床表现、治疗药物及病情观察方法等，嘱轻型患者可在家中治疗及护理，进行发热及皮疹的护理指导。每周查一次尿常规，以便及时发现并发症，及时治疗。

（吕　冬）

随堂测 3-7

第八节　白　喉

案例 3-7

某患儿，女性，5岁，因"咽痛、发热4天，加重1天"入院。患儿4天前无明显诱因出现发热、咽部不适、疼痛，伴畏寒，体温达39.5℃。1天前自觉咽痛加重。体格检查：T 39.5℃，P 128次/分，R 30次/分，BP 90/60 mmHg。急性病容，双侧颌下及颈部淋巴结明显肿大，触痛明显。咽部充血、双侧扁桃体Ⅱ度肿大，咽喉部可见广泛灰白色假膜，较厚，不易脱落。心脏及肺检查无明显异常。实验室检查：血常规示白细胞计数$18.6×10^9$/L，中性粒细胞80%，淋巴细胞20%。初步诊断：白喉。

请回答：

1．该患儿白喉的诊断依据是什么？还需补充询问哪些信息？

2．为明确诊断，还应做哪些检查？

3．对患儿家中密切接触者，应给予何种预防措施？

白喉（diphtheria）是由白喉棒状杆菌引起的急性呼吸道传染病。临床特征为咽、喉等处形成灰白色假膜和全身中毒症状。严重者可并发心肌炎和周围神经麻痹。

【病原学】

白喉棒状杆菌属棒状杆菌属，革兰氏染色阳性，其一端或两端稍膨大呈棒状，形态细长稍弯曲，菌体排列极不规则，内有异染颗粒。亚甲蓝短时间染色菌体着色不均匀，奈瑟（Neisser）染色时菌体呈黄褐色，异染颗粒为蓝黑色。在亚锑酸钾血琼脂培养基上，细菌生长菌落呈灰黑色。白喉棒状杆菌侵袭力较弱，但能产生毒性强的外毒素，是主要的致病因素。将白喉棒状杆菌外毒素经 0.3% ~ 0.5% 甲醛处理后可制成无毒性但具有抗原性的类毒素，用于预防接种或制备抗毒素血清。

白喉棒状杆菌在外界生活能力较强，耐寒、耐干燥，在干燥假膜中可生存 3 个月，在玩具、衣服上可存活数日，对湿热及一般消毒剂抵抗力弱，56 ℃ 10 分钟即可死亡，在阳光直射下仅能存活数小时。

【流行病学】

1. 传染源　包括患者和带菌者。在潜伏期末即开始从呼吸道分泌物中向外排菌，具有传染性。健康带菌者占总人口的 0.1% ~ 5%，流行期带菌率可达 10% ~ 20%，恢复期带菌率在 10% 左右。因此，轻型、不典型患者和健康带菌者作为传染源在流行病学上更有意义。

2. 传播途径　主要经呼吸道飞沫传播，也可经被污染的手、用具和玩具等间接传播，偶尔可通过破损的皮肤和黏膜传播。

3. 人群易感性　人群普遍易感，患病后可产生针对外毒素的抗体，获得持久免疫力。新生儿可经母体获得免疫力，抗体水平在出生 3 个月后明显下降，1 岁后基本消失。

4. 流行特征　白喉为世界性分布，四季均可发生，以冬、春季多发，尤其易在居住环境拥挤、卫生条件差的地区流行。我国目前白喉已少见。

> **知识链接**
>
> **白喉抗毒素的发现**
>
> 白喉曾经是一种对成千上万儿童构成严重威胁的传染病。德国细菌学家埃米尔·冯·贝林（Emila Von Behriny）1854 年出生于德国，他通过多次动物实验，从两只幸存豚鼠体内取出了能对抗白喉棒状杆菌毒素的血清，即白喉抗毒素。后来他将白喉抗毒素血清给一名奄奄一息的白喉患儿注射，获得了成功。从此，白喉抗毒素作为治疗白喉的首选方法得到世界公认和大量临床应用。

【发病机制与病理改变】

1. 发病机制　白喉棒状杆菌侵入上呼吸道后，仅在局部黏膜表层生长繁殖，引起局部炎症，出现咽部充血、疼痛及扁桃体肿大。白喉棒状杆菌外毒素具有强烈毒性，可破坏细胞，导致周围组织纤维蛋白渗出和白细胞浸润。大量渗出的纤维蛋白与坏死组织、炎症细胞和白喉棒状杆菌凝结在一起，形成本病特有的灰白色假膜。咽部假膜与组织粘连紧密不易脱落，强行剥脱时可出血。喉、气管、支气管形成的假膜易脱落，引起梗阻窒息。白喉棒状杆菌外毒素吸收入血引起全身毒血症症状，毒素吸收量与假膜所在部位及范围有关。假膜范围越大，毒素吸收越多，临床症状越重。

2. 病理改变　白喉病理改变以中毒性心肌炎、白喉性神经炎最为显著。心肌常有脂肪变性、玻璃样变及颗粒样变性，心肌纤维断裂或传导束病变，临床可见心脏扩大。周围神经受累以运动神经为主，常为髓鞘变性、神经轴肿胀。此外，可有肾细胞肿胀、肾小管上皮细胞脱落

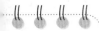

及肾上腺退行性变等，肝可出现脂肪浸润和肝细胞坏死。

【临床表现】

白喉潜伏期 1～7 天，一般 2～4 天。按病变部位分为以下几种类型。

1. 咽白喉 最常见，约占白喉患者的 80%，按假膜大小及病情轻重将其分为以下 4 型。

（1）普通型：起病缓慢，常有咽痛、食欲减退、全身不适、低热或中热等。咽部充血，扁桃体肿大，24 小时后可有片状灰白色假膜形成，边界清楚、不易剥离，强行剥离可致出血。常伴有颌下淋巴结肿大与压痛。

（2）轻型：全身症状轻，可有轻微发热与咽痛。假膜呈点状或小片状，多局限于扁桃体。有时假膜不明显而白喉棒状杆菌培养可呈阳性。

（3）重型：全身感染中毒症状重，高热、面色苍白、极度乏力、恶心、呕吐等。咽痛明显，假膜范围广且厚，可延及腭弓、腭垂及咽后壁，色灰黄、污秽。颈淋巴结肿大伴周围软组织水肿。可并发心肌炎和周围神经麻痹。

（4）极重型：起病急，假膜范围更广，呈污黑色，伴腐败口臭味，咽部和扁桃体高度肿胀，影响呼吸和吞咽。颈部淋巴结肿大，伴周围软组织明显水肿，状似"牛颈"。全身中毒症状极为严重，体温可高达 40 ℃，伴呼吸急促、烦躁不安、面色苍白、口唇发绀、血压下降，可出现心脏扩大、心律失常或中毒性休克等，如不及时治疗，常易死亡。

2. 喉白喉 占白喉患者的 20%，其中 25% 为原发性喉白喉，其余为咽白喉向下蔓延所致。其特征性表现为"犬吠样"咳嗽、声音嘶哑甚至失声、吸气性呼吸困难，严重者吸气时出现喉梗阻所致的"三凹征"，伴明显发绀。假膜可延至气管、支气管，假膜脱落可因窒息而死亡。

3. 鼻白喉 多发生于婴幼儿。原发性鼻白喉较少见，多继发于咽白喉。表现为鼻塞、浆液血性鼻涕，鼻孔周围皮肤受侵蚀而发红、糜烂或结痂，鼻前庭可有假膜。全身症状轻，可有张口呼吸或觅乳困难等。

4. 其他部位白喉 极少见，可在皮肤、眼结膜、耳、口腔、外阴、脐等局部形成假膜，全身症状轻。

【并发症】

喉并发症以中毒性心肌炎和周围神经麻痹（以软腭麻痹为主）较多见，还可出现继发感染，如支气管肺炎、颈部淋巴结炎、中耳炎及败血症。

【实验室及其他检查】

1. 血常规 外周血白细胞计数升高，多在（10～20）×10⁹/L，以中性粒细胞增加为主。

2. 细菌学检查

（1）咽拭子涂片：取假膜与黏膜交界处标本涂片，可见排列不规则的两端着色较深的棒状杆菌。

（2）细菌培养：取分泌物进行细菌培养，将标本接种于吕氏血清培养基，8～12 小时可见白喉棒状杆菌生长。

（3）荧光抗体法：分泌物中的白喉棒状杆菌可与用荧光素标记的特异性抗体相结合，在荧光显微镜下白喉棒状杆菌呈现荧光染色。本法特异性强，阳性率高，可作为疾病早期诊断的手段。

【诊断要点】

1. 流行病学资料 发病年龄、季节、当地流行情况，与白喉患者的密切接触史、预防接种史等。

2. 临床表现 发热、咽痛、声音嘶哑和典型的鼻咽部白喉假膜，伴有全身中毒症状。

3. 实验室及其他检查 咽部分泌物培养或涂片找到白喉棒状杆菌即可确诊。

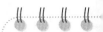

【治疗要点】

1. 病原治疗　早期使用白喉抗毒素和抗生素是治疗成功的关键。

（1）白喉抗毒素（DAT）：是本病特异性治疗手段，由于DAT不能中和进入细胞内的外毒素，应尽早（病后3～4天）、足量使用。剂量主要根据假膜范围和部位、中毒症状、治疗开始早晚而定。轻、中型可用3万～5万U，重型可用6万～10万U；治疗晚者应加大剂量；喉白喉适当减量。DAT以静脉注射作用速度最快。

（2）抗生素：主要抑制白喉棒状杆菌生长，缩短病程和带菌时间。首选青霉素G，每日80万～160万U，分2～4次肌内注射，疗程7～10天。对青霉素过敏者，可选用红霉素或头孢菌素治疗。如并发细菌性肺炎，应根据药敏试验选用相应抗生素控制感染。

2. 对症治疗　对中毒症状重或并发心肌炎者，可给予肾上腺皮质激素。喉白喉有梗阻或假膜脱落阻塞气道者，应行气管切开或喉镜取膜。

【预后】

本病预后与年龄、治疗早晚、临床类型、并发症及是否接受预防接种等有关。应用抗毒素和抗生素治疗后，病死率已降至5%以下，患者多死于心肌炎。

【预防】

1. 管理传染源　早期隔离治疗患者及带菌者，患者临床治愈后2次（隔日1次）咽拭子培养阴性方可解除隔离。接触者检疫7天。带菌者可用青霉素或红霉素隔离治疗7天。

2. 切断传播途径　患者居室进行通风及紫外线消毒，其用物及鼻咽分泌物应进行彻底消毒，污染衣物或用具可煮沸15分钟，不能煮沸的物品用煤酚皂浸泡1小时；呼吸道分泌物用双倍5%甲酚（煤酚皂）或苯酚处理1小时。

3. 保护易感人群　预防接种是该病预防的重要环节，新生儿出生后3个月注射百白破混合疫苗，7岁以上首次免疫或保护流行期易感者，可用吸附精制白喉类毒素或吸附精制白喉和破伤风类毒素。密切接触的易感者可肌内注射精制DAT 1000～2000U（儿童1000U），有效预防期为2～3周，1个月后再行类毒素全程免疫。

【主要护理诊断/问题】

1. 疼痛　与白喉棒状杆菌所致咽部炎症有关。

2. 有窒息的危险　与白喉假膜脱落有关。

3. 潜在并发症：中毒性休克、中毒性心肌炎、神经麻痹及窒息。

【护理措施】

1. 一般护理

（1）消毒与隔离：在标准预防的基础上，采取飞沫隔离和接触隔离。

（2）休息与活动：严格卧床休息2～6周，保持室内通风和适宜湿度。病情好转后，逐渐恢复日常活动，避免劳累。

（3）饮食护理：急性期给予高热量、易消化的流食和半流食。对不能进食者，给予鼻饲或静脉输液。恢复期应增加蛋白质和热量的供给。

2. 病情观察　密切观察生命体征、中毒症状的变化、假膜增减情况及喉白喉患者有无喉梗阻的表现；通过脉搏、心律、心电图的监测，及时发现中毒性心肌炎。

3. 对症护理

（1）咽痛：可用蒸气吸入或用中药喷咽。保持口腔清洁，每日用过氧化氢溶液或生理盐水清洗口腔，动作轻柔，忌擦抹假膜，以免引起出血。

（2）喉梗阻：轻度梗阻者应保持安静，必要时给镇静药、吸氧，严密观察病情进展，做好气管切开准备。严重喉梗阻应立即行气管切开，切开后按气管切开常规护理。

随堂测3-8

4．诊疗护理

（1）用药护理：注射白喉抗毒素前应询问过敏史，做皮肤过敏试验，如结果阳性，应作脱敏注射。备好抢救药品，密切观察用药后假膜脱落情况。注射抗毒素2～3周后，注意有无血清病症状。

（2）标本采集：准确、及时地采集咽拭子标本，一般清晨作咽拭子采集，沿假膜边缘取材阳性率高，标本应及时送检。

【健康教育】

1．对公众的健康指导　白喉流行期间不去公共场所，室内进行通风及空气消毒，应特别说明接种百白破混合疫苗对预防白喉的重要作用。

2．对患者及家属的健康指导　讲述白喉的有关知识，如白喉的典型临床表现、治疗方法，并强调并发症与预后的关系，指导患者进行治疗及预防并发症。患者出院后，应对其营养及活动安排给予具体指导。对心肌炎患者，特别强调休息的重要性，严重心肌炎患者在1年内禁止剧烈活动，以防发生意外，并应定期复诊。

（邓梦秦）

第九节　百 日 咳

案例 3-8

某患儿，女性，3岁，因"发热、咳嗽8天"入院。患儿8天前受凉后出现低热，T 37.6 ℃，伴流涕、打喷嚏、咳嗽，在当地诊所用药（具体不详）后体温降至正常，但咳嗽加重，呈阵发性、痉挛性咳嗽，时有鸡鸣样吼声，以夜间为甚。体格检查：T 36.8 ℃，P 116 次/分，R 22 次/分，BP 86/60 mmHg。神志清楚，眼睑水肿，浅表淋巴结无肿大，咽部充血、水肿，双侧扁桃体 I 度肿大。肺部呼吸音清，心脏及腹部无明显异常。血常规检查：白细胞计数 18.5×10^9/L，中性粒细胞25%，淋巴细胞75%。

请回答：

1．该患儿的病情有何特点？还需要询问哪些资料？

2．本病的感染途径有哪些？应如何预防？

3．针对该患儿的主要症状，应如何实施护理？

百日咳（pertussis）是由百日咳鲍特菌引起的急性呼吸道传染病。临床表现为阵发性、痉挛性咳嗽，以及咳嗽终止时伴有鸡鸣样吸气吼声。本病多发生于儿童，病程较长。如未经治疗，咳嗽症状可持续2～3个月，故名百日咳。

【病原学】

百日咳鲍特菌又称百日咳杆菌，属鲍特菌属，为革兰氏染色阴性两端着色较深的短小杆菌。该菌为需氧菌，对营养要求较高，初次分离时需用含有新鲜血液、甘油、马铃薯的鲍-金培养基。该菌能产生凝集抗原（丝状血凝素）、黏附素等物质。其他毒性物质还包括百日咳外毒素、内毒素、皮肤坏死毒素、腺苷酸环化酶毒素、气管细胞毒素及不耐热毒素等。目前认为，外膜蛋白中的凝集抗原、黏附素和外毒素等具有诱导机体产生保护性抗体的作用。

本菌抵抗力弱，对干燥和一般消毒剂敏感，56 ℃ 30分钟或干燥3～5小时、日光照射

1 小时均可将其灭活。

【流行病学】

1．传染源　百日咳患者、隐性感染者和带菌者为本病的传染源。患者传染期为自潜伏期开始至发病后 6 周，以潜伏期末到病后卡他期 2 ～ 3 周传染性最强。

2．传播途径　经呼吸道飞沫传播，以家庭内传播较多见，由于该菌在体外生存力弱，间接传染的可能性小。

3．人群易感性　人群普遍易感，5 岁以下小儿易感性最高。由于母体缺乏足够的保护性抗体传递给胎儿，故 6 个月以下婴儿发病率较高。人体通过菌苗接种获得的抗体超过 12 年后，体内抗体水平会下降，其发病率可达 50% 以上。近年来国外报道为数不少的成人百日咳患者。

4．流行特征　百日咳是世界分布性疾病，主要见于温带和寒带，全年均可发病，但较多见于冬、春季节。以散发为主，在集体机构中可发生流行。

【发病机制与病理改变】

1．发病机制　百日咳鲍特菌侵入呼吸道后，通过其黏附素和丝状血凝素的作用黏附于纤毛上皮，在此繁殖并释放毒素和毒性代谢产物，引起呼吸道上皮细胞变性、坏死、纤毛麻痹，使炎症病变产生的黏稠分泌物排出障碍，潴留的分泌物不断刺激气道壁的神经末梢，兴奋咳嗽中枢，产生反射性剧烈、连续、痉挛性咳嗽（简称痉咳），直至咳出黏稠的分泌物。患者可因痉咳引起呕吐，咳嗽暂时停止。剧烈、持续的咳嗽使患儿处于呼气状态，痉咳末，由于吸入大量空气，急速通过痉挛的声门，即发出一种特殊的、高音调的鸡鸣样吸气吼声。长期痉咳可在咳嗽中枢形成持续性兴奋灶，以致在疾病恢复期或病愈后短时间内，遇到如冷风、烟雾、进食、咽部检查刺激均可诱发痉咳。

2．病理改变　百日咳鲍特菌可引起支气管和细支气管的病变，其他部位（如鼻咽部、喉、气管）也可见病变。在黏膜上皮细胞基底部有以中性粒细胞和单核细胞为主的炎症细胞浸润，上皮细胞可发生坏死，支气管和肺泡周围有间质性炎症，气管、支气管旁淋巴结可肿大。黏稠分泌物阻塞下呼吸道时出现肺不张、支气管扩张和肺气肿。并发脑病者脑组织有充血、水肿和点状出血，神经细胞可发生变性。

【临床表现】

本病潜伏期 2 ～ 21 天，平均 7 ～ 10 天。典型临床经过分为以下 3 期。

1．痉咳前期（卡他期）　从发病开始至出现痉咳。此期症状与上呼吸道感染相似，有低热、流涕、打喷嚏、咳嗽和乏力等，持续 7 ～ 10 天。3 ～ 4 天热退后咳嗽进一步加重，尤以夜间严重，肺部听诊常无异常发现。本期患者排菌量多，传染性最强，但缺乏特异性表现，易漏诊。

2．痉咳期　长短不等，一般持续 2 ～ 6 周。此期患者已不发热，但有特征性的阵发性、痉挛性咳嗽（痉咳）。阵咳发作时连续 10 余声至 20 ～ 30 声短促的咳嗽，继而深长吸气。产生鸡鸣样吸气吼声，接着连续咳嗽，如此反复，直至咳出大量黏稠痰液、吐出胃内容物。痉咳有昼轻夜重的特点，可因情绪波动、进食、受凉、哭吵、检查咽部等诱发。痉咳时患儿面红耳赤、泪涕俱流、舌体外伸、握拳曲肘、颈静脉怒张，表情十分痛苦。由于痉咳反复发作，患儿可出现颜面水肿、球结膜下出血、鼻出血、颅内出血及舌系带溃疡（因咳时舌外伸与门齿摩擦所致）等。

婴幼儿由于声门狭小，短暂咳嗽即可因声带痉挛使声门完全关闭，加之黏稠分泌物阻塞而发生窒息，出现深度发绀，因脑部缺氧而发生抽搐，称为窒息性发作，常发生在夜晚，如不能及时抢救，可因窒息而死亡。

3．恢复期　阵发性痉咳次数减少至消失，持续 2 ～ 3 周后咳嗽好转、痉愈。有并发症者病程可持续数周。

【并发症】

本病最常见的并发症为支气管肺炎，多发生于痉咳期，为继发感染所致。其次为百日咳脑病，最为严重，常危及生命。

【实验室及其他检查】

1. 血常规 白细胞计数升高，可达（20～50）×10⁹/L，淋巴细胞所占比例增高，达60%～80%。

2. 细菌学检查 常用鼻咽拭子培养法，阳性可确诊，应尽可能在使用抗生素前进行，越早培养，阳性率越高，卡他期培养阳性率可达90%。

3. 免疫学检查 应用 ELISA 检测百日咳患者血清中特异性 IgM 抗体，有助于疾病的早期诊断。

4. 分子生物学检查 应用 PCR 从鼻咽分泌物中检测百日咳鲍特菌 DNA，具有快速、敏感、特异性强的特点。

【诊断要点】

1. 流行病学资料 有与百日咳患者接触史；未接种过百日咳疫苗等有助于百日咳的诊断。

2. 临床表现 典型痉咳伴有鸡鸣样吸气吼声，夜间显著，咳嗽虽重但肺部无阳性体征。

3. 实验室及其他检查 血白细胞计数及分类淋巴细胞比例增高，血清特异性 IgM 抗体阳性和细菌培养阳性可确定诊断。

【治疗要点】

1. 病原治疗 大环内酯类抗生素仍作为病原治疗的首选药，可以清除病原体，减少传播，但不能缩短病程。如红霉素 30～50 mg/（kg·d），分 3～4 次服用，也可应用罗红霉素、阿奇霉素和克拉霉素等，不良反应较少。早期治疗可降低重症患儿的病死率。我国已有大环内酯类抗生素耐药的百日咳鲍特菌的报道。

2. 对症治疗 痉咳反复发作者可联合应用镇静药和祛痰药。痰液黏稠不易咳出者可采用雾化吸入。重症患儿可加用肾上腺皮质激素。

3. 并发症治疗 并发肺炎时，可使用抗生素治疗，吸氧、吸痰、加强支持治疗和对症治疗。百日咳脑病发生惊厥时应用镇静药，如苯巴比妥钠、地西泮，出现脑水肿时静脉滴注甘露醇。

【预后】

本病的预后与发病年龄及是否出现并发症有关。年长儿经治疗，预后良好。年龄越小，预后越差。新生儿和婴儿易并发肺炎及脑病，预后较差。佝偻病或营养不良患儿百日咳病情重，预后也差。

【预防】

1. 管理传染源 对已确诊的患者，隔离至发病后 40 天。对密切接触者，观察至少 21 天。若有前驱症状，应尽早治疗。

2. 切断传播途径 流行期间避免前往公共场所，减少集会；保持房间通风；对痰液、口鼻分泌物应进行消毒处理。

3. 保护易感人群 目前国内多采用百白破混合疫苗，分为全细胞百白破混合疫苗和无细胞百白破混合疫苗。后者是预防儿童百日咳、白喉和破伤风的新一代免疫制剂，不良反应少，预防效果好。免疫程序为 4 剂，即出生后 3、4、5 月龄和 18～24 月龄间，各注射 1 剂。近年来，国外已推荐婴儿 6～8 周龄初种，对青少年和成人实施加强免疫。

【主要护理诊断/问题】

1. 清理呼吸道无效 与痰液黏稠不易咳出有关。

2. 营养失调：低于机体需要量 与痉咳引起呕吐或拒食有关。

【护理措施】

1．一般护理

（1）消毒与隔离：在标准预防的基础上，采取飞沫隔离。

（2）休息与活动：痉咳频繁、体弱、年龄小及有并发症者应卧床休息。保持环境安静、空气新鲜、温度及湿度适宜，避免诱发痉咳的不良刺激。

（3）饮食护理：给予营养丰富、易消化的饮食，少量多餐，以免诱发痉咳或呕吐。必要时静脉补液，保证营养和水、电解质平衡。

2．病情观察　应密切观察痉咳次数、发作时表现及严重程度；痉咳发作诱因；呕吐次数、量、性状；有无并发症，如并发肺炎，可有发热、呼吸困难、发绀等；如并发百日咳脑病，可有高热、惊厥或抽搐、昏迷等。婴幼儿患者有无窒息，其窒息前常先有轻咳、摇头、手舞，继而出现颜面红紫，呼吸停止。

3．对症护理

（1）痉咳：①避免诱发因素，如进食、寒冷、劳累、情绪激动及吸入烟尘，使患儿保持精神愉快。②痉咳发作时，应让患儿侧卧，坐起或抱起，轻拍背部，随时擦拭口鼻分泌物。痰液黏稠者按医嘱应用祛痰药、雾化吸入等，以稀释痰液，便于咳出。婴幼儿患者易出现窒息，应有专人守护。③必要时按医嘱给予镇静药。

（2）口腔护理：有舌系带溃疡时常引起疼痛，注意饮食及饮水不宜过热。做好口腔护理，避免继发感染。

4．用药护理　向患者及家属说明药物名称、剂量、用法等。口服红霉素易产生胃肠道反应，应注意观察。应在痉咳后 10 ～ 20 分钟服药，以避免诱发痉咳及呕吐。

5．心理护理　在整个护理过程中，要耐心地与患儿家属沟通和交流，介绍正在采取的治疗方案及患儿的反应，让家属享有知情权，允许家属陪护。同时进行阶段性健康教育，以改善患儿家属认知水平，并使其掌握护理技能，缓解不良情绪。

科研小提示

百日咳患儿咳嗽时间长，年龄小，语言表达能力弱，患儿家长易产生焦虑、恐惧、无助情绪。在护理工作中，如何根据患儿的病情特征和家长的心理状态进行个性化的护理和疏导？

【健康教育】

1．对公众的健康教育　百日咳流行期间不去公共场所，减少感染的机会。易感儿童要按时接种疫苗，并说明接种百白破混合疫苗的重要意义。

2．对患者及家属的健康教育　讲述百日咳的相关知识，如痉咳发作的表现、发作诱因、治疗药物及疗程、本病对患儿的危害及饮食要求等。避免诱因，减少发病次数。

（邓梦秦）

随堂测 3-9

第十节　鼠　疫

鼠疫（plague）是由鼠疫耶尔森菌（也称鼠疫杆菌）引起的烈性传染病，属于自然疫源性疾病。主要通过带菌的鼠蚤为媒介，经人的皮肤侵入引起腺鼠疫；经呼吸道侵入发生肺鼠疫；

严重者均可发展为败血症。临床主要表现为高热、淋巴结肿痛、出血倾向、肺部特殊炎症等。本病传染性强、病死率高，属国际检疫传染病。

【病原学】

鼠疫耶尔森菌为革兰氏阴性小杆菌，呈两端钝圆、两极浓染的椭圆形，无鞭毛及芽孢，在动物体内或弱酸性含血的培养基中可形成荚膜。本菌的抗原成分包括荚膜 F1 抗原和毒力 V/W 抗原。F1 抗原有较强的抗原性和较高的特异性，V/W 抗原结合物有抑制吞噬作用，V 抗原可使机体产生保护性抗体。

鼠疫耶尔森菌产生两种毒素：一种为鼠毒素，具有外毒素性质，对老鼠有很强的毒性；另一种为内毒素（脂多糖），较其他革兰氏阴性菌内毒素毒性更强，能引起发热、DIC、组织器官内溶血、中毒性休克、局部及全身施瓦茨曼（Schwartzman）反应。

本菌对外界抵抗力较弱，特别是对热和干燥的抵抗力弱，常用消毒剂即可迅速将其杀灭。但在潮湿、寒冷环境中及在有机物内存活较久，在脓液和痰液中可存活 10 ～ 20 天，在鼠蚤粪中可存活 1 个月，在尸体中可存活数周至数月。

【流行病学】

1. 传染源　为自然感染鼠疫的动物，主要是鼠类和其他啮齿类动物。主要储存宿主以黄鼠属和旱獭属最为重要，褐家鼠、黄胸鼠是次要储存宿主，但却是人间鼠疫的主要传染源。各型患者均为传染源，以肺鼠疫患者最为重要。

2. 传播途径

（1）经鼠蚤传播：动物和人间鼠疫主要以鼠蚤为媒介，通过鼠蚤叮咬传播，构成"啮齿动物 - 鼠蚤 - 人"的传播方式。

（2）经皮肤传播：少数可因直接接触病鼠的皮、血、肉，或患者的脓液、痰液等，细菌可经破损的皮肤或黏膜进入，而引起感染。

（3）呼吸道飞沫传播：肺鼠疫患者痰液中的鼠疫耶尔森菌可通过飞沫构成人 - 人之间的传播，引起人间鼠疫的大流行。

鼠疫杆菌多由野鼠传播给家鼠，再由家鼠传播至人，最终引起人间鼠疫。

3. 人群易感性　人群普遍易感，可存在隐性感染，病后可获得持久免疫力。预防接种可获得一定的免疫力，可降低易感性。

4. 流行特征　目前世界各地仍存在许多鼠疫自然疫源地，随时对人类构成威胁。人间鼠疫以非洲、亚洲、美洲发病最多，我国主要发生于青藏高原、云南和内蒙古。鼠疫流行与鼠类和鼠蚤的繁殖活动有关，人间鼠疫多发生在鼠类及鼠蚤繁殖最旺盛的夏、秋季，多于动物间鼠疫之后出现。本病多由疫区经交通工具向外传播。

【发病机制与病理改变】

1. 发病机制　鼠疫耶尔森菌经皮肤侵入人体后，经淋巴管至局部淋巴结繁殖，引起剧烈的出血、坏死性淋巴结炎，即腺鼠疫。致病菌经血流侵入肺组织，引起继发性肺鼠疫。致病菌通过空气飞沫，经呼吸道侵入他人体内，引起肺部病变，则可发生原发性肺鼠疫。各型鼠疫均可发生鼠疫败血症，并出现严重中毒症状。

2. 病理改变　鼠疫的基本病理改变为血管、淋巴管内皮细胞损害和急性出血坏死性炎症。腺鼠疫病变主要为淋巴结的出血性炎症和凝固性坏死；肺鼠疫肺部病变主要为充血、水肿和出血；鼠疫败血症可致全身各组织和脏器充血、水肿、出血及坏死改变，多浆膜腔出现血性渗出物。

【临床表现】

腺鼠疫潜伏期为 2 ～ 5 天，原发性肺鼠疫潜伏期为数小时至 3 天。曾接受鼠疫菌苗预防接种者潜伏期可长达 9 ～ 12 天。

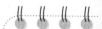

临床上有腺鼠疫、肺鼠疫、暴发型鼠疫和轻型鼠疫等。其主要表现为起病急骤，寒战、高热，呈稽留热型。剧烈头痛，可有中枢性呕吐、呼吸急促、心动过速、血压下降。重症患者早期即可出现血压下降、意识不清、谵妄等。

1. 腺鼠疫 最常见，除具有鼠疫的全身表现以外，主要表现为严重的急性淋巴结炎。好发部位依次为腹股沟、腋下、颈部及颌下淋巴结，多为单侧。早期即有局部淋巴结肿大、变硬，且发展迅速，淋巴结及其周围组织有显著的红、肿、热、痛。因为疼痛剧烈，患者常呈被动体位。若未及时治疗，淋巴结可迅速化脓、破溃，常可发展为败血症和肺鼠疫。

2. 肺鼠疫 可分为原发性和继发性两种类型。原发性肺鼠疫起病急骤，寒战、高热、剧烈胸痛、呼吸急促、发绀、咳嗽，咳大量粉红色或鲜红色血性泡沫样痰；肺部仅可闻及少量湿啰音及轻微胸膜摩擦音。较少的肺部体征与严重的全身症状不相称。X线检查呈支气管肺炎改变。可出现心力衰竭、出血、休克而危及生命。继发性肺鼠疫是在腺鼠疫或暴发型鼠疫症状的基础上，病情突然加剧，出现原发性肺鼠疫呼吸系统表现。

3. 暴发型鼠疫 也称败血症型鼠疫，是鼠疫中最凶险的一种类型，病死率极高，多继发于肺鼠疫或腺鼠疫。继发者病初有肺鼠疫、腺鼠疫的相应表现而病情进一步加重，出现寒战、高热、谵妄、昏迷，进而发生感染性休克和DIC。病情进展异常迅猛，常于1～3天死亡。因皮肤及黏膜广泛出血、瘀斑、发绀和坏死，患者死亡后尸体呈紫黑色，故有黑死病之称。原发暴发型鼠疫少见。

4. 轻型鼠疫 又称为小鼠疫，多见于流行初、末期或预防接种者。患者轻度发热，局部淋巴结肿大，轻度压痛，偶见化脓。血培养可为阳性。

5. 其他类型鼠疫 如皮肤鼠疫、肠鼠疫、眼鼠疫，均少见。

【实验室及其他检查】

1. 常规检查 外周血白细胞计数增高，可达（20～30）×10⁹/L或以上，初为淋巴细胞比例增多，以后中性粒细胞比例明显增多。红细胞、血红蛋白与血小板减少。尿常规检查可有蛋白尿及血尿。粪便常规检查可有隐血试验阳性。肺鼠疫和暴发型鼠疫患者凝血功能检查可有纤维蛋白原浓度减少（小于2 g/L），凝血酶原时间明显延长。

2. 病原学检查 是确诊的重要依据。可取受染动物脏器或患者的淋巴结穿刺液、脓、血、痰、脑脊液等做细菌培养，可分离出鼠疫耶尔森菌。取血、尿、粪及脑脊液做涂片革兰氏染色，可找到鼠疫耶尔森菌。

3. 免疫学检查 采用ELISA测定F1抗体或F1抗原，用荧光标记的特异性抗血清检测可疑标本，也可达到快速诊断的目的。

【诊断要点】

1. 流行病学资料 10天内曾到过鼠疫流行区，与患病动物或患者有密切接触史。

2. 临床表现 起病突然，出现各型典型的表现，如急性淋巴结炎伴毒血症；急性支气管肺炎伴咳血性痰、呼吸困难等；有皮肤、黏膜甚至腔道出血及严重毒血症，应考虑为疑似病例。

3. 实验室及其他检查 从淋巴结穿刺液、脓、血等标本中检出鼠疫耶尔森菌，免疫学检测阳性。

【治疗要点】

必须做到早发现、早诊断、早隔离、早治疗及疫区早处理。一旦发现确诊或疑似鼠疫患者，除按照《传染病防治法》规定及时上报有关部门外，均应迅速组织严密隔离，就地治疗，不宜转运。

1. 病原治疗 治疗原则为早期、联合、足量应用敏感抗菌药物。首选药物是链霉素，也可选用氨基糖苷类、氟喹诺酮类、第三代头孢菌素及四环素等。

2. 对症治疗 急性期应注意补液，保证热量供应。休克者应及时抗休克治疗；高热者给予物理降温或解热镇痛药，儿童禁用水杨酸类解热镇痛药；烦躁不安或局部疼痛者给予镇静、镇痛药；中毒症状严重者可给予肾上腺皮质激素。

3. 局部处理 腺鼠疫淋巴结切忌挤压，以避免发生败血症，可予以局部湿敷至软化后方可切开引流，或用 0.1% 依沙吖啶等外敷。皮肤病灶处可涂 0.5% ~ 1% 链霉素或四环素软膏；眼鼠疫可用 0.25% 氯霉素滴眼。

【预后】

以往本病病死率很高。近年来，由于抗生素的及时应用，病死率降至 10% 左右。

【预防】

1. 管理传染源 开展灭鼠、灭蚤工作，以控制鼠间鼠疫。患者和疑似患者应分别隔离，就地治疗，并立即向上级卫生防疫部门报告。腺鼠疫患者隔离至淋巴结肿大完全消散后再观察 7 天。肺鼠疫患者隔离至痰培养 6 次阴性。接触者检疫 9 天，曾接受预防接种者应检疫 12 天。患者的分泌物、排泄物应彻底消毒或焚烧。病死者的尸体应用尸袋严密包裹后焚烧。

2. 切断传播途径 加强国境及交通检疫。对来自疫区的车、船、飞机等进行严格检疫，对可疑旅客应隔离检疫。大力灭鼠、灭蚤，防止被鼠蚤叮咬。

3. 保护易感人群

（1）加强个人防护：疫区医护人员必须穿防护服，戴防护面罩、防护眼镜、防护口罩及橡皮手套等。

（2）预防性服药：可口服环丙沙星、四环素、多西环素及磺胺等，连服 7 天。

（3）预防接种：对疫区及其周围人群和进入疫区的工作人员进行鼠疫菌苗接种。非疫区人员应在鼠疫菌苗接种 10 天后方可进入疫区。

【主要护理诊断/问题】

1. 体温过高 与鼠疫耶尔森菌感染引起出血性、坏死性炎症反应有关。

2. 疼痛：淋巴结肿痛 与淋巴结急性出血性及坏死性炎症有关。

3. 皮肤完整性受损 与皮肤鼠疫致局部红斑、疱疹、皮肤坏死有关。

4. 潜在并发症：败血症、感染性休克、DIC。

【护理措施】

1. 一般护理

（1）消毒与隔离：严格执行消毒与隔离制度，在标准预防的基础上，肺鼠疫采取接触隔离和飞沫隔离，腺鼠疫采取接触隔离，并做到病区无鼠、无蚤。各型鼠疫患者应单间隔离，禁止任意开启门窗。病房定时进行紫外线空气消毒，或使用 1% ~ 2% 过氧乙酸作喷雾消毒。对室内地面、墙壁及暴露的用具，用 0.2% ~ 0.5% 过氧乙酸溶液或有效氯消毒剂进行喷雾，作用时间不少于 60 分钟。患者做好更衣、灭蚤处理。医务人员接触患者时应严格穿戴防护用品，有呼吸道感染或手部皮肤破损时，应避免护理患者。

（2）休息与活动：急性期卧床休息。

（3）饮食护理：给予高热量、易消化、营养丰富的流质或半流质饮食，并注意液体的补充。必要时给予鼻饲或静脉输液，以保证营养及液体的摄入。

2. 病情观察 密切监测生命体征变化，肺鼠疫患者应观察呼吸系统症状及肺部体征变化，以及有无败血症表现。暴发型鼠疫应注意识别高热、谵妄、昏迷、气急、脉搏细速、血压下降等感染性休克的征象，以及有无皮肤及黏膜、脏器、腔道出血等 DIC 的表现。一旦出现上述征象，立即配合医生及时抢救。

3. 对症护理

（1）发热：参见第一章第八节。

（2）疼痛：观察疼痛部位、性质、程度、持续时间。如患者因局部淋巴结炎引起剧痛，而使肢体活动受限，可协助其用软垫或毛毯等适当衬垫，以减轻肌肉张力，缓解疼痛。淋巴结肿痛早期可给予热敷，还可用 5%～10% 鱼石脂酒精或 0.1% 依沙吖啶局部外敷，切忌挤压受感染的淋巴结。

4. 皮肤护理 皮肤鼠疫患者可用 0.1% 依沙吖啶清洗创面，并涂以 0.5%～1.0% 链霉素软膏或新霉素软膏保护创面。保持床单位清洁、平整，为患者床上擦浴，更换柔软、宽松的内衣，以减少对皮肤刺激和摩擦，定时翻身，按摩皮肤受压部位，预防压疮的发生。

5. 用药护理 向患者说明应用抗生素控制感染的重要性，取得患者的理解并配合。熟悉治疗本病常用抗菌药物的使用方法，联合用药时需注意药物配伍禁忌。观察药物的过敏反应、毒性反应及副作用，如链霉素和庆大霉素可引起听力障碍和肾损伤，氯霉素可导致骨髓抑制。

【健康教育】

1. 对公众的健康指导 宣传鼠疫的传染源、传播途径及预防措施等知识，说明鼠疫传染性强、病死率高，目前虽已有所控制，但我国仍有人间鼠疫发生及流行，对鼠疫的预防必须给予充分的重视。

2. 对患者及家属的健康指导 鼠疫为甲类传染病，对患者必须采取严密的隔离措施，防止疫情蔓延。应讲述各种消毒及隔离措施的重要性及要求，并讲述鼠疫的临床过程、治疗药物及不良反应等，使患者配合治疗。

随堂测 3-10

（邓梦秦）

第十一节 炭 疽

案例 3-9

某患者，男性，45 岁，屠宰工，8 天前右侧面部出现"粉刺样"丘疹，自行溃破，次日呈水疱状。3 天前发热伴头痛，食欲减退，面部皮疹结痂，周围肿胀加重，无疼痛。患者近年来从事牛、羊等家畜的屠宰和加工工作。体格检查：T 38.2 ℃，P 92 次 / 分，R 20 次 / 分，BP 120/80 mmHg。患者神志清楚，精神较差，右颧骨处皮肤有一凹陷溃疡，表面覆盖焦痂，周围凸起，肿胀明显，有多个淡黄色小水疱，右侧颈前可触及一肿大淋巴结，无明显触痛。心脏及肺检查无异常，腹软。实验室检查：血常规示白细胞计数 15×10^9/L，中性粒细胞 88%，淋巴细胞 10%。病灶分泌物细菌培养：24 小时后检出革兰氏阳性粗大杆菌。

请回答：

1. 患者的医疗诊断及诊断依据是什么？
2. 患者皮肤损害的特征是什么？
3. 如何实施皮肤护理？

炭疽（anthrax）是由炭疽杆菌引起的动物源性传染病，主要发生于羊、牛、马等草食动物。人主要通过接触病畜及其排泄物或食用病畜的肉类而被感染。临床上以皮肤炭疽多见，其次为肺炭疽和肠炭疽，可继发炭疽杆菌败血症和炭疽脑膜炎，病情严重，病死率高。

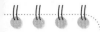
【病原学】

炭疽杆菌为粗大的革兰氏阳性需氧芽孢杆菌，菌体较大，$(5 \sim 10) \mu m \times (1 \sim 3) \mu m$，镜下呈竹节状，可在宿主体内形成荚膜，荚膜具有抗吞噬作用和很强的致病性。细菌可产生保护性抗原、水肿因子和致死因子三种外毒素，其单独存在时无致病性，混合在一起时可导致组织水肿、出血和坏死。本菌在有氧条件下普通培养基上生长良好，在体外可形成芽孢，芽孢的抵抗力极强，可在动物尸体及土壤中存活数年。炭疽杆菌对热、紫外线和常用消毒剂敏感。

【流行病学】

1. 传染源　主要为患病的牛、马、羊、骆驼等草食动物，其次为猪和狗。这些动物的皮、毛、肉、骨粉均可携带细菌。人与人之间的传播极少见。

2. 传播途径　以接触传播最常见。直接或间接接触病畜或其排泄物和污染的畜产品，可引起皮肤炭疽。吸入含有芽孢的粉尘或气溶胶可引起肺炭疽。进食被炭疽杆菌污染的肉类和乳制品可引起肠炭疽。

3. 人群易感性　人群普遍易感。参与动物屠宰、相关制品加工、动物饲养以及兽医等为高危人群。人感染后可获得持久的免疫力。

4. 流行特征　炭疽在牧区呈地方性流行。发达国家由于动物普遍接种疫苗和广泛动物类医疗工作的施行，动物及人类炭疽病几乎消灭。在经济欠发达的国家，炭疽仍在一定范围内时有流行。据统计，2017—2021年我国每年报告炭疽发病数波动在 $200 \sim 400$ 例，主要集中在西部地区，如贵州、新疆、甘肃、四川。

【发病机制与病理改变】

1. 发病机制　炭疽杆菌自破损皮肤侵入机体，侵入皮下组织后，芽孢迅速繁殖，产生外毒素和形成抗吞噬的荚膜物质。炭疽毒素引起细胞水肿和组织坏死形成原发性皮肤炭疽。细菌经淋巴管或血管扩散，形成局部淋巴结炎，在血液循环中繁殖引起败血症。炭疽杆菌若经消化道侵入机体，可导致急性出血性肠炎和肠系膜淋巴结炎。如经呼吸道侵入人体，可造成急性出血性肺炎和肺门淋巴结炎。

2. 病理改变　本病的主要病理变化为受侵袭组织和脏器的出血、坏死和水肿。皮肤炭疽呈痈样病灶，凝固性坏死区中心有出血性黑痂，皮下组织高度水肿和渗出。肺炭疽为出血性小叶性肺炎，常波及胸膜、心包和纵隔。肠炭疽病变为回盲部出血性炎症，伴周围组织高度水肿，以及肠系膜淋巴结炎，腹腔可有血性浆液性渗出液。

【临床表现】

皮肤炭疽潜伏期一般为 $1 \sim 5$ 天，也可短至几小时，最长可达2周左右，肺炭疽和肠炭疽的潜伏期一般在几小时之内。

1. 皮肤炭疽　为最常见的临床类型，约占炭疽病例的90%以上，多发生于面、颈、肩、手和足等裸露部位皮肤。初为斑疹或丘疹，逐渐发展为疱疹，内含淡黄色液体，周围组织硬而肿胀。第 $3 \sim 4$ 天病灶中心呈现出血性坏死，稍下陷，周围有成群小水疱，水肿区继续扩大。第 $5 \sim 7$ 天水疱坏死、破裂成浅溃疡，血样分泌物凝结成黑色似炭块的焦痂，痂内有肉芽组织（即炭疽痈）。患者无明显疼痛，不化脓，稍有痒感。黑痂在 $1 \sim 2$ 周内脱落，逐渐形成瘢痕。病程中有轻至中度发热、头痛和全身不适等中毒症状，局部淋巴结常肿大。

2. 肺炭疽　较少见，病情危重，病死率高且诊断困难。起病多急骤，初有低热、干咳、乏力等流行性感冒样表现。$2 \sim 4$ 天后症状加重，出现持续高热、呼吸困难、发绀、喘鸣、咳血性痰和胸痛。肺部可出现少量湿啰音、哮鸣音和胸膜摩擦音。胸部X线检查呈纵隔影增宽、胸腔积液和支气管肺炎等征象。患者病情大多危重，可并发败血症和脑膜炎。

3. 肠炭疽　罕见。主要症状为高热、剧烈腹痛、腹泻、呕血、黑便，并很快出现腹水。腹部可有明显压痛或呈腹膜炎征象，极似外科急腹症，易并发败血症休克而死亡。

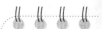

4. 炭疽败血症　多继发于肺、肠和严重皮肤炭疽。除原发局部炎症表现加重外，全身毒血症症状更严重。易发生感染性休克、DIC 和脑膜炎等，病情迅速恶化而死亡。

【实验室及其他检查】

1. 血常规　白细胞计数大多增高，一般为（10 ~ 20）×10⁹/L，甚至可高达（60 ~ 80）×10⁹/L。中性粒细胞比例显著增加。

2. 病原学检查　取分泌物、血液、痰液、脑脊液、水疱液等作涂片染色镜检，可见到粗大的革兰氏阳性、呈竹节状排列的杆菌，有助于临床诊断。也可取上述标本做细菌培养，培养出炭疽杆菌即可确定诊断。

3. 免疫学检查　主要用于炭疽的回顾性诊断和流行病学调查，使用免疫印迹检测抗荚膜抗体和保护性抗原外毒素抗体，对于未及时获得病原学诊断依据的病例是特异和敏感的方法。

【诊断要点】

1. 流行病学资料　有病畜或畜产品接触史，或从事与动物及其产品接触的工作。

2. 临床表现　皮肤炭疽患者有无痛性非凹陷性水肿、水疱、焦痂、溃疡等典型改变。肺炭疽的特点是肺部 X 线表现为出血性肺炎和纵隔影增宽。肠炭疽有急性出血性肠炎表现。

3. 实验室及其他检查　取患者病灶分泌物、血液、痰液等做涂片和细菌培养，阳性者可确诊。

【治疗要点】

1. 病原治疗　首选青霉素 G 治疗炭疽，目前尚未发现耐药菌株。皮肤炭疽使用青霉素 G，每日 240 万 ~ 320 万 U，静脉注射，疗程 7 ~ 10 天。肺炭疽、肠炭疽和并发脑膜炎者，青霉素 G 每日剂量应增至 400 万 ~ 800 万 U，每 6 小时 1 次，静脉滴注。还可用头孢菌素和氨基糖苷类抗生素。新近证实喹诺酮类抗菌药物对本病也有疗效。

2. 对症治疗　中毒症状严重者可用肾上腺皮质激素治疗。对于有出血、休克和神经系统症状者，应给予相应处理。

【预后】

本病的预后与就诊时间的早晚有直接关系。若不及时诊治，炭疽病死率较高。皮肤炭疽的病死率一般为 5% ~ 11%，肺炭疽的病死率高达 80% 以上，肠炭疽的病死率为 25% ~ 75%。炭疽败血症病死率最高，可达 80% ~ 100%。

【预防】

1. 管理传染源　皮肤炭疽按照《传染病防治法》规定的乙类传染病进行管理，肺炭疽按照甲类传染病管理。患者严密隔离至痊愈，其分泌物和排泄物应彻底消毒，接触者医学观察 8 天。对疫区草食动物进行包括动物减毒疫苗接种、动物检疫、病畜治疗和焚烧深埋等处理。

2. 切断传播途径　对患者的分泌物、排泄物及其污染物品均须严格消毒处理。加强乳、肉产品卫生管理，严禁剥食和出售炭疽病畜肉和皮毛，被病畜污染的水源及环境等应进行严格消毒。

3. 保护易感人群　对从事畜牧业、畜产品收购及加工、屠宰业等工作人员和疫区人群进行预防接种。我国使用的是皮上划痕人用炭疽活疫苗，接种后 2 天可产生免疫力，可维持 1 年。发生疫情时可进行应急接种。加强个人防护，工作时要穿工作服，戴口罩和手套。

【主要护理诊断 / 问题】

1. 皮肤完整性受损　与炭疽杆菌引起皮肤及血管受损有关。

2. 体温过高　与炭疽杆菌和炭疽毒素侵入血流有关。

3. 气体交换受损　与炭疽杆菌引起肺部病变有关。

4. 潜在并发症：败血症、休克、脑膜炎。

【护理措施】

1．一般护理

（1）消毒与隔离：肺炭疽按甲类传染病进行管理。在标准预防的基础上，对患者采取接触隔离和飞沫隔离。患者居室及室内物品用0.5%过氧乙酸、0.5%次氯酸钠溶液等进行消毒，衣服、被褥可用环氧乙烷或甲醛熏蒸消毒。包扎创口的敷料及室内垃圾均应焚烧。工作人员如皮肤、黏膜破损，应避免护理患者。

（2）休息与活动：嘱患者卧床休息。由于皮肤创口无压痛，需注意保持适当的体位，避免伤口受挤压。待全身症状消失，基本痊愈，方可开始下床活动。

（3）饮食护理：给予高热量、高蛋白、富含维生素、易消化的饮食，肠炭疽患者的饮食宜清淡少渣，避免进食产气、刺激肠道蠕动的食物。保证充足的水分，必要时静脉补液。

2．病情观察　注意监测生命体征，观察局部皮肤情况，如皮损程度、焦痂的部位和大小，以及有无败血症、炭疽脑膜炎、休克等并发症的发生。

3．对症护理

（1）皮肤创口：皮肤炭疽病灶处严禁挤压、切开和引流。创面可用高锰酸钾溶液湿敷，或冲洗干净后敷以红霉素软膏，用消毒纱布包扎。创面的坏死组织和焦痂不可剪除。注意保持创口清洁，每次换药时注意观察创面分泌物的量、坏死范围，有无新发水疱，周围组织水肿程度等，并做好记录。

（2）高热：单纯皮肤炭疽患者仅轻度发热，无须特殊处理，但要严密注意病情变化情况。如并发败血症、肺炭疽、肠炭疽而出现高热，应采取适当的降温措施，以物理降温为主，药物降温为辅。

4．心理护理　积极地与患者及家属沟通，认真解释患者所患疾病及其严重程度、治疗效果、所需要配合的问题。了解患者的心理活动及情绪变化，及时给予心理疏导。

整合小提示

皮肤炭疽患者常有皮肤损害。在护理工作中，如何提高皮肤护理的效果，减轻患者的痛苦？

【健康教育】

1．对公众的健康指导　对牧民、兽医、屠宰工人和皮毛加工人员等重点人群加强健康宣教，指导其加强个人防护，如穿工作服、戴口罩及手套，并注射炭疽杆菌菌苗预防本病。做好动物炭疽的预防，病畜应及时焚毁后深埋。一旦出现肺炭疽，要立即报告疫情。

2．对患者及家属的健康指导　向患者及家属讲解炭疽的发病过程、主要临床表现、治疗和护理方法，以及隔离及消毒的方法。

（邓梦秦）

随堂测3-11

小结

本章主要讲述细菌性传染病，如伤寒、细菌性痢疾、细菌性食物中毒、霍乱、流行性脑脊髓膜炎、猩红热、白喉及百日咳患者的护理。

不同传染病的病原体不同，传播途径各异，临床表现也各有特点。如伤寒患者以持续高热、相对缓脉、白细胞减少、玫瑰疹为主要表现，缓解期可出现肠穿孔、肠出血；急性细菌性痢疾患者主要临床特点为腹痛、腹泻、黏液脓血便等消化道症状；霍乱患者特征性临床表现为剧烈腹泻，多伴呕吐，严重者可发生循环衰竭和急性肾衰竭；流行性脑脊髓膜炎患者的特征性表现为皮肤瘀点、瘀斑及脑膜刺激征；猩红热患者临床特征为咽峡炎、全身弥漫性鲜红色皮疹和疹后片状脱屑；白喉患者表现为咽喉部发生灰白色假膜及全身中毒症状；百日咳患者以阵发性痉挛性咳嗽、吸气时特殊的吼声为特征。

目前细菌感染性疾病主要以抗病原治疗、对症支持治疗等综合治疗为主。护理的重点是强调隔离与消毒，注意营养与休息，密切观察病情，做好对症护理、用药护理，加强心理护理等。

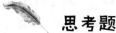

思考题

一、简述题

1. 伤寒区别于其他肠道疾病的特点是什么？

2. 排出脓血便就是患了细菌性痢疾。这种说法正确吗？

3. 霍乱患者出现哪些表现提示其病情危重？

4. 结合普通型流行性脑脊髓膜炎的发病机制，说出其临床表现。

5. 布鲁菌病的个人防护措施主要包括哪些内容？

6. 猩红热皮疹与麻疹皮疹有何异同？应如何鉴别？

7. 简述百日咳患者痉咳时的护理措施。

二、案例分析题

1. 某患者，女性，30 岁。5 小时前无明显诱因出现腹泻，呈水样便，10 余次，量多。伴呕吐，共 3 次，呕吐物初为胃内容物，后为水样物。无恶心、腹痛及里急后重。发病前 1 日曾进食海鲜。体格检查：T 37 ℃，P 136 次/分，R 20 次/分，BP 50/30 mmHg。患者神志清楚，稍烦躁，眼窝凹陷，口唇干燥，心脏及肺检查 (−)，腹部平软，无压痛、反跳痛，移动性浊音 (−)，肝、脾肋下未触及，肠鸣音活跃。膝反射、跟腱反射存在，病理反射 (−)，脑膜刺激征 (−)。血常规检查：白细胞计数 $11×10^9$/L，中性粒细胞 79%，血红蛋白 165 g/L。

请回答：

(1) 该患者最可能的医疗诊断及其诊断依据是什么？

(2) 为进一步确诊，该患者还需要进行哪些检查？

(3) 该患者可能的护理诊断有哪些？

2. 某患者，男性，15 岁，学生。半个月前突起畏寒、发热，T 37.9 ℃，以后体温逐渐上升至 39.6 ℃，伴全身不适、乏力。在当地医院使用青霉素、氨苄西林治疗无好转。近日患者病情加重，精神差，食欲减退、腹胀、腹泻，每日排便 4～7 次，为稀水样便，无脓血及黏液，无明显里急后重。今晨患者大便呈暗红色，并感头晕、口渴，面色苍白，出冷汗，以"发热待查"收入院治疗。体格检查：T 40 ℃，P 110 次/分，R 20 次/分，BP 98/75 mmHg，表情呆滞，前胸部皮肤可见少量红色皮疹，心脏及肺检查 (−)，腹软，右下腹轻压痛，肝肋下 1.5 cm，脾肋下 2 cm。实验室检查：血常规示白细胞计数 $4.0×10^9$/L，中性粒细胞 55%，淋巴细胞 45%。肥达试验：H 1∶160，O 1∶480。

初步诊断：发热待查，伤寒？

请回答：

（1）该患者考虑伤寒的主要依据有哪些？

（2）为明确该患者的感染途径，需询问哪些信息？

（3）该患者目前的主要护理诊断有哪些？应如何进行相应的护理？

3．某患者，男性，35岁，农民工。因"发热、腹泻2天"于8月15日23时入院。患者于8月14日晨开始感全身不适、发热，未测体温，并出现腹泻，开始为稀便，以后每2～3小时排便一次，均为黏液脓血便，量不多，并伴有阵发性腹痛、恶心。今日呕吐2次，呕吐物均为胃内容物。病后食欲差，尿少，未服用药物。因发热、腹泻不见好转而急诊入院。既往无腹泻史。病前曾食用未清洗的黄瓜，未接触类似疾病者。体格检查：T 39 ℃，P 110次/分，R 30次/分，BP 110/70 mmHg。发育正常，营养中等，神志清楚，皮肤弹性好，口腔及黏膜干燥，心脏及肺检查（−），腹软，左下腹有轻压痛，肠鸣音活跃。实验室检查：血常规示白细胞计数 20×10^9/L，中性粒细胞85%，淋巴细胞15%。粪便常规：外观呈黏液脓血便。镜检：红细胞、白细胞满视野。

初步诊断：急性细菌性痢疾（普通型）。

请回答：

（1）该患者诊断急性细菌性痢疾（普通型）的主要依据有哪些？

（2）为确诊，还应协助医生作哪项实验室检查？

（3）写出该患者3个最主要护理诊断及其主要的护理措施。

第四章

立克次体病

导学目标

通过本章内容的学习，学生应能够：

◆ **基本目标**

1. 描述立克次体病的病原学和流行病学特点。
2. 结合发病机制说明立克次体病的临床表现、诊断要点及主要的治疗原则。
3. 结合病原学及流行病学特点说明立克次体病的主要预防措施。
4. 运用护理程序对立克次体病患者进行全面系统的健康评估、确定护理诊断并制订护理计划。
5. 具有较强的评判性思维及临床思维能力。

◆ **发展目标**

1. 综合运用疾病的相关知识为立克次体病患者实施整体护理。
2. 善于分析和发现理论与临床实践中值得探究的问题，并提出切实可行的研究方案。

◆ **思政目标**

1. 具有强烈的社会责任感和使命感，勇于担当，乐于奉献。
2. 具有勤奋刻苦、严谨求实、勇于探索、乐于创新的科学精神。
3. 具有尊重和爱护患者、救死扶伤、护佑生命、慎独利他的专业精神。
4. 具有较强的法律与伦理意识。

案例 4-1

某患者，男性，32岁，因"高热、头痛6天，谵妄、皮疹1天"入院。体格检查：T 41 ℃，P 108次/分，R 26次/分，BP 90/60 mmHg。意识模糊、躁动不安，躯干、四肢满布充血性皮疹，并可见出血性皮疹，浅表淋巴结未触及，心脏及肺未见异常，腹软，肝肋下2 cm，质软，轻触痛，脾肋下可及。实验室检查：血常规示血红蛋白12 g/L，白细胞计数 3.9×10^9/L，血小板 45×10^9/L。外斐反应 OX_{19} 1∶160，OX_K 1∶40。初步诊断：流行性斑疹伤寒。

请回答：

1. 此患者的诊断依据是什么？
2. 为了解该患者可能的感染途径，需进一步询问哪些信息？
3. 对此患者，应如何治疗及护理？

立克次体（rickettsia）是一类以节肢动物为传播媒介的严格细胞内寄生的原核细胞型微生物。立克次体病是一类威胁人类健康的人兽共患病，绝大多数是自然疫源性疾病。目前我国至少存在10余种立克次体病，如流行性斑疹伤寒、地方性斑疹伤寒、恙虫病、斑点热、Q热、人嗜粒细胞无形体病以及巴尔通体病。近几年，恙虫病、人嗜粒细胞无形体病等立克次体病在我国部分地区发病呈上升趋势。

> **知识链接**
>
> ### 立克次体的命名
>
> 立克次体是美国病理学与微生物学家霍华德·泰勒·立克次（Howard Taylor Ricketts）在研究落基山斑点热时于1909年首先发现的。在随后对墨西哥斑疹伤寒的研究中，他不幸因感染斑疹伤寒于1910年5月5日去世，为纪念其为科学献身以及对于立克次体的发现做出的卓越贡献，将这一类病原体所属的目命名为立克次体目。我国学者谢少文于1934年应用鸡胚首次成功培养出立克次体，为人类认识立克次体做出了重要贡献。

第一节　流行性斑疹伤寒

流行性斑疹伤寒（epidemic typhus）又称为虱传斑疹伤寒（louse-borne typhus），是由普氏立克次体引起的通过人虱传播的急性传染病。本病全身感染症状重，临床上以急性起病、稽留高热、剧烈头痛、皮疹及中枢神经系统症状为主要表现。

【病原学】

普氏立克次体为革兰氏染色阴性的多形球杆菌，大小为（0.3～1）μm×（0.3～0.4）μm，可在鸡胚卵黄囊及组织中繁殖。病原体的化学组成及代谢产物有蛋白质、糖、脂肪、磷脂、DNA、RNA、多种酶类及内毒素样物质。其胞壁的脂多糖有内毒素样作用。主要有两种抗原，一种为可溶性耐热型特异性抗原，具有群特异性，可用于区分地方性斑疹伤寒立克次体引起的地方性斑疹伤寒；另一种为可溶性不耐热型颗粒性抗原，具有种特异性，可与斑疹伤寒以外的立克次体病鉴别。普氏立克次体对热、紫外线及一般消毒剂均敏感。不耐热，56℃30分钟或37℃5～7小时均可灭活，20℃以下可长期保存，在干燥的虱粪中能存活数月。

【流行病学】

1. 传染源　患者是唯一的传染源，从潜伏期末至热退后数日均有传染性，发病后第1周传染性最强，一般不超过3周。立克次体可长期存在于个别患者的单核巨噬细胞内，当机体免疫力下降时引起复发，称复发性斑疹伤寒，也称布里尔-津瑟（Brill-Zinsser）病。国外报道东方鼯鼠以及一些家畜也可成为本病的贮存宿主，但作为传染源尚待证实。

2. 传播途径　传播媒介为人虱，以体虱为主，头虱次之。当虱叮咬患者时，立克次体随血液进入虱肠内繁殖，约5天后胀破肠壁上皮细胞，大量立克次体溢入肠腔，随虱粪排出体外，携带病原体的虱叮咬人时排出虱粪，或因虱体被压碎而散出病原体，立克次体通过因瘙痒而抓破的皮肤侵入人体。虱粪中的立克次体也可随尘埃经呼吸道、口腔或眼结膜感染。人虱适宜的生活环境为29℃左右，当患者发热或死亡后，人虱移至新的宿主而引发新的感染与传播。

3. 人群易感性　人群普遍易感，病后可获得持久免疫力。少数患者可因免疫力低下偶尔可再次感染或体内潜伏的立克次体再次繁殖引起复发。

4. 流行特征　本病多在寒冷地区的冬、春季节发生。战争、灾荒、卫生条件差等可增加人虱繁殖的机会，且易引起流行。目前主要为散发。

【发病机制与病理改变】

1. 发病机制 主要为立克次体所致的血管病变、毒素引起的毒血症及超敏反应。病原体侵入人体后，先在小血管和毛细血管内皮细胞内繁殖，引起血管内皮细胞病变，细胞溶解、破裂，大量病原体释放入血，形成立克次体血症，全身脏器小血管内皮细胞感染。立克次体对血管内皮的直接损伤及其释放的内毒素样物质引起微循环障碍和相应的组织器官损伤的临床表现。病程第2周出现的超敏反应加重病变的发生。

2. 病理改变 小血管炎是本病的基本病变，典型时形成斑疹伤寒结节，即增生性、血栓坏死性血管炎及其周围的炎症细胞浸润而形成的肉芽肿。病变遍及全身，尤以皮肤、心脏、脑及脑膜、骨骼肌、肺、肾、肾上腺及睾丸等部位明显。非特征性改变有支气管肺炎、间质性肾炎、间质性心肌炎、间质性肝炎。肾上腺有出血、水肿和实质细胞退行性变。中枢神经系统以大脑皮质、延髓、基底核的损害最重。

【临床表现】

本病潜伏期5～23天，平均为10～14天。可分为典型、轻型及复发型。

1. 典型

（1）发热：急性起病，体温于1～2天达39～40℃，呈稽留热，少数呈不规则热或弛张热。高热持续2～3周后，于3～4天降至正常。伴寒战及严重毒血症症状，包括剧烈头痛、乏力、全身肌肉酸痛、面及眼结膜高度充血。

（2）皮疹：为流行性斑疹伤寒重要的体征。90%以上病例于病程第4～5天开始出疹，先见于躯干，很快蔓延至四肢，数小时至1天内遍及全身。严重者手掌及足底均可见到，但面部无皮疹，下肢较少。皮疹大小、形态不一，直径1～5 mm，边缘不整，多数孤立，偶见融合成片。初起常为充血性斑疹或丘疹、压之退色，继之转为暗红色或出血性斑丘疹，压之不退色，皮疹持续1周左右消退。疹退后留有棕褐色色素沉着。

（3）中枢神经系统症状：持续剧烈头痛、头晕、耳鸣、听力减退及失眠，也可有反应迟钝、躁狂、震颤及脑膜炎表现。此症状多明显，且出现早，持续时间长。

（4）消化系统症状：约90%患者脾大，少数患者肝大，也可有食欲减退、恶心、呕吐、腹胀及便秘等消化道症状。

（5）其他：可有脉搏加快，合并中毒性心肌炎时可有心音低钝、心律不齐、心率加快甚至奔马律，也可有低血压，可因循环衰竭而死亡。也可发生支气管炎或支气管肺炎。

2. 轻型 热程较短，持续7～14天，平均8～9天。热度较低，体温多在39℃左右，可呈弛张热。全身中毒症状轻，以全身酸痛和头痛较明显。皮疹少见，胸腹部出现少量充血性皮疹，1～2天即消退。神经系统症状较轻。肝大、脾大少见。

3. 复发型 又称布里尔-津瑟（Brill-Zinsser）病，呈轻型经过，全身毒血症症状及中枢神经系统症状均较轻；弛张热，热程7～10天；无皮疹，或仅有稀少斑丘疹；散发，无季节性，大年龄组发病率明显较高。

【并发症】

本病常见并发症有支气管肺炎、中毒性心肌炎、中耳炎及腮腺炎，也可并发感染性精神病及指（趾）端坏疽，现已少见。

【实验室及其他检查】

1. 血、尿常规 白细胞计数多正常，中性粒细胞比例常升高，嗜酸性粒细胞减少或消失，血小板减少。尿蛋白常呈阳性。

2. 免疫学检查

（1）外斐反应：血清OX_{19}菌株凝集效价大于1∶160，并且随病程延长，血清凝集效价4倍以上升高，为斑疹伤寒现症感染抗体检测阳性。

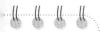

（2）立克次体凝集反应：以普氏立克次体颗粒抗原与患者血清做凝集反应，特异性强，阳性率高。效价 1：40 即为阳性。病程第 5 日阳性率可达 85%，第 16 ～ 20 日达 100%。

（3）补体结合试验：补体结合抗体在病程第 1 周内即可达有意义的效价（≥ 1：32），第 1 周阳性率为 50% ～ 70%，第 2 周达 90% 以上，低效价可维持 10 ～ 30 年，可用于流行病学调查。

（4）间接血凝试验：用斑疹伤寒立克次体可溶性抗原致敏化后的绵羊或家兔的红细胞，进行微量间接血凝试验。其灵敏度较外斐反应及补体结合试验高，特异性强，与其他群立克次体无交叉反应，便于流行病学调查及早期诊断。但不易区分普氏、地方性斑疹伤寒立克次体和复发性斑疹伤寒。

（5）间接免疫荧光抗体试验：用两种斑疹伤寒立克次体作抗原进行间接免疫荧光抗体试验，检查特异性强，灵敏度高，可鉴别流行性斑疹伤寒与地方性斑疹伤寒。检测特异性 IgM 抗体及 IgG 抗体，IgM 抗体的检出有早期诊断价值。

3. 病原体分离　可取发热期患者血液接种于雄性豚鼠腹腔分离病原体。一般不用于临床诊断。

4. 核酸检测　用 DNA 探针或 PCR 检测普氏立克次体核酸，特异性好、快速、敏感，有助于早期诊断。

【诊断要点】

1. 流行病学资料　当地有斑疹伤寒流行或 1 个月内去过流行区，有被虱叮咬史或与带虱者接触史。

2. 临床特征　出现发热、剧烈头痛、皮疹与中枢神经系统症状。

3. 实验室及其他检查　外斐反应凝集效价 ≥ 1：160 或双份血清效价呈 4 倍以上升高即可诊断。

【治疗要点】

1. 病原治疗　是本病的主要治疗措施。可用多西环素，成人每日 0.2 ～ 0.3 g，顿服或分 2 次服用。联合甲氧苄啶疗效更好。治疗时间需持续至体温正常后 2 ～ 3 天。成人患者也可选择喹诺酮类药物进行治疗。

2. 对症治疗　剧烈头痛等神经系统症状明显时，可用镇痛及镇静药；中毒症状严重者可应用肾上腺皮质激素。慎用解热药，以防大汗虚脱。

【预后】

本病的预后与病情轻重、年龄、治疗早晚、有无并发症等有关。早期诊断及有效的治疗预后良好。老年人、孕妇及合并严重并发症者预后不良，及时治疗的病死率 < 1.5%。

【预防】

灭虱是控制本病流行的关键，应采取以灭虱为中心的综合预防措施。

1. 管理传染源　早期隔离患者，并对其予以灭虱处理。密切接触者医学观察 21 天。

2. 切断传播途径　防虱、灭虱是关键，应加强卫生宣教，勤沐浴、更衣。发现患者后，同时对患者及接触者进行灭虱处理。

3. 保护易感人群　对疫区居民及新入疫区的人员进行疫苗接种。国内常用灭活鼠肺疫苗，第 1 年注射 3 次，以后每年加强注射 1 次，注射 6 次以上可获得较持久的免疫力。

【主要护理诊断 / 问题】

1. 体温过高　与立克次体感染并释放大量内毒素有关。

2. 疼痛：头痛　与立克次体内毒素引起的全身中毒反应有关。

3. 皮肤完整性受损　与立克次体感染导致的皮肤及血管病变有关。

4. 活动无耐力　与立克次体及毒素引起的全身中毒反应有关。

5．潜在并发症：支气管肺炎、中毒性心肌炎等。

【护理措施】

1．一般护理

（1）消毒与隔离：采取虫媒隔离。患者住单间病房，进行灭虱处理，如洗澡、更衣、剃发，换洗衣物可采取煮沸或消毒液浸泡消毒。

（2）休息与活动：急性期需卧床休息2周以上，以减少体力消耗。病情好转后，可逐渐增加活动量。

（3）饮食护理：高热期应为患者提供高热量、富含维生素、易消化的流质饮食，补充足够水分，成人每日3000 ml左右。发疹期患者腹胀、腹泻严重时应注意减少易产气食物的摄入量或暂禁食，必要时可静脉补充营养。恢复期患者应注意防止暴饮暴食，禁食生、冷、硬的食物，少量多餐，以免诱发胃肠道不适。

2．病情观察　定时监测患者的生命体征，尤其应注意体温的变化。严密观察患者皮疹出现的时间、部位、颜色、范围和变化情况等。注意观察患者有无咳嗽、胸痛、呼吸急促、脉搏加快、心音低钝及心律失常等心肺并发症的症状。

3．对症护理

（1）发热：见第一章第八节。

（2）皮疹：见第一章第八节。

（3）头痛：观察患者头痛出现的时间、持续的时间及伴随症状，进行各项护理操作时应动作轻柔，避免加重患者的痛苦。指导患者使用深呼吸、冥想等放松技术。必要时遵医嘱予以镇痛及镇静药，注意观察用药效果。

（4）用药护理

1）四环素、多西环素：四环素成人剂量为每日1.5～2.0 g，分3～4次口服，热退后用量酌减，继续用药3～4天。多西环素成人剂量为每日200 mg，分2次口服，疗程2～3天。在用药过程中，注意观察患者有无恶心、呕吐、腹痛、腹泻等胃肠道反应。肝、肾功能不全者慎用，妊娠期、哺乳期妇女及7岁以下小儿禁用。

2）甲氧苄啶：每次口服0.1 mg，每日2～3次。在用药过程中，注意观察患者有无皮疹、关节及肌肉疼痛、发热等过敏反应，检测外周血象及肝肾功能。妊娠期及哺乳期妇女、肝肾功能不全者及2岁以下小儿禁用。

随堂测 4-1

【健康教育】

1．对公众的健康指导　介绍流行性斑疹伤寒的流行特点、传播途径及预防措施。如有虱叮咬史，出现高热、剧烈头痛、皮疹等症状，需及时就诊。

2．对患者及家属的健康指导　介绍本病的发生、发展过程，指导患者遵医嘱用药。指导患者养成良好的个人卫生习惯，勤洗澡，勤更衣。告知患者疾病有复发的可能，如果再次出现与初次患病相似的临床表现，需及时就医。

第二节　地方性斑疹伤寒

地方性斑疹伤寒（endemic typhus）又称鼠型斑疹伤寒（murine typhus），是以鼠蚤为传播媒介、由莫氏斑疹伤寒立克次体引起的急性传染病。

家鼠是主要传染源，鼠蚤在鼠死后离开鼠体叮咬人而使人受感染。其传播途径、发病机制、临床表现、治疗与流行性斑疹伤寒相似，但病情轻，病程短。

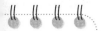

第三节 恙 虫 病

恙虫病（tsutsugamushi disease）又称丛林斑疹伤寒（scrub typhus），是由恙虫病立克次体感染人体所引起的一种急性传染病。由恙螨幼虫叮咬传播而得名。临床上以发热、叮咬部位焦痂或溃疡形成、皮疹、淋巴结肿大、肝大、脾大以及周围血液白细胞数量减少等为特征。

【病原学】

恙虫病立克次体呈球形或球杆状，专性细胞内寄生，革兰氏染色阴性，但以吉姆萨染色显色较好，呈紫蓝色。大小为（0.3～0.6）μm×（0.5～1.5）μm。抵抗力弱，有自然失活、裂解倾向，不易保存，即使在液氮中也仅存活1年左右。对各种消毒方法敏感，如加热至56℃10分钟或0.5%苯酚溶液均可灭活；对氯霉素、四环素类和红霉素类抗生素均敏感，但能耐受青霉素类、头孢菌素类及氨基糖苷类抗生素。

【流行病学】

1. 传染源 鼠类是最主要的传染源和贮存宿主。城镇以家鼠为主，农村以社鼠、黄毛鼠为主。猫、猪、兔和家禽等也能感染本病。人患本病后，虽然血液中也有恙虫病立克次体，但被恙螨幼虫叮咬的可能性极小，故患者作为传染源的意义不大。

2. 传播途径 恙螨幼虫是本病的传播媒介，通过叮咬人而传播。

3. 人群易感性 人群普遍易感，从事野外作业、较多接触丛林杂草的青壮年发病率较高。

4. 流行特征 恙虫病一般为散发，但也可发生流行。我国南方省份多发生在夏、秋季，见于5～10月，其中6～8月为高峰，与此期间降雨集中引起地面恙螨扩散有关。北方省份多发于秋、冬季，以9～12月为多，以10月为流行高峰，与恙螨及野鼠的密度增加有关。

【发病机制与病理改变】

1. 发病机制 恙虫病立克次体从恙螨幼虫叮咬处侵入人体，先在叮咬局部组织细胞内繁殖，引起局部皮肤损害，继而直接或经淋巴系统进入血流，形成恙虫病立克次体血症。恙虫病立克次体死亡后所释放的毒素是引起全身毒血症症状和多脏器病变的主要因素。

2. 病理改变 本病的基本病理变化为全身小血管炎、血管周围炎及单核巨噬细胞增生。被恙螨叮咬的局部皮肤先有充血、水肿，形成小丘疹，继而形成小水疱，水疱中央坏死、出血，形成圆形或椭圆形的黑色痂皮，即焦痂。痂皮脱落，可形成溃疡。焦痂或溃疡附近的淋巴结显著肿大，并可伴全身淋巴结肿大。肝、脾因充血及单核巨噬细胞增生而肿大，可出现局灶性或弥漫性心肌炎、出血性肺炎、间质性肾炎及淋巴细胞性脑膜炎等。

【临床表现】

本病潜伏期4～21天，常为10～14天。一般无前驱症状，起病急骤，先有畏寒或寒战，继而发热，体温迅速上升，达39～41℃，多呈弛张热，也可呈持续热型或不规则热，持续1～3周。常伴有剧烈头痛、全身酸痛、乏力、嗜睡、食欲减退、恶心、呕吐、颜面及颈胸部潮红、结膜充血等。病程第2周，患者病情常加重，可出现神经系统、循环系统、呼吸系统等表现，如烦躁、谵妄、听力减退、脑膜刺激征、病理反射、心律失常、心肌炎、胸痛及肺部啰音。危重病例可发生严重的多脏器损害，还可出现弥散性血管内凝血等。

恙虫病可有以下一些特征性体征。

1. 焦痂与溃疡 70%～90%的患者可出现焦痂与溃疡，为本病的特有体征，对临床诊断具有意义。被恙螨幼虫叮咬后，首先在叮咬处出现粉红色小丘疹，继而变为水疱，水疱破裂后中心部位发生坏死，形成褐色或黑色焦痂。焦痂多为圆形或椭圆形，大小不等，直径多为4～10 mm，边缘稍隆起，周围有红晕，痂皮脱落后中央凹陷形成溃疡，无脓性分泌物，一般无痛、痒感。焦痂或溃疡可全身分布，但多见于腋窝、腹股沟、外阴、肛周、腰带压迫等处。

多数患者只有 1 个焦痂或溃疡，个别多达 10 个或以上。

2．淋巴结肿大　全身浅表淋巴结常轻度肿大，近焦痂处淋巴结肿大尤为显著，以耳后、颈部、腋窝及腹股沟多见。肿大的淋巴结大小不一，多如黄豆或蚕豆大小，也有核桃大小者，常伴疼痛和压痛。

3．皮疹　多出现在发病后 4 ～ 6 天。多为暗红色充血性斑丘疹，少数呈出血性，不痒，形态、大小不一，直径 2 ～ 5 mm，散在性分布，以躯干和四肢较多，面部少见，手掌和足底更少，极少数可融合成麻疹样皮疹。持续 3 ～ 7 日后逐渐消退，不脱屑，可遗留少许色素沉着。部分患者在病程 7 ～ 10 日口腔软腭、硬腭及颊黏膜上可出现黏膜疹或出血点。

4．肝大及脾大　肝大占 10% ～ 30%，脾大占 30% ～ 50%，质软、表面光滑，可伴轻微触痛。

【并发症】

本病较常见的并发症为中毒性心肌炎、中毒性肝炎、支气管肺炎、脑膜脑炎、消化道出血和急性肾衰竭等。

【实验室及其他检查】

1．血常规　白细胞计数多减少或正常，重型患者或有并发症时白细胞计数可增多，中性粒细胞核左移，淋巴细胞比例增多。

2．血清学检查

（1）外斐反应：变形杆菌 OX_k 凝集效价在 1：160 以上或病程中期隔周进行检查，双份血清效价呈 4 倍以上增长者，有诊断意义。但本试验特异性较低。

（2）补体结合试验：阳性率较高，特异性较强。补体结合抗体在体内的持续时间较长，可达 5 年左右。

（3）间接免疫荧光抗体试验：可检测血清中的特异性抗体，在病程的第 1 周末开始出现阳性，第 2 ～ 3 周末达高峰，2 个月后效价逐渐下降，但可持续数年。

3．病原体分离　取发热期患者血液 0.5 ～ 1 ml，接种于小鼠腹腔、鸡胚或细胞，培养、分离病原体。

【诊断要点】

1．流行病学资料　发病前 3 周内是否到过恙虫病流行区，在流行季节有无户外工作、露天野营或在林地、草丛上坐卧等。

2．临床特征　起病急、高热、颜面潮红、焦痂或溃疡、皮疹、浅表淋巴结肿大、肝大、脾大。尤以发现焦痂或特异性溃疡最具临床诊断价值。对于怀疑本病的患者，应仔细寻找焦痂或溃疡，其多位于肿大、压痛的淋巴结附近。

3．实验室及其他检查　变形杆菌 OX_k 凝集效价在 1：160 以上或病程中期隔周进行检查，双份血清效价呈 4 倍以上增长者具有诊断意义。也可做补体结合试验、免疫荧光法等。

【治疗要点】

1．对症治疗　高热者可用解热镇痛药，重症患者可给予糖皮质激素以减轻毒血症症状，有心力衰竭者应绝对卧床休息。用强心药、利尿药控制心力衰竭。

2．病原治疗　多西环素对本病有特效，每日 0.2 g，连服 5 ～ 7 天。氯霉素、四环素和红霉素对本病有良好疗效，用药后患者大多在 1 ～ 3 天热退。氯霉素成人 2 g/d，儿童 25 ～ 40 mg/（kg·d），分 4 次服，口服困难者可静脉滴注给药。热退后剂量减半，再用 7 ～ 10 天，以防复发。四环素的剂量与氯霉素相同，但四环素对儿童的不良反应较多，宜慎用。红霉素的成人剂量为 1 g/d。此外，罗红霉素、阿奇霉素、诺氟沙星、甲氧苄啶（TMP）等对本病也有疗效。

少数患者可出现复发，使用相同的抗生素治疗同样有效。

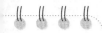

【预后】

本病经早期诊断及有效的病原治疗后，绝大部分患者预后良好，病死率已降至 1% ~ 5%。死亡病例多发生于病程第 3 周后，因多器官功能衰竭、肺或消化道大出血而死亡。

【预防】

1. 管理传染源 关键是灭鼠。采取综合措施，将捕鼠器与药物灭鼠相结合。

2. 切断传播途径 恙虫病流行地区要持续开展卫生运动，清除杂草，填平坑洼，降低湿度，减少恙螨繁殖，也可用化学杀螨剂喷洒。

3. 保护易感人群 目前恙虫病疫苗尚处于实验研究阶段。做好个人防护，避免恙螨幼虫叮咬是预防本病的有效措施。不要在草地上坐卧，在野外工作及活动时，必须扎紧衣袖口和裤脚口，并可涂上邻苯二甲酸二苯酯或苯甲酸苄酯等防虫剂。

【主要护理诊断 / 问题】

1. 体温过高 与恙虫病立克次体感染有关。

2. 皮肤完整性受损 与恙螨幼虫叮咬后导致焦痂形成、皮疹有关。

3. 潜在并发症：支气管肺炎、病毒性心肌炎、出血等。

【护理措施】

1. 一般护理

（1）消毒与隔离：患者不需要隔离，接触者不检疫。

（2）休息与活动：发病初期，患者有高热、肌肉酸痛、全身乏力等，应卧床休息，防止并发症的发生。待病情好转，全身症状缓解后，可适当下床活动。

（3）饮食护理：进食高热量、富含维生素、高蛋白的清淡、易消化流质或半流质饮食，少量多餐。注意补充水分，保持水、电解质和酸碱平衡。

2. 病情观察 注意观察生命体征，若有心率增快、心律失常、频繁咳嗽，伴胸痛、气促、神志改变，及出现谵妄、抽搐等表现时，可能并发心肌炎、肺炎、脑膜炎等，应立即通知医生，及时处理。观察焦痂或溃疡部位、大小、形状及是否继发感染，观察皮疹的性质、形态、分布及消长情况。

3. 对症护理

（1）发热：见第一章第八节。

（2）皮疹：见第一章第八节。

（3）焦痂：保持局部干燥、清洁，防止继发感染。指导患者不要自行剥落痂皮。焦痂脱落前涂以聚维酮碘或甲紫溶液后用无菌敷料覆盖。焦痂脱落后，可用 75% 乙醇涂擦溃疡周围皮肤，用过氧化氢溶液、生理盐水涂擦溃疡面，然后用庆大霉素注射液湿敷创面，每日 3 次，直至痊愈。

（4）淋巴结肿大：淋巴结肿痛明显者，可局部热敷，并适当限制患者肢体活动，以减轻疼痛，促进吸收。

4. 用药护理 遵医嘱用药，注意观察药物的不良反应。使用氯霉素应注意观察外周血象的变化，若有粒细胞及血小板减少或皮肤、黏膜紫癜等出血倾向时，应通知医生。服用多西环素应观察有无恶心、呕吐等消化道症状，还应注意有无过敏反应。四环素类抗生素不宜与牛奶或含钙、镁、铁、铝等成分的药物同服。因四环素类药物能影响婴幼儿骨骼生长、牙釉质发育不良、致畸，故孕妇及 7 岁以下儿童禁用。

【健康教育】

1. 对公众的健康指导 介绍恙虫病的流行特点、传播途径及预防措施。

2. 对患者及家属的健康指导 介绍本病的发生、发展过程，指导其做好个人防护，改善卫生条件，指导患者遵医嘱用药。

第四节 人嗜粒细胞无形体病

人嗜粒细胞无形体病的发现

1994 年，美国德州大学 Chen 等首次报道了人嗜粒细胞无形体病。之后的研究发现，在美国的部分地区和欧洲的大多数国家中，有蜱类存在的地区，无形体感染率较高。2006 年，我国安徽省一名疑似"流行性出血热"患者因抢救无效死亡，与死亡患者有密切接触史的 5 名家属和 4 名医务人员先后出现与死者相似的症状。最终确认这是一例人嗜粒细胞无形体病案例。

人嗜粒细胞无形体病（human granulocytic anaplasmosis，HGA）又称为无形体病，是由嗜吞噬细胞无形体侵染人外周血中性粒细胞引起的急性、发热性、全身性传染病，经蜱传播。临床以头痛、肌痛、全血白细胞计数减少和血清转氨酶升高为主要表现。

【病原学】

嗜吞噬细胞无形体属于立克次体目无形体科，曾被命名为嗜吞噬细胞埃立克体，为革兰氏染色阴性专性细胞内寄生菌。菌体呈球形、卵圆形、梭镖形等多形性，平均长度为 0.2 ~ 1.0 μm。无形体结构上无菌毛和荚膜，缺乏脂多糖和肽聚糖，感染中性粒细胞后，以膜包裹的包涵体形式生存和繁殖。

【流行病学】

1. 传染源 嗜吞噬细胞无形体的储存宿主主要有啮齿动物、猫科、犬科、牛科、羊科、马科、鹿科等动物。我国东北、新疆、云南等多地啮齿动物中检测出嗜吞噬细胞无形体核酸，其中黑线姬鼠被认为是重要的储存宿主。宿主动物持续感染是维持人嗜粒细胞无形体病自然循环的基本条件。

2. 传播途径 人嗜粒细胞无形体病主要通过蜱叮咬传播。蜱叮咬携带病原体的宿主动物后再叮咬人，病原体可随之进入人体。此外，直接接触危重患者或带菌动物的血液等也会导致本病传播。

3. 人群易感性 人对嗜吞噬细胞无形体普遍易感，各年龄组均可发病。病后或隐性感染后是否获得免疫力，目前尚不完全清楚。高危人群主要为接触蜱等传播媒介的人群，如疫源地（主要为森林、丘陵地区）的居民、劳动者及旅游者等。

4. 流行特征 人嗜粒细胞无形体病主要分布在欧美国家，中东和亚洲也有该病的存在。该病的地理分布与莱姆病的地区分布相似，在我国莱姆病的流行区也应关注此病。该病全年均有发病，夏季蜱活动频繁的月份（5 ~ 10 月）为发病高峰。

【发病机制与病理改变】

1. 发病机制 嗜吞噬细胞无形体通过蜱的叮咬进入体内，并经微血管或淋巴管进入有关脏器。嗜吞噬细胞无形体感染粒细胞后，可导致细胞功能明显改变，如使内皮细胞的黏附功能、循环移动功能、脱颗粒作用以及吞噬功能明显下降，可影响宿主细胞基因转录、细胞凋亡，使细胞因子产生紊乱、吞噬功能缺陷，进而造成免疫病理损伤。

嗜吞噬细胞无形体感染后可诱发机体的免疫应答，产生的抗无形体抗体可与宿主细胞表面的无形体抗原结合，介导免疫活性细胞对宿主细胞的攻击。由于该类病原体属于细胞内寄生菌，故细胞免疫，特别是 CD4$^+$T 淋巴细胞在清除病原体的同时，在机体的组织损伤中也发挥着重要作用。

2. 病理改变 主要病理改变为全身性、多器官淋巴细胞浸润，肝、脾和淋巴结单核细胞增生。嗜吞噬细胞无形体的主要靶细胞为成熟的粒细胞，免疫组化检查发现血液、脾、肺、肝等器官的中性粒细胞中存在嗜吞噬细胞无形体，感染器官和组织有较明显的病理改变。

【临床表现】

本病潜伏期为 5 ~ 21 天。急性起病患者主要临床症状为发热，多为持续性中、高热，体温可达 40 ℃ 以上。伴全身不适、头痛、肌肉酸痛、乏力、恶心、呕吐、腹痛、腹泻等非特异性表现，部分患者伴有咳嗽、咽痛。体格检查可见表情淡漠、相对缓脉，少数患者可有浅表淋巴结肿大及皮疹。多数情况下，人嗜粒细胞无形体病患者表现为轻度、自限性疾病，大多数患者在 30 天内所有的临床症状和体征自行消失。

重症患者可有间质性肺炎、肺水肿、急性呼吸窘迫综合征，以及继发细菌、病毒及真菌等感染。少数患者可因严重的血小板减少及凝血功能异常，出现皮肤、肺、消化道等出血表现，如不及时治疗，可因呼吸衰竭、急性肾衰竭等多脏器功能衰竭以及弥散性血管内凝血死亡。在老年患者、免疫抑制药治疗患者、慢性炎症性疾病或潜在的恶性疾病患者中，可伴有心脏、肝、肾等多脏器功能损害，并出现相应的临床表现。

【并发症】

如延误治疗，患者可出现机会性感染、败血症、中毒性休克、中毒性心肌炎、急性肾衰竭、呼吸窘迫综合征、弥散性血管内凝血及多脏器功能衰竭等，直接影响病情和预后。

【实验室及其他检查】

1. 血、尿常规

（1）血常规：白细胞减少、血小板降低，严重者呈进行性减少，非典型淋巴细胞增多。其中白细胞、血小板减少可作为早期诊断的重要线索。

（2）尿常规：蛋白尿、血尿、管型尿。

2. 生化检查 合并脏器损害的患者，肝、肾功能异常，心肌酶谱升高，肝功能转氨酶轻度升高，少数患者出现血清淀粉酶、尿淀粉酶和血糖升高。部分患者凝血酶原时间延长，纤维蛋白原降解产物升高。可有血电解质代谢紊乱，如低钠、低氯、低钙。

3. 免疫学检查 采用酶联免疫吸附试验（ELISA）和间接免疫荧光（IFA）检测急性期和恢复期血清（仅检测急性期的血清是不够敏感的）。对已经接受抗菌治疗的患者，血清免疫学检测是唯一的诊断方法。

4. 病原学检查 在抗生素治疗开始前，血标本可通过涂片检测、PCR、人粒细胞白血病细胞（H160）进行培养来检测嗜吞噬细胞无形体。在血涂片中发现中性粒细胞内的特征性桑葚状包涵体是最快速的诊断方法，但这样的包涵体通常数量少且有时不存在。全血或血细胞标本 PCR 检测嗜吞噬细胞无形体特异性核酸，是目前早期诊断的有效方法之一。

粒细胞无形体抗原免疫组化染色不是一种常用的诊断方法。体外细胞培养分离到病原体是确诊本病最可靠的方法。

【诊断要点】

1. 流行病学史 发病前 2 周内有被蜱叮咬史；在有蜱活动的丘陵、山区、林区工作或生活史；直接接触过危重患者的血液等体液。

2. 临床表现 急性起病，有发热、寒战、全身不适、乏力、头痛、肌肉酸痛，以及恶心、呕吐、厌食、腹泻等。

3. 实验室及其他检查 前述的血常规、生化检查、免疫学及病原学检测结果有助于诊断。

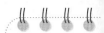

【治疗要点】

1. 病原治疗 是本病的主要治疗手段。所有怀疑为人嗜粒细胞无形体病且有症状的患者均应早期使用抗生素治疗，避免出现并发症。

（1）多西环素：为首选药物。成人每次 100 mg，每日 2 次，疗程 10 天，口服，重症患者可静脉滴注。8 岁以上儿童也采用 10 天疗程，剂量 4 mg/（kg·d），分 2 次（最大剂量为每次 100 g）口服，对不能口服的患儿，可给予静脉滴注。对于病情严重，小于 8 岁的不伴有莱姆病的儿童，可缩短疗程为 4 ~ 5 天或发热缓解后 3 天，采用短疗程治疗的儿童应密切观察，确保临床和实验室检查结果异常的恢复。使用多西环素超过 48 小时发热仍持续，可考虑排除人嗜粒细胞无形体病的诊断或同时感染其他疾病。

（2）利福平：对多西环素过敏、妊娠、小于 8 岁的儿童轻症人嗜粒细胞无形体病患者可选用利福平口服，成人每次 300 mg，每日 2 次；儿童 10 mg/kg，每日 2 次（最大剂量为每次 300 mg），疗程 7 ~ 10 天。

2. 对症治疗 人嗜粒细胞无形体病患者使用糖皮质激素后可能会加重病情并增强疾病的传染性。对于中毒症状明显的重症患者，在使用有效抗生素治疗的情况下，可适当使用糖皮质激素。

【预后】

本病如能及时处理，绝大多数患者预后良好。病死率为 0.5%。如出现脓毒血症、中毒性休克、中毒性心肌炎、急性肾功能不全、呼吸窘迫综合征、弥散性血管内凝血及多脏器功能衰竭等严重并发症，患者预后差。

【预防】

1. 管理传染源 患者的血液、分泌物、排泄物及被其污染的环境和物品均应消毒后处理。一般不需要对患者实施隔离。出现暴发疫情时，应采取灭杀蜱、鼠和环境清理等措施，降低环境中蜱和鼠的密度。

2. 切断传播途径 避免蜱叮咬是降低感染风险的主要措施。蜱主要栖息在草地、树林等环境中，还可寄生在家畜或宠物的体表。当在野外活动时，应注意个人防护，穿着紧口的长袖衣服，可防止蜱的附着或叮咬，也可以在暴露的皮肤上喷涂避蚊剂进行防护。

3. 保护易感人群 目前尚无有效疫苗。

【主要护理诊断/问题】

1. 体温过高 与嗜吞噬细胞无形体感染有关。

2. 有受伤的危险 与血小板减少及凝血功能异常有关。

3. 有感染的危险 与粒细胞减少有关。

4. 潜在并发症：机会性感染、败血症、中毒性休克、中毒性心肌炎等。

【护理措施】

1. 一般护理

（1）消毒与隔离：对于一般病例，按照虫媒传染病进行常规防护。在治疗或护理危重患者时，尤其患者有出血现象时，医务人员及陪护人员应加强个人防护。做好患者血液、分泌物、排泄物及其污染环境和物品的消毒处理。

（2）休息与活动：指导患者卧床休息，减少耗氧量，减轻疼痛。重症者绝对卧床休息。病情缓解后，可逐渐增加活动量。

（3）饮食护理：给予高热量、富含维生素、高蛋白、营养丰富、易消化的流质或半流质饮食，如牛奶、果汁、米汤、菜汤、鱼汤，少食多餐。忌辛辣、油炸、坚硬食物。鼓励患者多饮水。

2. 病情观察 密切观察患者的生命体征，注意体温、血压的变化。注意监测患者白细胞、血小板计数的变化。准确记录 24 小时液体出入量，了解水、电解质平衡情况。注意观察患者有无咳嗽、咳痰、咯血、心律失常等，观察患者腹泻次数、性质及量的变化，尿量变化及皮肤有无皮疹、出血点等，如发现异常，及时通知医生。

3. 对症护理

（1）发热：具体措施参见第一章第八节。

（2）感染：患者住单间病房，限制人员出入，限制探视。病室每日 1 次空气消毒，地面、桌面每日用消毒液擦拭。对正处于月经期的女性患者，所需女性用品全部高压消毒，污染被服及时更换。同时做好口腔、皮肤护理，严格执行无菌操作，避免感染的发生。

4. 用药护理　遵医嘱给药，注意观察药物的疗效及不良反应。利福平的主要不良反应为消化道反应和肝毒性，应注意观察患者是否有厌食、恶心、呕吐、上腹部不适、腹泻等胃肠道不适，定期监测肝功能。肝功能严重不全、胆道阻塞者和妊娠 3 个月以内妇女禁用利福平。

5. 心理护理　人们对此疾病的认识有一定的局限性，患者可能出现焦虑等心理反应，应及时与患者及家属进行充分沟通和交流。告知家属的支持有利于患者疾病的康复，做好患者的工作，鼓励其树立与疾病作斗争的信心，安心配合治疗。

【健康教育】

1. 对公众的健康指导　介绍蜱主要栖息在草地、树林等环境中，应尽量避免在此类环境中长时间坐卧。如需进入此类地区，尤其是已发现过患者的地区，应注意做好个人防护，穿着紧口、浅色、光滑的长袖衣服，也可在暴露的皮肤和衣服上喷涂二乙甲苯酰胺等驱避剂进行防护。如发现蜱附着在身体上，应立即用镊子等工具将蜱除去，禁止直接用手将蜱摘除或用手指将蜱捏碎。

2. 对患者及家属的健康指导　介绍本病的发生、发展过程，指导患者遵医嘱用药。肝、肾功能的恢复仍需一定的时间，患者出院后应休息 1 ～ 3 个月。休息期间，生活要有规律，适量运动，不宜劳累，保证足够的睡眠时间。进食高热量、高蛋白、富含维生素的食物，忌烟、酒及刺激性食物。定期复查肝功能、肾功能。

小　结

　　本章主要介绍了流行性斑疹伤寒、恙虫病和人嗜粒细胞无形体病相关知识。流行性斑疹伤寒的唯一传染源是患者，以人虱为传播媒介，临床以急性起病、稽留高热、剧烈头痛、皮疹与中枢神经系统症状为特征。恙虫病的主要传染源是鼠类，通过恙螨叮咬传播，临床以叮咬部位出现焦痂和溃疡、发热、皮疹、淋巴结肿大、肝大、脾大及外周血白细胞计数减少为特征。嗜吞噬细胞无形体的储存宿主主要为啮齿类动物，由其引起的人嗜粒细胞无形体病主要通过蜱叮咬传播，临床以发热、头痛、肌痛、全血细胞减少和血清转氨酶升高等为主要表现。

（伍永慧）

思考题

一、简述题

1. 比较 4 种立克次体病有何共同点及不同点？

2. 典型流行性斑疹伤寒的主要临床表现有哪些？

二、案例分析题

某患者，女性，32 岁，因"发热 7 天、左侧腋窝淋巴结肿大 4 天"入院。患者 7 天前出现发热，伴头痛，3 天后发现左侧腋窝出现淋巴结肿大，就诊于社区诊所，予以青霉素静脉滴注治疗后无好转。体格检查：T 39.1 ℃，P 76 次 / 分，R 20 次 / 分，BP 130/82 mmHg。痛苦面容，左侧腋窝触及数个肿大淋巴结，最大者 18 mm×12 mm。左腋下有一焦痂，呈长椭圆形，1.2 cm×0.8 cm，周围有红晕。实验室检查：白细胞计数 $4.8×10^9$/L，血红蛋白 110 g/L。ALT 178 U/L，AST 1110 U/L，ALP 222.8 U/L，γ-GT 186 U/L，总胆红素 15.2 μmol/L，直接胆红素 5.5 μmol/L。彩超示轻度脾大，左侧腋窝淋巴结肿大。

请回答：

（1）该患者可能的医疗诊断是什么？诊断依据是什么？

（2）该患者目前存在的主要护理诊断 / 问题有哪些？

螺旋体病

导学目标

通过本章内容的学习，学生应能够：

◆ **基本目标**

1. 描述常见螺旋体病的临床表现。
2. 说明常见螺旋体病的治疗要点。
3. 结合病原学及流行病学特点说明常见螺旋体病的主要预防措施。
4. 运用护理程序对常见螺旋体病患者进行全面、系统的健康评估，确定护理诊断并制订护理计划。
5. 具有较强的评判性思维及临床思维能力。

◆ **发展目标**

1. 综合运用疾病的相关知识为常见螺旋体病患者实施整体护理。
2. 善于分析和发现理论与临床实践中值得探究的问题，并提出切实可行的研究方案。

◆ **思政目标**

1. 具有强烈的社会责任感和使命感，勇于担当，乐于奉献。
2. 具有勤奋刻苦、严谨求实、勇于探索、乐于创新的科学精神。
3. 具有尊重和爱护患者、救死扶伤、护佑生命、慎独利他的专业精神。
4. 具有较强的法律与伦理意识。

    螺旋体是一类介于细菌与原虫之间的细长、柔软、弯曲、运动活泼的原核细胞型微生物，其基本结构及生物学性状与细菌相似，也被列入广义的细菌学范畴。螺旋体在自然界及动物体内广泛存在，种类繁多，其中对人致病的螺旋体主要包括钩端螺旋体、密螺旋体和疏螺旋体。螺旋体感染较病毒、细菌感染少见，但其致病性、致残性不容小觑。螺旋体感染（如梅毒）起病相对隐匿，多累及全身各系统，造成多系统损害，晚期出现神经系统症状，预后不佳。

第一节　钩端螺旋体病

案例 5-1

　　某患者，男性，35 岁，四川农民。因近 4 日来发热，体温达 39 ℃左右，伴头痛、全身痛、乏力、食欲减退、腿软来诊。患病前 1 个月患者一直在稻田里收割水稻。体格检查：T 39.3 ℃，神志清楚，双侧腹股沟各触及 3 个蚕豆大小的淋巴结，有压痛，双结膜、咽充血，心脏、肺、腹部无异常，腓肠肌明显压痛。实验室检查：血常规示白细胞计数 $11×10^9$/L，中性粒细胞 75%，淋巴细胞 25%。尿常规：尿蛋白（+），红细胞 3 ～ 5/HP。初步诊断：钩端螺旋体病。

　　请回答：

　　1. 此患者诊断钩端螺旋体病的依据是什么？还需要补充何种检查？

　　2. 该患者主要护理诊断有哪些？

　　钩端螺旋体病（leptospirosis）是由各种致病性钩端螺旋体（leptospira）所引起的一种急性动物源性传染病，简称钩体病。鼠类和猪是主要传染源，经皮肤和黏膜接触含有钩体的疫水而感染。病变基础是全身毛细血管中毒性损伤。早期为钩端螺旋体血症，中期各脏器损害和功能障碍，后期为各种超敏反应性后发症，重症患者有明显肝、肾、中枢神经系统损害和肺弥漫性出血，甚至危及生命。

【病原学】

　　钩端螺旋体简称钩体，菌体细长，长短不一，一般为 6 ～ 20 μm，一端或两端弯成钩状，革兰氏染色阴性，有较强的穿透力。钩端螺旋体结构包括圆柱形的菌体、轴丝和外膜 3 个部分，外膜具有抗原性及免疫原性，对应的抗体为保护性抗体。目前世界上已发现 20 群，200 余个血清型，其中以黄疸出血群、波摩那群、犬群和七日热群分布最广。国内已发现 18 群和 75 个血清型，最常见的菌群也为上述四种。其中以波摩那群分布最广，是洪水型和雨水型的主要菌群，而以黄疸出血群毒力最强、致病最重，是稻田型的主要菌群。

　　钩端螺旋体在含兔血清的柯氏培养基，28 ～ 30 ℃，约 1 周才能生长。钩端螺旋体抵抗力弱，在干燥环境下数分钟死亡，对常用的各种消毒剂敏感，极易被稀盐酸、漂白粉、肥皂水、70%乙醇、苯酚和肥皂水所灭活。但在 pH 7.0 ～ 7.5 的水或湿土中可存活 1 ～ 3 个月。

【流行病学】

　　1. 传染源　最主要的传染源是鼠类和猪。鼠类是我国南方稻田型钩体病的主要传染源；猪是我国北方钩体病的主要传染源，易引起洪水型或雨水型钩体病流行。犬的带菌率也较高，是造成雨水型钩体病流行的重要传染源。患者带钩端螺旋体者少，排出率低，且尿液为酸性而不适于钩端螺旋体生存，故作为传染源的意义不大。

　　2. 传播途径　主要通过直接接触病原体而传播。钩端螺旋体随带钩端螺旋体动物的尿排出，污染周围环境，人在生产或生活活动中接触被污染的水、土壤及植物等，钩端螺旋体可经皮肤（特别是破损的皮肤）和黏膜侵入人体，引起人的感染。

　　3. 人群易感性　人群普遍易感，病后可获得较强的同型免疫力。疫区常住人群常有一定的免疫力，而新进入疫区的人员因缺乏免疫力而发病者多。

　　4. 流行特征　本病分布甚广，几乎遍及世界各地，热带、亚热带地区流行较为严重。我国以长江流域及其以南地区多见，主要流行于夏、秋季。患者以青壮年为主，男性多于女性，农民、渔民、屠宰工人、野外工作者和矿工等发病较多，农村地区儿童发病也不少见。流行形式主要是稻田型、雨水型和洪水型。

【发病机制与病理改变】

1．发病机制　钩端螺旋体经皮肤、黏膜侵入人体后，迅速经淋巴管和毛细血管进入血流而播散至全身，并在血液中繁殖产生毒素，形成钩体败血症，引起早期的感染中毒症状。起病后 3～14 天，钩端螺旋体进入内脏器官，使其受到不同程度的损害，造成中期多个器官损伤。多数患者为单纯败血症，内脏损害轻，仅少数患者有较重的脏器损害，出现肺出血、黄疸、肝功能及肾功能损害、脑膜脑炎等临床表现。在发病后 1 周左右，血液中开始出现特异性抗体。随着抗体滴度的增加，钩端螺旋体数量逐渐减少，最终消失。

2．病理改变　钩体病的基本病理变化是全身毛细血管感染中毒性损伤，严重的血管损伤可导致相应的组织脏器发生出血、坏死及炎症反应。钩体病的突出特点是功能障碍严重，但组织结构损害轻微，故患者经治疗后均不留后遗症。

【临床表现】

本病潜伏期为 7～14 日。依据临床表现的不同，分为以下 3 期。

1．早期（感染中毒期）　起病后 1～3 日，表现为发热及全身毒血症症状。

（1）发热：起病急骤，患者畏寒、发热，体温多稽留于 39 ℃，热程约 7 天，伴有全身乏力。

（2）疼痛：头痛及全身肌肉疼痛，尤以腓肠肌疼痛明显，局部压痛，重者拒按，患者可因疼痛不能走路。

（3）结膜充血，甚至出血。

（4）淋巴结肿大：浅表淋巴结肿大、有压痛，以双侧腹股沟淋巴结为主，发病次日即可出现。

（5）其他：可有咽痛、咳嗽、食欲减退等。部分患者可有肝大、脾大及触痛。

2．中期（脏器损伤期）　起病 3 日后，部分病例出现明显脏器损害，分为以下 5 型。

（1）流感伤寒型钩体病：此型最多见，无明显脏器损害，是早期临床表现的继续，经治疗热退或自然缓解，病程一般为 5～10 天。

（2）肺出血型钩体病：于病程 3～4 日开始，病情加重，出现不同程度的肺出血。临床上分为肺出血普通型和肺弥漫性出血型。

1）肺出血普通型：痰中带血或轻度咯血，肺部听诊有少量湿啰音。

2）肺弥漫性出血型：曾称肺大出血型，早期表现为心悸、气促、血痰增多，甚至大量咯血。若抢救不及时，患者可因窒息、呼吸或循环衰竭而迅速死亡，是目前钩体病患者死亡的主要原因。

导致发生肺弥漫性大出血的原因可能有：①病原菌的毒力强；②患者的免疫力低下；③病后未及时休息与治疗；④抗生素治疗，特别是青霉素治疗后出现赫氏反应。

（3）黄疸出血型钩体病：又称魏尔病（Weil's disease），在病程 4～8 日后出现肝损害、出血倾向及肾损害。

1）肝损害：表现为食欲减退、厌油、恶心、呕吐、黄疸进行性加重、肝大、ALT 升高等，重度黄疸者可出现肝性脑病，发展为肝、肾衰竭而死亡。

2）出血倾向：表现为皮肤及黏膜出血点、瘀斑、鼻出血、咯血、便血及尿血等，患者可因消化道大出血或肺大出血而死亡。

3）肾损害：轻重不一，轻者仅有少量蛋白尿，重者可有少尿、大量蛋白尿、管型尿甚至肾衰竭。急性肾衰竭是本型患者常见的死亡原因。

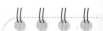

（4）脑膜脑炎型钩体病：于起病后 2～3 日，患者出现头痛加重、呕吐、颈强直等脑膜炎表现和（或）意识障碍、瘫痪、抽搐等脑炎的表现。严重者可出现脑水肿、脑疝。

（5）肾衰竭型钩体病：以肾衰竭为突出表现，多与黄疸出血型钩体病同时存在，单独肾衰竭型钩体病少见。

3．后期（恢复期或后发症期）　患者一般在病程 10 日以后逐渐好转、痊愈，不留后遗症。少数患者可在发热及其他症状消失后数日或数月再次出现症状，称为钩端螺旋体后发症。常见表现为后发热、眼后发症、超敏反应性脑膜炎及闭塞性脑动脉炎等。

【实验室及其他检查】

1．常规检查

（1）血常规：白细胞计数和中性粒细胞轻度增高或正常。重型患者可有中性粒细胞核左移，血小板减少。

（2）尿常规：部分患者尿中可有少量蛋白、红细胞、白细胞及管型。

2．病原学检查

（1）钩端螺旋体培养：发病 1 周内可采集血液、脑脊液及尿液进行钩端螺旋体培养，阳性率为 20%～70%，因需时较长，早期诊断意义不大。

（2）分子生物学检查：用 PCR 检测血清、脑脊液、尿液中钩端螺旋体 DNA。

（3）暗视野显微镜检查：发病第 1 周取血（有脑膜炎者可取脑脊液），第 2 周取尿液，离心后取沉渣镜检，有助于早期诊断。

3．免疫学检查　可采用显微镜凝聚试验检测血清中特异性抗体，滴度 ≥ 1∶400 或发病 2 周后血清效价 4 倍以上增高者，有诊断价值。也可采用 ELISA 测定血清钩端螺旋体 IgM 抗体。

4．其他检查　同时应进行心电图、肝功能、肾功能、脑脊液及胸部 X 线检查等。

【诊断要点】

1．流行病学资料　在流行季节，近期到过疫区，有疫水接触史等。

2．临床表现　起病急，早期有"三症状"（即发热、全身疼痛、肢体软弱无力），"三体征"（即结膜充血、腓肠肌疼痛、浅表淋巴结肿大）。中期出现肺出血、黄疸出血、肝肾功能受损的表现等。

3．实验室及其他检查　免疫学检查特异性抗体或病原体分离阳性即可确诊。

【治疗要点】

本病的治疗强调"三早一就地"的原则，即早发现、早诊断、早治疗、就地治疗。

1．病原治疗　钩端螺旋体对青霉素、头孢曲松、喹诺酮类等多种抗菌药物均敏感，早期抗生素治疗可以显著缩短病程，减轻内脏器官的损害。青霉素对钩体病疗效很好，有直接杀死病原体的作用，为首选药物。常用每次 40 万 U，肌内注射，每 6～8 小时 1 次，一般疗程为 5～7 日或退热后 3 日。

部分钩体病患者在青霉素首剂治疗后发生赫氏反应。一般在首剂青霉素治疗后 0.5～4 小时，患者突发寒战、高热，甚至超高热，头痛、脉搏加快等原有症状加重，或体温骤降，出现低血压或休克，一般于 0.5～1 小时后消失。其发生原因与抗生素使螺旋体大量裂解，释放毒素有关。少数患者在此反应之后病情加重，可迅速出现肺弥漫性出血，应予高度重视。为避免发生赫氏反应，首剂不宜过大，有学者主张将青霉素首剂减为 5 万 U，肌内注射，4 小时后 10 万 U，以后再逐渐增至常量。一旦发生赫氏反应，立即予氢化可的松静脉注射或静脉滴注，同时予物理降温、补液、升压、强心等对症处理。

2．对症治疗　本病临床表现复杂多样，除及早进行病原治疗外，还应做好相应的对症治疗。

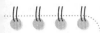

（1）降温：高热者以物理降温为主，保持电解质平衡。

（2）肺出血型：有肺出血表现者可给予镇静药及止血药治疗；注意保持呼吸道通畅，并给予吸氧；有大出血倾向时，应及早应用激素治疗。

（3）黄疸出血型：应加强护肝、解毒、止血等治疗（参考第二章第一节病毒性肝炎）。肾功能障碍者应注意维持水、电解质平衡，避免使用对肾有损害的药物。

3．后发症治疗　钩体病后发症为机体超敏反应所致，故多无须抗菌治疗，轻症者可自行缓解。

（1）眼后发症：可采用1%阿托品或10%去氧肾上腺素滴眼扩瞳，必要时可用糖皮质激素治疗。

（2）闭塞性脑动脉炎：可采用大剂量青霉素联合糖皮质激素治疗，辅以血管扩张药等。

【预后】

本病的预后与病情轻重、治疗早晚和正确与否有关。轻症患者预后良好，重症患者中出现弥漫性出血、肝衰竭、肾衰竭未及时处理者预后不良，病死率高。葡萄膜炎与脑内动脉栓塞者，可遗留长期眼部和神经系统后遗症。

【预防】

1．管理传染源　疫区内应大力灭鼠，加强对猪、犬等家畜的管理，给予活菌菌苗免疫，并应定期检疫。

2．切断传播途径　消除死水、泥塘，加强疫水管理，做好环境卫生及消毒工作。兴修水利，防止洪水泛滥。减少不必要的疫水接触，流行季节避免在河塘涉水或洗澡。若需进行有水作业时，应加强个人防护，穿橡皮靴、戴橡皮手套等，以避免或减少接触机会。防止皮肤破损，减少感染机会。

3．保护易感人群

（1）疫苗接种：高危人群应接种疫苗，可采用根据当地流行的主要菌群制备的多价钩端螺旋体菌苗进行预防接种。接种对象主要包括重点流行区人群、一般流行区内与疫水接触较多者、新入疫区者以及老疫区的青少年。

钩端螺旋体菌苗接种后1个月左右才能产生免疫力，免疫力可持续1年左右。因此预防接种宜在疾病流行前1个月进行，每年需皮下注射2次，两次间隔7～10日。14岁以上者第一次1 ml，第二次2 ml。7～13周岁者用量减半。

（2）预防用药：高危人群可口服多西环素（强力霉素），0.2 g，每周1次，或肌内注射青霉素80万～120万U/d，共2～3天。

【主要护理诊断/问题】

1．体温过高　与钩体败血症有关。

2．疼痛：肌肉酸痛　与钩端螺旋体感染引起肌肉毛细血管损伤有关。

3．躯体移动障碍　与钩端螺旋体感染引起肌肉毛细血管损伤有关。

4．气体交换受损　与肺毛细血管损伤有关。

5．潜在并发症：出血、窒息、肾衰竭、呼吸衰竭及循环衰竭等。

【护理措施】

1．一般护理

（1）隔离：在标准预防的基础上，采取接触传播的隔离与预防措施。

（2）休息：急性期应严格卧床休息，恢复期逐渐增加活动量。

（3）饮食：予高热量、低脂、适量蛋白、少渣、易消化的流食或半流食，保证充足的营养摄入。禁食粗糙及刺激性食物，以防加重胃肠道出血。鼓励患者多饮水，以补充足够的液体。

2．病情观察

（1）生命体征与意识状态。

（2）出血的表现：有无皮肤、黏膜出血及其特点；有无鼻出血、咯血、呕血、便血及血尿等腔道出血表现；出血的量及发生频率等。

（3）有无肺大出血先兆，如突发面色苍白、心悸、气急、烦躁不安等。

（4）有无食欲减退、黄疸、氮质血症等肝功能及肾功能受损的表现。

（5）记录 24 小时液体出入量。

（6）及时了解血常规、尿常规、粪便常规、出凝血时间、肝功能、肾功能等检查结果。

3．对症护理

（1）发热：见第一章第八节。

（2）肺出血：①确保患者身心得到良好休息，保持病房环境安静，尽量集中进行各项操作，避免不必要的检查或搬动。做好患者及家属的心理护理，减轻紧张、焦虑情绪。②遵医嘱给予镇静药、止血药及激素等。③给予氧气吸入，并做好相应护理。④保持呼吸道通畅，防止窒息。当有大量血液或血块阻塞呼吸道时，应配合医生进行抢救。⑤患者可因肺大出血而出现出血性休克、呼吸或循环衰竭，或因大量咯血阻塞呼吸道而窒息，应事先做好急救准备，如备好抢救药品以及吸引器、气管切开包、人工呼吸机。

4．用药护理　患者在青霉素首剂治疗后有发生赫氏反应的可能，应做好预防与用药后的观察。①首次治疗从小剂量开始，逐渐增加至常规剂量；②同时静脉滴注氢化可的松；③用药后密切观察患者有无突发寒战、高热、心率和呼吸加快等表现；④一旦发生赫氏反应，及时遵医嘱给予大量氢化可的松和足量的镇静药，同时给予物理降温等。

5．心理护理　观察患者有无紧张、恐惧的反应，特别是重症患者。将健康指导贯穿整个疾病过程，告知患者及家属疾病发展过程和疾病转归。做到关心、安慰患者。抢救工作应迅速而不忙乱，以减少对患者的不良刺激。

整合小提示

对于钩体病黄疸出血型患者，发现其有出血征象非常重要。如何根据患者的病情特点进行精准的预见性护理干预？

【健康教育】

1．对公众的健康指导　疫区内应大力灭鼠，加强对各种家畜及疫水的管理；加强个人防护；宣传预防接种的重要性及督促群众按时进行预防接种。

2．对患者和家属的健康指导　本病为一种急性传染病，主要因人体接触被钩端螺旋体污染的水经皮肤和黏膜感染。其临床表现复杂、轻重悬殊，严重者病死率较高。本病确诊后，应尽早休息、尽早给予病原治疗及其他对症抢救处理。若患者康复，一般不留后遗症。

随堂测 5-1

（陈妙霞）

第二节　莱姆病

莱姆病（Lyme disease）是由伯氏疏螺旋体引起的人畜共患的自然疫源性疾病，由蜱传播。早期以皮肤慢性游走性红斑为特点，之后出现神经、心脏或关节等多器官、多系统损害，病程长，致残率高。

【病原学】

伯氏疏螺旋体由美国学者威利·伯格多费（Willy Burgdorfer）于1982年从蜱及患者的标本中分离并证实为疏螺旋体而得名。伯氏疏螺旋体形态较小，长4～30 μm，宽0.2 μm左右，有3～10个或以上大而稀疏的螺旋，每端有7～15条鞭毛。由表层、外膜、鞭毛及原生质4部分组成，革兰氏染色阴性，有多种表面蛋白抗原，可产生相应的抗体。培养时对营养要求高，最适宜的培养温度为32～35 ℃。生长缓慢，每分裂繁殖一代约需18小时，因而通常需培养2～3周。伯氏疏螺旋体抵抗力弱，对热、干燥、紫外线和一般消毒剂（如乙醇、戊二醛、漂白粉）均较敏感；对潮湿、低温有较强的抵抗力；对青霉素、氨苄西林、四环素、红霉素等抗生素敏感，对庆大霉素、卡那霉素等不敏感。

【流行病学】

1．传染源 主要传染源和保存宿主是啮齿动物中的鼠类。中国以黑线姬鼠、褐家鼠、黄鼠等为主，美国主要为白鼠。此外，鹿、兔、牛、狗等多种哺乳动物和鸟类也可以携带病原体。鸟类对莱姆病的远距离传播有重要作用。

2．传播途径 通过虫媒传播，以硬蜱为主要传播媒介，通过叮咬吸食血液而传播。莱姆病在人、牛、马、鼠等动物中也可通过胎盘垂直传播，皮下注射及输血也可以引起本病的传播。

3．人群易感性 人群普遍易感，以散发为主，青壮年发病率高。

4．流行特征 全球均有流行，但以美国及欧美各国为多。我国以东北、内蒙古和西北等林区为主要流行区，目前已有29个省（自治区、直辖市）有病例报告。该病全年均可发病，多发生在气候温暖的季节。我国有明显的季节性，初发于4月末，6月达高峰，8月以后明显下降。在林区及山区居住和工作的人接触机会多，因而感染比例较高。

【发病机制与病理改变】

1．发病机制 伯氏疏螺旋体经硬蜱叮咬随唾液侵入人体后，经3～32天由叮咬处皮肤向外周迁移，经淋巴或血液蔓延到其他部位的皮肤及器官。除螺旋体本身侵犯导致的机体损伤外，还可通过诱导特异性细胞免疫和体液免疫，活化特异性T淋巴细胞和B淋巴细胞，导致心血管、关节及神经系统受累；同时，伯氏疏螺旋体细胞壁中的黏多糖具有内毒素生物活性，可非特异激活多种免疫细胞和细胞因子，与特异性免疫共同作用，引起脑膜炎、脑炎、心脏和关节受损等。

2．病理改变

（1）皮肤病变：早期可见充血、表皮淋巴细胞浸润等非特异性改变，偶见嗜酸性粒细胞。晚期出现表皮和皮下组织以浆细胞为主的细胞浸润，以及明显的皮肤静脉扩张和内皮增生。

（2）神经系统病变：主要是进行性脑脊髓炎和轴索性脱髓鞘病变。

（3）关节病变：主要表现为滑膜绒毛肥大、纤维蛋白沉着、单核细胞浸润等。

此外，还可出现心脏、肝、脾、淋巴结、眼等部位的受累。

【临床表现】

本病潜伏期为3～32天，平均为7天左右。临床表现多种多样，是以某一器官或系统为主的多器官系统受累的炎性综合征。根据临床经过，可分为三期。患者可仅有一个病期，也可同时具有以下三个病期。

1．第Ⅰ期（局部皮肤损害期） 主要表现为皮肤慢性游走性红斑，为本病的首发症状和特征性表现，可见于70%～80%的患者。一般于蜱叮咬后数日至数周出现，初为斑疹或丘疹，数日后由中心向周围呈环形扩散，外周呈鲜红色，中央苍白并可有水疱或坏死，随着病程延长逐渐扩大，直径可达8～52 mm，有瘙痒、烧灼感。红斑在蜱叮咬处及全身各部位的皮肤均可出现，多见于大腿、腹股沟、腋窝等处，一般在3～4周消退。同时伴有发热、头痛、全身肌肉及关节痛、呕吐等流行性感冒样症状，浅层淋巴结肿大、肝大、脾大。此期平均持续1周，部分患者可仅表现为流行性感冒样非特异性表现。

2．第Ⅱ期（感染扩散期）　主要表现为神经系统和心血管系统损害。多于病后 2 周出现神经系统病变，主要有脑神经炎、脑膜脑炎和神经根炎三大症状，多出现面瘫和（或）动眼神经瘫痪、单侧或双侧运动障碍或感觉障碍。上述症状可反复发作，持续数周或数月，发生率为 15%～20%。起病 3～5 周后，部分患者可出现房室传导阻滞等心血管系统损害。

3．第Ⅲ期（感染持续期）　病程已达数月以上。此期主要是关节损害，多发生在发病后 6 个月以内，以大关节（如膝、踝或肘关节）病变最常见，表现为反复发作的关节炎，出现关节肿胀、疼痛和活动受限等。多呈慢性经过，病程可持续数年。此期神经系统病变继续加重。

【实验室及其他检查】

1．血常规　白细胞计数多正常，红细胞沉降率加快。

2．病原学检查

（1）镜检与培养：取患者皮损、淋巴结或脑脊液等标本，作涂片染色，可检出疏螺旋体，但检测率较低。取游走性红斑皮肤进行病原体培养，耗时 1～2 个月。

（2）PCR 检测：采用聚合酶链反应（PCR）技术检测患者血液、尿液、脑脊液及皮肤标本等疏螺旋体 DNA，阳性率较高。

3．免疫学检测　检测患者血清或脑脊液中疏螺旋体特异性抗体，为目前确诊本病的依据。

【诊断要点】

1．流行病学资料　生活在莱姆病流行地区，或者近期有户外活动，怀疑或明确接触过蜱，被蜱叮咬过。

2．临床表现　出现游走性红斑，伴有乏力、发热等全身症状。

3．实验室及其他检查　血清或脑脊液检测到疏螺旋体特异性抗体。

【治疗要点】

1．病原治疗　应尽早应用抗螺旋体治疗，可防止慢性化。早期治疗常用多西环素或阿莫西林，疗程 10～20 日。儿童首选阿莫西林，妊娠期及哺乳期妇女通常避免使用四环素类药物。中期常用头孢曲松，疗程 3～4 周。晚期关节炎患者使用多西环素、阿莫西林联合治疗，疗程 30 日。

2．对症及支持治疗　首次应用抗菌药物应当控制剂量，预防赫氏反应。高热及疼痛者可用解热镇静药。症状严重者可用肾上腺皮质激素。

【预后】

大部分患者治疗后可痊愈，部分患者治疗后仍会持续出现头痛、发热、乏力等症状，成为莱姆病后综合征或慢性莱姆病。部分未治疗的莱姆病会引发严重的组织和器官病变，造成不可逆的损害。

【预防】

本病主要预防措施是做好个人防护，防止蜱叮咬。在野外活动时，应穿浅色的长袖衣裤，便于发现蜱，避免在草叶茂密处躺卧，可使用驱虫剂喷洒在裸露部位及衣服上防止蜱叮咬。蜱叮咬后给予抗生素可达到预防目的。莱姆病疫苗（重组伯氏疏螺旋体外膜蛋白 A 疫苗）注射具有良好的效果。

【主要护理诊断／问题】

1．皮肤完整性受损　与疏螺旋体感染有关。

2．体温过高　与疏螺旋体感染有关。

3．疼痛　与疏螺旋体感染引起的机体损伤及免疫反应有关。

4．潜在并发症：脑炎、脑膜炎、面神经麻痹、心肌炎及关节炎等。

【护理措施】

1．一般护理

（1）隔离：在标准预防的基础上，采取生物媒介传播的隔离与预防措施。

（2）休息：急性期应严格卧床休息，恢复期逐渐增加活动量。

（3）饮食：予高热量、高蛋白、富含维生素、易消化的食物，避免辛辣及刺激性食物，少食多餐，保证充足的营养。进食困难时给予营养支持。

2．病情观察

（1）生命体征与意识状态。

（2）皮肤的变化：红斑的位置、分布情况、大小、数目、颜色、形状、表面情况等，有无新发的红斑、皮疹，红斑的游走与发展情况。

（3）神经系统病变的表现：有无头痛、双侧瞳孔大小及对光反射的变化等。

（4）心血管系统损害的表现：有无心悸、胸闷等。

（5）关节损害的表现：有无关节肿痛或积液，观察疼痛的位置、程度、持续时间及活动度。

3．对症护理

（1）皮肤瘙痒：嘱患者勿抓挠，每日用清水清洁皮肤，避免使用刺激性的清洁剂；痒感明显者，局部涂以薄荷炉甘石洗剂。其余参见第一章第八节。

（2）疼痛：①确保患者身心得到良好休息，保持病房环境安静，尽量集中操作，避免不必要的检查或搬动；做好患者及家属的心理护理，减轻紧张、焦虑情绪。②遵医嘱给予镇痛药及镇静药等。③膝关节部位注意保暖，防止受寒。

4．用药护理 多西环素及四环素等药物口服后常有恶心、呕吐、上腹不适等胃肠道症状。治疗前应仔细询问患者的药物过敏史，向患者解释用药目的及服用的注意事项。患者在青霉素首剂治疗后有发生赫氏反应的可能，应做好预防与用药后的观察。其余参见钩端螺旋体病的用药护理。

5．心理护理 本病较为少见，患者缺乏对疾病相关知识的了解，担心疾病的预后。护理人员应向患者普及疾病知识，帮助患者正确地对待疾病，消除其顾虑和恐惧，使其积极配合治疗。

【健康教育】

1．对公众的健康指导 野外活动时穿长袖衣裤，避免在草叶茂密处躺卧，喷洒驱虫剂，防止蜱叮咬。普及蜱叮咬后的处理方法，发现蜱应立即用镊子夹出蜱的头颈部，慢慢将其从皮肤上取下，避免转动和猛拉，以防蜱口器折断残留在皮肤内，也不可直接用手取蜱。若无镊子，可临时用纸巾隔离手部皮肤取蜱，注意保持虫体完整。蜱取出后，将其焚烧或装入盛有乙醇的封口袋密封好。被蜱叮咬的皮肤需用乙醇或肥皂水清洁。密切观察被叮咬处的皮肤情况，如出现异常，及时就医。

2．对患者和家属的健康指导 介绍本病的发生和发展过程，告知发生疾病后应尽早治疗。本病病程较长，可能反复发作，出院后仍需注意休息，加强营养，定期复查。

（陈妙霞）

随堂测 5-2

第三节 梅 毒

案例 5-2

某患者，女性，36 岁，性工作者。因"四肢泛发斑疹及斑丘疹，发热 1 周"于 2021 年 10 月 12 日入院。体格检查：T 38.5 ℃，神志清楚，体表皮疹呈铜红色，不痛、不痒；手掌、足趾有硬性脓疱，颈、腋部淋巴结肿大，有虫蚀样脱发。实验室检查：梅毒抗体阳性（+）；梅毒 TRUST 试验：1∶4，阳性。初步诊断：梅毒。

请回答：

1. 该患者诊断为梅毒的依据有哪些？

2. 该患者的治疗原则是什么？

梅毒（syphilis）是由梅毒螺旋体引起的一种全身性、慢性传播疾病，主要通过性接触传播。早期主要侵犯皮肤和黏膜，晚期可侵犯血管、中枢神经系统及全身各器官。患梅毒的孕妇可通过胎盘传染胎儿，导致胎儿早产、死产和胎传梅毒儿。

【病原学】

梅毒螺旋体（Microspironema pallidum）又称苍白密螺旋体（Treponema pallidum），是一种小而纤细的螺旋形微生物，长 6 ~ 14 μm，宽 0.2 μm，有 8 ~ 20 个螺旋，因其无色、透明，一般染色不易着色，故又称苍白螺旋体。梅毒螺旋体系厌氧微生物，在体外不易生存。离体后干燥 1 ~ 2 小时即死亡，血液中的梅毒螺旋体 4 ℃放置 3 天可死亡。煮沸、干燥、日光、肥皂水和一般消毒剂均可迅速将其杀灭，耐寒力强。在潮湿的环境中可存活数小时，在 0 ℃可存活 48 小时，在 −78 ℃数年仍有传染性。

【流行病学】

1. 传染源 梅毒是人类特有的疾病，梅毒感染者是唯一的传染源。显性和隐性感染者的皮肤分泌物、血液、精液、乳汁和唾液中均有梅毒螺旋体。其中未经治疗者感染后 1 年内最具传染性，2 年后性传播的传染性大为下降。

2. 传播途径

（1）性接触：是主要的感染途径，约 95% 的患者通过性接触经皮肤黏膜微小损伤处感染。

（2）垂直传播：在妊娠的任何阶段，梅毒螺旋体均可轻易通过胎盘及脐静脉由母体传染给胎儿，分娩过程中新生儿通过产道时，可经由皮肤擦伤处而发生接触性感染。

（3）其他：少数可通过医源性途径、接吻、哺乳或接触污染的衣物和用具而感染。

3. 人群易感性 人群对梅毒螺旋体普遍易感，卖淫、嫖娼、同性恋、双性恋等性乱行为者及吸毒者均为梅毒的高危人群。

4. 流行特征 梅毒在全世界流行，据 WHO 估计，全球每年约有 1200 万新发病例。梅毒于 1505 年经印度传入我国广东省，至今已有 500 年历史。在甲乙类传染病中，年报告发病数居第三位，仅次于病毒性肝炎和肺结核。中华人民共和国成立后，经过 10 年的防治，梅毒在我国销声匿迹。但随着改革开放和经济发展，梅毒再度出现，1979 年我国大陆地区报告首例梅毒病例，自此梅毒疫情在我国逐步蔓延，1985—1993 年报告发病率缓慢上升，1994—2010 年发病率快速增长，2011—2013 年增长速度减缓。2014—2019 年我国梅毒发病率逐年增长，

传染病护理学

其中农民、民工为重要受影响人群，高发地区为西北部分地区和东南沿海部分省份。

【发病机制与病理改变】

1. 发病机制 梅毒螺旋体有很强的侵袭力，但未发现有内毒素和外毒素。梅毒的发病机制主要与机体的免疫反应有关。梅毒螺旋体侵入人体后被单核巨噬细胞和中性粒细胞吞噬，但不一定能被杀死，在随后产生的特异性抗体及补体的协同下，吞噬细胞才能杀死梅毒螺旋体。在梅毒螺旋体感染的不同病期，细胞免疫和体液免疫均有不同程度的参与，其中以迟发型超敏反应为主的细胞免疫的抗梅毒螺旋体作用较大。机体对梅毒螺旋体的免疫为传染性免疫或有菌性免疫，即易感染梅毒螺旋体的个体对再次感染梅毒螺旋体有抵抗力，若体内梅毒螺旋体被清除，免疫力也随之消失。梅毒患者的体内常出现多种自身抗体，提示患者有自身免疫反应。

2. 病理改变 梅毒的主要组织病理变化如下。①闭塞性动脉内膜炎：指小动脉内皮细胞及纤维细胞增生，使管壁增厚、管腔狭窄闭塞。②小血管周围炎：指小血管周围单核细胞、淋巴细胞和浆细胞浸润。③树胶样肿：又称梅毒瘤（syphiloma）。该肉芽肿质韧而有弹性，如树胶，故得名树胶样肿（gumma），镜下结构似结核结节，中央为凝固性坏死，形态类似干酪样坏死，但坏死不如干酪样坏死彻底，弹力纤维尚保存。

【临床表现】

根据传染途径的不同，分为获得（后天）梅毒与胎传（先天）梅毒；根据感染时间，分为早期梅毒和晚期梅毒。

获得梅毒的潜伏期一般为 9～90 天，此期血液反应呈阳性，但无明显症状。婴儿大多数会在出生 5 周后出现症状。

1. 获得梅毒

（1）一期梅毒：主要表现为硬下疳，发生在不洁性交后 2～4 周。典型的硬下疳初为单个无痛性丘疹，2～3 日逐渐增大形成硬结，硬结表面糜烂、破溃形成溃疡，上有少许分泌物，触之边缘及基底软骨样硬度。硬下疳好发于男性阴茎、冠状沟、龟头、包皮，以及女性阴唇、阴唇系带、尿道和会阴。硬下疳出现 1 周后，单侧腹股沟淋巴结呈无痛性、非化脓性肿大，以后另一侧也肿大，表面皮肤正常，互不融合，能活动，称为硬化性淋巴结炎。疳疮如不治疗，可在 3～8 周消失，而淋巴结肿大持续较久。

（2）二期梅毒：硬下疳如不治疗或治疗不彻底，梅毒螺旋体由淋巴系统进入血液循环形成梅毒螺旋体血症，播散至全身，引起皮疹、骨关节病变、眼部病变、神经系统病变及其他脏器病变等多系统表现。

25% 的患者发生在初次感染后 4～10 周，通常发生在感染后 3 个月。①皮疹：大约有 90% 的患者出现全身皮肤和黏膜梅毒疹，常见的是斑疹和斑丘疹，不痛、不痒、铜红色和对称分布是其特征。可同时伴有脱发，多为暂时性的虫蚀状脱发。在肛周、阴唇、腹股沟、阴茎、大腿内侧等潮湿部位常见扁平湿疣，在口腔、鼻腔和生殖器黏膜等部位可出现表浅的糜烂斑。无论治疗与否，一般 2～10 周消退，不留瘢痕。②骨关节病变：可出现骨膜炎、骨炎、骨髓炎及关节炎，伴疼痛。③眼部病变：表现为虹膜炎、虹膜睫状体炎、脉络膜炎、视网膜炎等，常为双侧。④神经系统病变：多无明显症状，脑脊液异常，脑脊液快速血浆反应素试验（RPR）阳性。⑤其他：肾小球肾炎、肌炎、肝炎、脾大及胃肠疾病等。

二期梅毒症状一般在 3～12 周自行恢复，之后进入无症状潜伏期。一期、二期梅毒又称为早期梅毒，传染性强，但组织破坏性较小。

（3）三期梅毒：早期梅毒未经治疗或治疗不充分，经过数年（最早 2 年，多为 2～7 年，最长可达 30 年）的潜伏感染后，40% 患者发生三期梅毒。主要表现为皮肤及黏膜的溃疡性损害或内脏器官的肉芽肿病变。①梅毒性树胶肿：出现时间较晚，初为皮下结节，增大后中心坏死，形成边缘锐利的溃疡，分泌血性树胶样脓液。常单发，好发于头、面及小腿，进展缓慢，

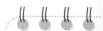

可达数月或数年。②晚期心血管梅毒：表现为单纯性主动脉炎、主动脉瓣关闭不全、冠状动脉狭窄、主动脉瘤及心肌树胶肿等。③晚期神经梅毒：发生率为10%。神经梅毒分为无症状神经梅毒、脑膜梅毒、脑膜血管梅毒、实质性神经梅毒和神经系统树胶肿。

2. 胎传梅毒 分为早期（2岁以内）和晚期（2岁之后）。

（1）早期胎传梅毒：梅毒孕妇可导致胎儿全身感染而引起流产、早产或死胎。患儿多在出生后3个月以内出现症状，出生时可有发育差、营养不良，呈"小老人"貌。常有发热等全身症状及皮肤损害，传染性强。损害好发于口周、臀部、掌跖等处。发生在口周或肛周者，常呈放射状皲裂，愈后留有放射状瘢痕。黏膜损害主要是鼻黏膜肿胀、糜烂，重者发生溃疡或坏死，鼻中隔破坏形成鞍鼻。

（2）晚期胎传梅毒：2岁后发病，无传染性，临床表现除与获得性三期梅毒相同外，还可出现Hutchinson三联症。①间质性角膜炎：表现为畏光、流泪、角膜浑浊、睫状体充血，甚至失明。②神经性耳聋：突然发生听力障碍，甚至耳聋。③楔状齿：切牙切缘中央呈半月状短缺，上宽下窄，牙体短而厚呈圆柱状，牙间隙增宽。此外，还可出现鼻或腭树胶肿、胫骨骨膜炎、马鞍鼻、前额圆凸、佩刀胫、胸锁关节骨质肥厚及口腔周围皮肤放射状皲裂等。

感染梅毒后经过一定的活动期，由于机体免疫力增强或不规则治疗的影响，症状暂时消退，但未完全治愈，梅毒血清反应仍为阳性，且脑脊液检查正常，此阶段称为潜伏梅毒。获得梅毒感染2年以内者称早期潜伏梅毒，感染2年以上者称晚期潜伏梅毒。胎传梅毒未经治疗，无临床症状，而血清反应呈阳性，为先天性潜伏梅毒。

【实验室及其他检查】

实验室及其他检查主要为病原学及血清学检查。

1. 暗视野显微镜检查 在皮损处用玻璃片刮取组织渗出液或淋巴结穿刺液，涂片，用暗视野显微镜检查，见有活动的梅毒螺旋体即可确诊。

2. 梅毒血清学试验

（1）非梅毒螺旋体抗原血清试验：简称梅毒TRUST试验，用心磷脂及胆固醇为抗原，用于检测抗心磷脂抗体。作为筛查试验，也作为定量试验，用以观察疗效、复发及再感染。

（2）梅毒螺旋体抗原血清试验：用活的或死的梅毒螺旋体来检测抗梅毒螺旋体抗体。

【诊断要点】

1. 流行病学资料 有不洁的性接触史，询问配偶或性伴侣有无梅毒。已婚妇女有无早产、流产、死产史，父母及兄弟姐妹有无性病。

2. 临床特征 有各期梅毒相应的临床表现。如为潜伏梅毒，则无明显的临床表现。

3. 实验室及其他检查 暗视野显微镜检查，早期梅毒皮肤及黏膜损害可查到梅毒螺旋体；用非梅毒螺旋体抗原血清试验做筛选检查，如为阴性，或怀疑为梅毒患者，应进一步检查；如为阳性，结合病史及体格检查符合梅毒，可以确定诊断。

【治疗要点】

本病的治疗主要为病原治疗。

1. 一般原则 早诊断、早治疗，疗程规则，剂量足够。青霉素为首选药，常用苄星青霉素、普鲁卡因青霉素和水剂青霉素。对青霉素过敏者，替代药物为头孢曲松、四环素和大环内酯类抗生素。治疗后应定期随访，一般至少检查3年，第1年内每3个月复查1次，第2年内每半年复查1次，第3年年末复查1次；梅毒治疗后3个月复查1次脑脊液，以后每6个月进行脑脊液检查，直至转为正常，以后每年复查1次，至少3年；梅毒孕妇分娩出的婴儿应在生产后第1、2、3、6和12个月进行随访。

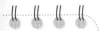

吉海反应

奥地利皮肤病学家 Jarisch 与德国皮肤病学家 Herxheimer 先后发现用强效肿剂治疗梅毒时，部分患者突发高热和皮疹加重，因而被称为吉海反应，也称 J-H 反应。随后问世的青霉素治疗梅毒和回归热时也能引起同样的反应，即患者在首次使用青霉素治疗后数小时出现寒战、高热、头痛、肌肉及骨骼疼痛、皮肤潮红、恶心、心悸、多汗等全身症状，有时各种原有梅毒损害的症状也加重，严重的梅毒患者甚至发生主动脉破裂。吉海反应是因梅毒螺旋体被迅速杀死，释放出大量的异种蛋白，引起急性超敏反应所致。

2. 治疗方案

（1）早期梅毒：苄星青霉素 240 万 U，分两侧臀部肌内注射，每周 1 次，共 1 ~ 2 次；或普鲁卡因青霉素每日 80 万 U，肌内注射，连续 10 ~ 15 天。对青霉素过敏者，可选择头孢曲松 1 g/d，静脉注射，连续 10 天。或多西环素 100 mg，每日 2 次，连服 15 天，或口服大环内酯类抗生素。

（2）晚期梅毒：苄星青霉素，每周 1 次，共 3 次；或普鲁卡因青霉素，连续 20 天，也可考虑给第 2 个疗程，疗程间停药 2 周。对青霉素过敏者，选用多西环素，剂量同早期梅毒治疗方案。

（3）心血管梅毒：如有心力衰竭，应先治疗心力衰竭，待心功能可代偿时，可注射青霉素，但应从小剂量开始，以避免发生吉海反应造成患者病情加剧或死亡。青霉素第 1 天 10 万 U，单次肌内注射；第 2 天每次 10 万 U，共 2 次肌内注射；第 3 天每次 20 万 U，共 2 次肌内注射；自第 4 天起按下列方案治疗：普鲁卡因青霉素每日 80 万 U，肌内注射，连续 20 天为 1 个疗程，共 2 个疗程（或更多），疗程间停药 2 周；或苄星青霉素 240 万 U，分两侧臀部肌内注射，每周 1 次，共 3 次。对青霉素过敏者，处理同早期梅毒治疗方案。

（4）神经梅毒：青霉素每日 1800 万 ~ 2400 万 U，静脉滴注（300 万 ~ 400 万 U，每 4 小时 1 次），连续 10 ~ 14 天；必要时，继续以苄星青霉素每周 240 万 U，肌内注射，共 3 次。或普鲁卡因青霉素每日 240 万 U，单次肌内注射，同时口服丙磺舒，每次 0.5 g，每日 4 次，共 10 ~ 14 天；必要时，继续以苄星青霉素 240 万 U，每周 1 次，肌内注射，共 3 次。替代方案：头孢曲松 2 g，每日 1 次，静脉滴注，连续 10 ~ 14 天。

（5）妊娠期梅毒：按相应的梅毒分期治疗。用法及用量与同期梅毒患者相同，妊娠初 3 个月及妊娠末 3 个月各进行 1 个疗程的治疗。禁用四环素、多西环素。治疗后每个月做一次非梅毒螺旋体血清学定量试验，观察有无复发及再感染。对青霉素过敏者，选用罗红霉素口服。

（6）早期胎传梅毒：脑脊液异常者，水剂青霉素 10 万 ~ 15 万 U/（kg·d），分 2 ~ 3 次静脉滴注，疗程 10 ~ 14 天；或普鲁卡因青霉素 5 万 U/（kg·d），肌内注射，每日 1 次，疗程 10 ~ 14 天。脑脊液正常者，用苄星青霉素每次 5 万 U/kg，分两侧臀部肌内注射。无条件检查脑脊液者，可按脑脊液异常者治疗。

（7）晚期胎传梅毒：水剂青霉素 20 万 ~ 30 万 U/（kg·d），分 4 ~ 6 次静脉滴注，疗程 10 ~ 14 天，可用 1 ~ 2 个疗程；普鲁卡因青霉素 5 万 U/（kg·d），肌内注射，连续 10 天为 1 个疗程（年龄较大儿童的青霉素用量不应超过成人同期患者的治疗量）。对青霉素过敏者，可以选用红霉素类药物口服，也可选用头孢曲松，注意交叉过敏反应。

【预后】

早期梅毒经过规范的治疗，硬下疳可达到根治。二期梅毒疹经规范的治疗，皮疹消失，无功能性障碍；晚期皮肤黏膜、骨、关节梅毒经规范的治疗能够痊愈，形成瘢痕，功能障碍部分得到恢复，有些损害（如鼻骨的树胶肿、上腭穿孔）则不能恢复；心血管梅毒如出现心力衰竭、心绞痛，不能根治。主动脉弓降段的梅毒性动脉瘤，经抗梅毒螺旋体治疗，可使病情稳定，不再恶化；早期神经梅毒的脑顶部脑膜炎、脑底部脑膜炎、横断性脊髓炎、脑动脉炎如不严重，经治疗后可望全部或部分恢复功能，严重者治疗则多无裨益。

【预防】

1. 管理传染源 梅毒患者是梅毒的主要传染源。早期发现并进行治疗是消除传染源的基本方法，治疗期间应避免性生活。对 3 个月内接触过梅毒患者的性伴侣或配偶跟踪检查和治疗，以防疾病蔓延。

2. 切断传播途径 梅毒主要通过性接触传染，因此要洁身自好，避免不良性行为，使用避孕套。

3. 保护易感人群 加强梅毒危害性的宣传教育，如鼓励婚前和产前检查，如发现患有梅毒，应治愈后再妊娠；妊娠后发现感染了梅毒，应在妊娠前 3 个月及妊娠末 3 个月进行一个疗程的治疗，以防胎儿受感染。

【主要护理诊断／问题】

1. 皮肤完整性受损 与梅毒螺旋体感染有关。

2. 疼痛 与梅毒螺旋体感染导致关节损伤有关。

3. 焦虑及抑郁 与梅毒患者受歧视、担心预后有关。

4. 自理缺陷 与梅毒螺旋体损害神经及精神、认知障碍有关。

5. 潜在并发症：意外受伤、心血管病变、猝死等。

【护理措施】

1. 一般护理

（1）隔离：在标准预防的基础上，还应采用接触传播的隔离与预防。患者的排泄物、污染物品及场所均应严格消毒，患者产生的生活垃圾按照医疗废弃物处理。

（2）休息：二期梅毒患者出现全身反应时应卧床休息。

（3）安全防护：神经梅毒患者梅毒螺旋体侵入中枢神经系统，容易出现跌倒、坠床、走失等意外事故，应采取安全防范对策。精神症状明显者，须进行陪护，注意三防护理。

2. 病情观察

（1）皮肤及黏膜损害：观察皮疹有无新增，原有皮疹消退情况，黏膜受损情况及是否继发感染，包括口腔、眼、指甲、关节损害程度及全身毛发脱落情况。观察新生儿梅毒的皮肤皲裂、脱皮情况，皮疹的大小，鳞屑、颜面红斑的分布和大小情况，有无新发皮疹。

（2）骨关节疼痛：有滑膜炎、骨膜炎、关节炎、骨髓炎等并伴有持续性钝痛，应密切观察关节的疼痛位置、关节肿胀、疼痛程度和活动度。

（3）眼部损害：观察患者视力情况，有无虹膜炎、脉络膜炎、视网膜炎、视神经炎及角膜炎等眼部疾病的表现。

（4）神经系统损害：观察患者有无头痛、易怒、瞳孔异常、感觉障碍、尿潴留和痴呆等症状。

（5）心血管损害：观察有无胸痛、胸闷、收缩压增高、舒张压下降、脉压增大、水冲脉甚至发生充血性心力衰竭等表现。

3. 对症护理

（1）皮肤护理：保持皮肤清洁，嘱患者穿柔软、舒适的棉质衣裤，勿抓挠皮疹处皮肤，皮屑不可强行撕去，保持床单位清洁、平整、无渣；对皮肤及黏膜糜烂有渗出者，给予抗菌溶液湿敷、清洗，局部涂抹抗生素乳膏，使用无菌纱布覆盖，保持皮肤清洁、干燥，严防继发感染。如皮肤干燥、脱屑，可使用保湿霜（如凡士林）。

（2）眼部护理：如发生眼损害，可进行眼部湿热敷，按医嘱正确使用利福平滴眼液，指导患者尽量少用眼，防止眼疲劳。如患儿眼部分泌物多，先用生理盐水棉签擦去眼分泌物，再用氧氟沙星滴眼液滴眼，每日 3～5 次。

（3）新生儿鼻部清洁：患儿鼻部分泌物多，鼻塞、流涕，吸痰时动作要轻柔，负压控制在 50～80 mmHg，以免加重鼻黏膜损伤。

（4）关节受累的护理：关节疼痛时，应卧床休息，减少活动；在缓解期适当进行关节活动，防止关节挛缩。

（5）产妇会阴部清洁：分娩时，为了减少胎儿头皮与阴道壁的摩擦，可行会阴切开术，防止经产道引起的母婴传播。用 2% 聚维酮碘溶液冲洗会阴，每日 2 次。

（6）喂养指导：患儿的母亲经过正规抗梅毒治疗，RPR 滴度较治疗前下降 4 倍以上或 RPR 滴度在 1：2 以下者，可直接进行母乳喂养，否则应暂缓母乳喂养。人工喂养采用配方奶粉，补充多种维生素；对吸吮力差，进食困难者，给予鼻饲，保证热量供给。

4．用药护理　在治疗过程中，需关注吉海反应的发生。采用青霉素治疗前 1 日或同时加用泼尼松可减少吉海反应的严重程度。梅毒患者在初次注射青霉素或其他高效抗梅毒药物后 4 小时内，部分患者可出现不同程度的发热、寒战、头痛、乏力等流行性感冒样症状，并伴有梅毒症状和体征的加重。该反应约在治疗后 8 小时达高峰，24 小时内发热等症状可不治而退，加重的皮损也会好转。当再次注射时，症状不会再现。对于孕妇，要严密观察胎心音和宫缩情况，因其可导致胎儿宫内窘迫和早产。不应因吉海反应的出现而停止治疗。

5．心理护理　患者常有自责、恐惧、焦虑、抑郁等心理状态。护理人员应多与患者沟通，了解患者的心理状态，注意保护患者隐私，加强患者及家属的性健康教育，讲解梅毒的防治常识、可治愈性，帮助患者克服自卑心理，积极配合治疗，并做好家属的思想工作。

【健康教育】

1．对公众的健康指导　梅毒可通过接吻、输血、哺乳，以及接触患者唾液、尿液、精液和子宫分泌物直接传播，极少数以毛巾、剃须刀、食品、玩具、衣物等间接传播。应避免不良性行为，洁身自好，提倡安全性行为，鼓励使用避孕套。避免到公共浴池洗浴、泡浴，防止交叉感染。避免使用不洁的血液制品或其他的生物制品，避免共用注射器针头。所有育龄妇女、孕妇均应在婚前检查和第一次产前检查时做梅毒血清学筛查，疾病高发地区孕妇或梅毒高危孕妇，在妊娠第 28 周及临产前再次筛查。

2．对患者及家属的健康指导　患者要遵医嘱完成治疗。临床治愈并非达到梅毒生物学治愈标准，所以要定期复查，以便调整药量。在 3 个月内接触过早期梅毒的性伴侣应予检查、确诊及治疗。梅毒治疗期间禁性生活。对患梅毒的孕妇，应及时给予预防性治疗，妊娠前 3 个月及妊娠末 3 个月进行一个疗程的治疗，以防胎儿受感染。

随堂测 5-3

（陈妙霞）

小　结

　　常见的螺旋体病有钩端螺旋体病、莱姆病和梅毒等。钩端螺旋体病是由于皮肤和黏膜接触含有钩端螺旋体的疫水感染引起的传染病，鼠类和猪是主要传染源，早期为发热及全身毒血症症状。莱姆病是由伯氏疏螺旋体经蜱传播引起的，早期皮肤出现慢性游走性红斑，之后出现多器官、多系统损害，病程长，致残率高。梅毒是由梅毒螺旋体引起的，主要通过性接触传播和胎盘传播，早期主要侵犯皮肤和黏膜，晚期可侵犯血管、中

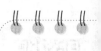

枢神经系统及全身各器官。螺旋体病治疗原则是早发现、早诊断、早治疗，抗螺旋体治疗常用药物为青霉素，同时进行相应的对症治疗。护理措施主要为采取接触传播的隔离与预防，密切观察病情变化，对症护理和用药护理等。预防是关键，包括消除传染源、切断传播途径和保护易感人群，加强公众、患者及家属的预防性教育，普及疾病知识。

思考题

一、简述题

1. 如何预防钩端螺旋体病？
2. 钩端螺旋体病中期分为几型？各型有何表现？
3. 莱姆病临床表现分为几期？各期有何表现？
4. 获得梅毒临床表现分为几期？各期有何表现？

二、案例分析题

某患者，男性，45岁，因发现龟头及冠状沟处出现粟粒大小的硬结就诊。体格检查：龟头及冠状沟处有2个丘疹，表面溃疡，边缘隆起，硬如软骨，无疼痛。右侧腹股沟区淋巴结可触及1个黄豆大小的淋巴结，活动好，无触痛。

请回答：

(1) 该患者初步诊断首先应该考虑的疾病是什么？诊断依据有哪些？
(2) 为明确诊断，下一步应进行什么检查？
(3) 该患者的护理重点是什么？

原 虫 病

第六章

导学目标

通过本章内容的学习，学生应能够：

◆ **基本目标**

1. 描述常见原虫病的病原学、流行病学特点。
2. 结合发病机制说明常见原虫病的临床表现、诊断要点及治疗原则。
3. 结合病原学及流行病学特点说明常见原虫病的主要预防措施。
4. 运用护理程序对常见原虫病患者进行全面系统的健康评估，确定护理诊断并制订护理计划。
5. 具有较强的评判性思维及临床思维能力。

◆ **发展目标**

1. 综合运用疾病的相关知识为常见原虫病患者实施整体护理。
2. 善于分析和发现理论与临床实践中值得探究的问题，并提出切实可行的研究方案。

◆ **思政目标**

1. 具有强烈的社会责任感和使命感，勇于担当，乐于奉献。
2. 具有勤奋刻苦、严谨求实、勇于探索、乐于创新的科学精神。
3. 具有尊重和爱护患者、救死扶伤、护佑生命、慎独利他的专业精神。
4. 具有较强的法律与伦理意识。

　　原虫（protozoa）侵入人体所致的疾病称为原虫病（protozoiasis）。进入人体的原虫可寄生在腔道、体液或内脏组织中，也可在细胞内寄生。原虫病的临床表现、传播方式和对人体的危害程度，因虫种、寄生部位及寄主免疫状态等不同而各异，通常寄生在组织的原虫比寄生于腔道的危害性要大。原虫病呈世界性分布，热带和亚热带地区尤为多见。原虫病的防治工作具有长期性、复杂性、反复性的特点，掌握原虫病的护理知识对传染病的防治工作非常重要。

第一节 阿米巴病

> **案例 6-1**
>
> 　　某患者，男性，45 岁，农民。因"发作性腹泻 4 个月"入院。患者近 4 个月常在受凉或饮食不当后出现腹泻，每日排便 3 ～ 5 次，粪便为果酱样糊状便，有腥臭味，腹泻时伴有轻度腹痛，不发热，食欲尚可。体格检查：一般状况好，除右下腹有压痛外余无阳性体征。实验室检查：血常规示白细胞计数 10.0×10^9/L，中性粒细胞 76%，淋巴细胞 24%。粪便常规：外观呈果酱样便。镜检：红细胞满视野，少量白细胞，可见夏科 - 莱登结晶，可找到溶组织内阿米巴滋养体。粪便培养：三次均阴性。初步诊断：慢性肠阿米巴病。
>
> 　　**请回答：**
>
> 　　1. 该患者慢性肠阿米巴病的诊断依据是什么？
>
> 　　2. 对于该患者，有哪些有效的治疗手段？
>
> 　　3. 该患者的主要护理诊断／问题有哪些？

　　阿米巴病（amebiasis）是由溶组织内阿米巴感染人体所致的一种人畜共患寄生虫病。本病有多种临床表现，包括肠阿米巴病和肠外阿米巴。肠阿米巴病（intestinal amebiasis）又称阿米巴痢疾，因溶组织内阿米巴寄生于结肠所致，临床上以腹痛、腹泻、排出暗红色带有腥臭味的粪便为特征。寄生于肠壁的溶组织内阿米巴随着血液或淋巴液等蔓延至肠外远处器官，可引起肝、肺、脑等肠外脏器发生脓肿，称为肠外阿米巴病（extraintestinal amebiasis），其中以阿米巴肝脓肿最常见。

　　【病原学】

　　溶组织内阿米巴有包囊和滋养体两期。

　　1. 包囊　呈圆形，直径 10 ～ 20 μm，碘液染色呈黄色，外周有透明囊壁，成熟的包囊有 4 个核，具有感染性。包囊在外界环境中有较强的抵抗力，在粪便中能存活 2 周以上，在水中能存活 5 周，普通饮水消毒的含氯浓度对其无杀灭作用，不耐热，50 ℃数分钟即可杀灭，在干燥的环境中也很快死亡，在 50% 乙醇中即刻死亡。

　　2. 滋养体　直径达 12 ～ 60 μm，活体的形态多变，可借助伪足进行定向运动。胞质由外质和内质组成，外质透明，内质富含颗粒，含有一个球形的泡状核。胞质可见被吞噬的红细胞，有时也可见白细胞或细菌等。滋养体的抵抗力很弱，排出体外后，在室温下数小时内死亡。

　　【流行病学】

　　1. 传染源　主要传染源为慢性肠阿米巴病患者、恢复期患者和无症状包囊携带者。急性期和症状明显的患者粪便中仅排出滋养体，而滋养体抵抗力很弱，在外界环境中可迅速死亡，故不是主要的传染源。

　　2. 传播途径　主要通过被阿米巴包囊污染的水、食物、手等经口感染。苍蝇和蜚蠊等可携带包囊，故也起到一定的传播作用。

　　3. 人群易感性　人群普遍易感，由于感染后不产生保护性抗体，故可重复感染。

　　4. 流行特征　本病在世界范围流行，热带、亚热带及温带地区发病人数较多，其感染率与当地的经济水平、卫生状况及生活习惯等有关。农村高于城市，成人多于儿童。

【发病机制与病理改变】

1. 发病机制 溶组织内阿米巴包囊通过污染的水、食物等经口进入人体后，能耐受胃酸的作用，在小肠下段受碱性消化液的作用，囊壁变薄，虫体活动，脱囊而出，随肠内容物下行，经过3次胞质分裂和1次核分裂，形成8个单核滋养体定居于结肠上端的黏膜皱褶或肠陷窝内，以肠内容物或细菌为食，并进行增殖。部分滋养体随肠内容物下行至横结肠后，由于水分被吸收、营养物质减少等，滋养体排出内含物，缩小形成圆形的前包囊，分泌成囊物质后形成单核包囊，再分裂形成4核的成熟包囊。所形成的包囊随粪便排出宿主体外。在适宜的条件下，肠内寄生的滋养体可黏附于结肠黏膜上皮细胞，借助伪足及在各种水解酶的溶解破坏性作用下，损害结肠黏膜，并深入黏膜下层及肌层，使组织坏死，形成黏膜下小脓肿，脓肿破溃后形成大小不等的溃疡，临床上出现腹痛、腹泻及脓血便。宿主的免疫功能状态与阿米巴感染后表现密切相关。免疫功能正常者，感染后多表现为无症状带虫者。而免疫功能低下或抑制者，如营养不良、HIV感染、长期使用免疫抑制剂，多出现临床症状。

2. 病理改变 病变部位主要在结肠，常见于回盲部、升结肠、乙状结肠及直肠。主要病理改变是在黏膜下层至肌层形成口小底大的烧瓶状溃疡，溃疡腔内充满黄色的坏死组织，溃疡间组织大多完好，病灶周围炎症反应较少。当溃疡累及肌层及浆膜层时，可并发肠穿孔。当溃疡累及血管时，可并发肠出血。

【临床表现】

本病潜伏期一般为1～2周，最短4日，长者可达1年以上。临床上可有以下不同类型。

1. 无症状型（包囊携带者） 临床上无任何表现，多数可在多次粪便检查时找到溶组织内阿米巴包囊。当机体免疫功能低下时，可转变为急性阿米巴痢疾。

2. 急性肠阿米巴病 起病缓慢，主要表现为腹部不适、腹痛、腹泻，每日排大便10次左右，便量中等，粪质较多。典型特点为黏液血便，呈暗红色或紫红色果酱样、糊状，有腥臭味，内含大量阿米巴滋养体。当病变累及直肠时，可有里急后重。右下腹常有压痛。全身症状轻，可有低热或不发热。本型持续数日或数周后可自行缓解。若未治疗或治疗不彻底，易复发或转为慢性。

本病病情轻重与病变程度有关，轻者可仅有排便次数增多，偶有血便。当溃疡明显时，可以表现为典型的阿米巴痢疾特征。

3. 暴发型肠阿米巴病 多见于体弱及营养不良者。起病急骤，中毒症状显著，有高热和极度衰竭表现。每日排大便次数可达十几次至几十次不等，多为血水样便，有奇臭味，伴呕吐、里急后重及腹部明显压痛。可出现不同程度的脱水、酸中毒、电解质代谢紊乱，易并发肠出血、肠穿孔，如不及时抢救，可于1～2周因毒血症或并发症而死亡。

4. 慢性肠阿米巴病 病程持续2个月以上，常因急性肠阿米巴病未经彻底治疗迁延所致。表现为腹泻反复发作，或与便秘交替，一般每日排大便3～5次，粪便呈黄糊状，带少量黏液和血，有腐臭味，常伴有食欲减退、腹胀、脐周及右下腹疼痛等。症状可持续或间歇，间歇时间不等。常因疲劳、饮食不当、寒冷及情绪变化而复发。久病者可有贫血和营养不良，极易发生并发症。粪便中可找到滋养体或包囊。

【并发症】

1. 肠道外并发症 最常见的是阿米巴肝脓肿。肠壁上的阿米巴滋养体借助其侵袭力经门静脉、淋巴管或直接蔓延侵入肝，并继续繁殖，导致小静脉炎及静脉周围炎，同时通过原虫在门静脉内引起栓塞等造成肝组织缺血、缺氧和局部坏死，借助阿米巴的溶组织作用使肝组织液化形成微脓肿，逐渐融合形成肝脓肿。脓肿所在部位深浅不一，以大的、单个的脓肿及位于肝右叶上部者多见。自原虫侵入至脓肿形成需1个月以上，脓肿因不断扩大而逐渐表浅化，可向邻近体腔或脏器破裂。慢性脓肿易继发细菌感染。

肝脓肿起病多缓慢，以低热、盗汗等症状开始，体温逐渐升高，热型以间歇热或弛张热居多。肝区疼痛是主要症状，常呈持续性钝痛，深吸气及变动体位时疼痛加剧。当肝脓肿向肝顶部发展时，刺激右侧膈肌，疼痛可向右肩部放射。部分患者右下胸部或右上腹部隆起。当脓肿浅表时，可在肋间隙触到显著的压痛点。肝大，边缘多较钝，有压痛及叩击痛。

此外，还可有阿米巴肺脓肿、阿米巴脑脓肿等，但相对少见。阿米巴滋养体还可侵犯泌尿生殖系统，引起阿米巴尿道炎等。

2. 肠道并发症　可有肠穿孔、肠出血、阑尾炎、结肠病变、肛管 - 直肠瘘等。其中急性肠穿孔多见于严重的肠阿米巴病患者，是威胁生命的严重并发症。大量肠出血因溃疡达黏膜下层，侵犯大血管或因肉芽肿破坏所致，一旦发生，可引起失血性休克等。

【实验室及其他检查】

1. 血常规　白细胞计数可轻度增多，继发细菌感染者白细胞计数可中度增多，慢性患者可有贫血。

2. 粪便检查　为确诊的重要依据。肉眼可见暗红色果酱样便，含血和黏液，有特殊臭味，粪质较多。镜下可见大量红细胞、少量白细胞和夏科 - 莱登结晶。如找到活动的、吞噬红细胞的阿米巴滋养体，有确诊价值。慢性患者粪便镜检可见包囊。粪便送检应及时。

3. 免疫学检查

（1）检测特异性抗体：人感染溶组织内阿米巴可产生多种抗体，即使原虫已从体内消失，抗体还可存在相当长的一段时间。用酶联免疫吸附试验等方法检测其抗体，有辅助诊断价值。若 IgG 抗体阴性，一般可排除本病。

（2）检测特异性抗原：用单克隆抗体等检测患者粪便溶组织内阿米巴滋养体抗原，阳性可作为明确诊断的依据。

4. 乙状结肠镜或纤维结肠镜检查　必要时进行肠镜检查，乙状结肠、直肠可见大小不等的散在潜行溃疡，表面覆盖有黄色脓液，边缘略隆起，稍充血，溃疡间黏膜大多正常。从溃疡表面刮取的标本镜检发现滋养体的机会较多。

5. 其他检查　对于肝脓肿患者，B 型超声检查可确定肝脓肿的部位、大小、数目以及与皮肤的距离，也可指导穿刺抽脓的方向和深度，是最方便、有效的检查方法，对诊断阿米巴肝脓肿有重要价值。此外，可以进行肝穿刺抽脓，如能抽到典型的棕褐色脓液，即可确定阿米巴肝脓肿的诊断，有时脓液中还可找到阿米巴滋养体。

【诊断要点】

1. 流行病学资料　有阿米巴病流行地区旅居史、与慢性腹泻患者的接触史，居住地区有类似病例，卫生条件，就诊季节等。阿米巴肝脓肿患者应注意近期有无肠阿米巴病病史等。

2. 临床表现　起病缓慢，表现为腹痛、腹泻、典型果酱样便，全身症状不明显。右下腹有压痛。若患者体温逐日上升、肝区痛，有肝大及明显叩击痛，应考虑阿米巴肝脓肿的可能。

3. 实验室及其他检查　粪便镜检找到阿米巴滋养体和包囊为确诊的重要依据。B 型超声检查对诊断阿米巴肝脓肿有重要价值。肝穿刺抽脓抽到典型的棕褐色脓液即可确定阿米巴肝脓肿的诊断，有时脓液中还可找到阿米巴滋养体。

【治疗要点】

1. 病原治疗

（1）硝基咪唑类

1）甲硝唑：对阿米巴滋养体有很强的杀灭作用，为首选药物。成人每次 0.4 g，每日 3 次，口服，10 日为 1 个疗程。动物实验研究发现本药有致畸性，因此妊娠 3 个月以内和哺乳期妇女禁用。

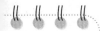

2）其他硝基咪唑类药物：可选用替硝唑、奥硝唑等。

（2）二氯尼特：是最有效的杀灭包囊的药物，每次 0.5 g，每日 3 次，口服，10 日为 1 个疗程。

（3）抗菌药物：主要通过抑制肠道共生菌而影响阿米巴的生长繁殖，可用巴龙霉素或喹诺酮类抗菌药物。

2．并发症治疗

（1）阿米巴肝脓肿的治疗

1）抗阿米巴治疗：选用甲硝唑，剂量及疗程同肠阿米巴病，必要时可酌情重复使用。

2）肝穿刺引流：B 型超声显示阿米巴肝脓肿直径 3 cm 以上、靠近体表者，可行肝穿刺引流，应于抗阿米巴药治疗 2 ~ 4 日后进行，穿刺应在 B 型超声定位下进行。较大的脓肿可在抽脓后注入甲硝唑 0.5 g，有助于脓腔闭合。

（2）其他并发症的治疗：肠出血时，应及时输血、止血。肠穿孔时，应及时手术治疗，并用甲硝唑和广谱抗生素抗菌治疗。有细菌混合感染时，加用敏感抗生素。

【预后】

无并发症患者及达到有效病原治疗的患者预后良好。重型者预后差。肠道内形成不可逆转的广泛性病变及屡次治疗不彻底、病情顽固者预后差。

【预防】

做好卫生管理及宣教工作，切断传播途径是预防本病的重要措施。

1．管理传染源　彻底治疗患者及排包囊者，应特别注意检查和治疗从事饮食业的慢性患者及排包囊者。

2．切断传播途径　加强水源和粪便管理，注意饮食、饮水卫生，防止食物被污染，饮水应煮沸，不吃生菜。平时注意个人卫生，饭前便后洗手。消灭苍蝇和蜚蠊。

【主要护理诊断／问题】

急性肠阿米巴病

1．腹泻　与阿米巴原虫所致肠道病变有关。

2．腹痛　与阿米巴原虫所致肠道病变有关。

3．潜在并发症：肠出血、肠穿孔、失血性休克。

阿米巴肝脓肿

1．体温过高　与阿米巴原虫引起肝组织坏死、脓肿形成有关。

2．疼痛：肝区痛　与肝脓肿有关。

【护理措施】

1．一般护理

（1）消毒与隔离：接触隔离至连续 3 次粪便检查未查出阿米巴滋养体或包囊为止。餐具、便器单独使用并消毒。排便后应彻底洗手，防止经手传播。粪便以 20% 漂白粉乳剂消毒。衣被在阳光下暴晒。

（2）休息与活动：急性期或暴发型患者应卧床休息。

（3）饮食护理：以高热量、高蛋白、富含维生素、少渣的流质或半流质饮食为主。避免进食生冷、粗纤维、刺激性食物。

2．病情观察

（1）观察粪便的性状、排便次数及腹痛症状。

（2）对于暴发型患者，还应密切观察其生命体征及水、电解质代谢紊乱的表现。

（3）观察并发症的表现，如肠出血、肠穿孔、肝脓肿肝区痛等表现，如发现异常，及时报告医生。

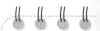

3．对症护理

（1）腹痛及腹泻：对于频繁腹泻伴明显腹痛者，可给予颠茄合剂或肌内注射阿托品等解痉药，也可采用腹部热敷等方法缓解不适。保持肛周皮肤清洁，必要时每次便后用温水清洗，涂以润滑油，减少刺激。

（2）肝区痛：可嘱患者采取左侧卧位以减轻疼痛；如疼痛剧烈，可按医嘱给予止痛药。

4．用药护理 本病常用药物为甲硝唑，应指导患者掌握药物用法、疗程及观察不良反应的方法等。甲硝唑不良反应以胃肠道反应为主，有一过性白细胞计数减少、神经系统障碍，如头晕、眩晕、共济失调，应注意观察。

5．心理护理 少数重型患者，因全身中毒症状严重，尤其伴有并发症时，可产生恐惧心理。慢性型者因病情反复，经久不愈，易导致营养障碍，患者感到疲惫无力，病情迁延，可出现焦躁、易怒等情绪。处于隔离期间的患者，因害怕感染他人或被人嫌弃，易产生焦虑的情绪。护士应主动向患者介绍阿米巴病的有关知识，说明疾病的发病特点和可治性，缓解其恐惧、焦虑情绪。

6．并发症护理 肝穿刺引流的护理：协助医生进行穿刺引流，术前应向患者说明手术目的、方法及术中配合的注意事项，以取得患者的配合，并减轻其紧张、焦虑情绪。在引流过程中，应注意观察患者的反应，并记录引流液的性质、颜色、气味及量。抽取脓液标本后，应立即送检。术后 8 小时内应严密观察患者的症状及血压、脉搏、呼吸等变化，如发现异常，及时向医生报告。嘱患者术后卧床休息 24 小时。

科研小提示

肝穿刺引流抽取典型脓液并检出阿米巴滋养体或其可溶性抗原可以确定阿米巴肝脓肿的诊断。护士应如何以循证护理为指导做好肝穿刺引流术前、术中及术后护理？

【健康教育】

1．对公众的健康指导 进行预防教育，说明加强水源、粪便管理和注意个人卫生及饮食、饮水卫生对预防阿米巴病的重要意义。

2．对患者及家属的健康指导 向患者及家属讲解阿米巴病的发生、发展过程，检查及治疗措施的目的及注意事项，尤其是积极、彻底治疗的意义，药物的用法、疗程及不良反应等，患者出院后每个月复查粪便 1 次，连续留检 3 次，以决定是否需要重复治疗。

随堂测 6-1

（薛黎明）

第二节 疟 疾

疟疾（malaria）是由疟原虫感染引起的寄生虫病，主要由雌性按蚊（anopheline mosquito）叮咬传播。疟原虫先侵入肝细胞发育繁殖，再侵入红细胞繁殖，引起红细胞成批破裂而发病。临床上以反复发作的间歇性寒战、高热，继之大汗后缓解为特点。间日疟及卵形疟可出现复发，恶性疟发热常不规则，病情较重，并可引起脑型疟等凶险发作。

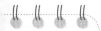

历史长廊

疟疾治疗发展史

疟疾一直是人类主要的全球健康问题，在热带和亚热带国家有很高的发病率和病死率，严重威胁公共卫生安全。对疟疾的有效防控主要包括控制按蚊和及时使用抗疟药。中国对抗疟药青蒿素的研究历史久远，最早的中药学著作《神农本草经》中已经提到青蒿。东晋的葛洪在《肘后备急方》一书中首次描述了青蒿治疗疟疾的功能。明代李时珍的《本草纲目》则提到青蒿能"治疟疾寒热"，其不仅能治疗疟疾，对肺结核、刀伤、牙痛等也有效。中国研究团队在中医古籍的启发下从植物中提取高效抗疟药青蒿素和双氢青蒿素，为此做出突出贡献的科学家屠呦呦获得了 2015 年诺贝尔生理学或医学奖。

【病原学】

既往认为寄生于人体的疟原虫有 4 种，即间日疟原虫、三日疟原虫、恶性疟原虫和卵形疟原虫。近年发现感染猴的疟原虫偶尔可感染人体，其中的诺氏疟原虫已导致东南亚多次暴发流行疟疾，因此被称为第 5 种感染人体的疟原虫。疟原虫有两个宿主，蚊子为终宿主，人为中间宿主。其发育过程分为在人体内和在蚊体内两个阶段。

1. 在人体内阶段 疟原虫在人体内的裂体增殖为无性繁殖，可分为红细胞外期和红细胞内期。

（1）红细胞外期：当蚊叮咬人时，寄生于蚊体内的感染性子孢子随按蚊唾液进入人体，经血液迅速进入肝，在肝细胞内进行裂体增殖而形成成熟的裂殖体，使被寄生的肝细胞肿胀、破裂，释放出大量裂殖子。一部分裂殖子被吞噬细胞吞噬而消灭，另一部分进入血流并侵入红细胞内，形成红细胞内期。

间日疟和卵形疟均有速发型和迟发型两种子孢子。速发型子孢子在肝细胞内的发育速度较快，只需 12 ~ 20 天即可发育为成熟的裂殖体。迟发型子孢子则发育缓慢，需要 6 ~ 11 个月才能发育为成熟的裂殖体，因而也被称为"休眠子"，是间日疟与卵形疟复发的原因。三日疟和恶性疟无迟发型子孢子，因而不会复发。

（2）红细胞内期：释放入血的裂殖子侵犯红细胞，开始在红细胞内的无性繁殖，先后发育为小滋养体（环状体）、大滋养体、裂殖体。裂殖体内含数个至数十个裂殖子，使被寄生的红细胞胀破后释放出裂殖子及其代谢产物，引起临床症状。大部分裂殖子被吞噬细胞消灭，小部分侵入其他红细胞重复上述裂体增殖，而引起临床上周期性发作症状。因疟原虫在红细胞内裂体增殖所需时间不同，故发作周期不同，间日疟和卵形疟的周期为 48 小时，三日疟为 72 小时，恶性疟为 36 ~ 48 小时。裂殖体增殖 3 ~ 6 代后，部分裂殖子分别发育成雌、雄配子体。配子体在人体内的存活时间为 30 ~ 60 天。被雌性按蚊吸入胃内的配子体在蚊体内进行有性生殖，其余的配子体被吞噬细胞消灭或退变。

2. 在蚊体内阶段 疟原虫在蚊体内的繁殖为有性繁殖。被吸入蚊体内的雌、雄配子体分别发育为雌、雄配子，两者结合后发育成圆形合子，继之成为动合子，动合子穿过蚊胃壁发育成囊合子。囊合子发育成孢子囊，内含成千上万个子孢子，子孢子从孢子囊逸出，进入蚊唾液腺内。当蚊叮咬人时，子孢子随唾液侵入人体。

【流行病学】

1. 传染源 外周血中含配子体的疟疾患者和无症状带虫者。

2. 传播途径 疟疾的自然传播媒介是雌性按蚊，在我国主要为中华按蚊。经按蚊叮咬而传播。少数可因输入带有疟原虫的血液或经母婴途径传播。

3. 人群易感性　人群普遍易感。感染后可产生一定的免疫力，但产生速度缓慢，维持时间不长，如再感染同种疟原虫，则症状较轻或无症状。在疟疾高流行区，成人发病率较低，儿童和外来人口发病率较高。

4. 流行特征　疟疾主要流行于热带和亚热带，其次为温带，与按蚊的生活及繁殖环境密切相关。间日疟的流行地区最广，恶性疟主要流行于热带，三日疟和卵形疟相对少见。我国除少数地区外，均有疟疾流行，自北向南渐趋严重。间日疟最多，恶性疟主要见于南方，云南和海南为间日疟和恶性疟的混合流行区。热带全年均可发病，我国以夏、秋季发病较多。

【**发病机制与病理改变**】

1. 发病机制　疟原虫在肝细胞和红细胞内增殖时并不引起症状。当成批被感染的红细胞破裂，释放大量裂殖子、疟色素和代谢产物进入血流时，可刺激机体产生强烈的免疫反应，才引起寒战、高热，继之大汗的典型表现。释放出来的裂殖子被单核巨噬细胞系统吞噬而消灭，部分裂殖子则侵入其他未感染的红细胞再进行裂体增殖而引起间歇性疟疾发作。由于裂殖体成熟的时间不同，故各型疟疾发作时间也不同。反复多次的疟疾发作，使红细胞遭到大量破坏，可产生贫血。反复发作或重复感染使机体获得一定的免疫力，故血中虽仍有疟原虫增殖，但患者可不出现间歇性疟疾发作而成为带疟原虫者。

疟疾的临床表现及严重程度与感染疟原虫的种类密切相关。恶性疟原虫在红细胞内的繁殖时间短，且能侵犯任何年龄的红细胞，因而血液中的疟原虫密度很高，其所致的贫血及其他表现均比较严重。间日疟和卵形疟原虫仅侵犯较为年幼的红细胞，三日疟原虫仅侵犯较衰老的红细胞，因而红细胞的受感染率较低，引起的贫血及其他临床表现较轻。恶性疟原虫感染的红细胞体积增大呈球形，较易黏附成团，且易黏附于微血管内皮细胞上，引起相应部位组织缺血、缺氧而发生变性、坏死。若发生在脑、肺、肾等重要器官，则可引起严重的临床表现。

2. 病理改变　疟疾的病理改变主要有脾大、肝大等单核巨噬细胞系统改变，以脾大为主，表现为脾充血性改变及网状内皮细胞增生，反复感染者可导致脾纤维化。此外，可有软脑膜充血、脑组织水肿，以及胃肠道充血、出血和变性等其他脏器改变。

【**临床表现**】

间日疟和卵形疟的潜伏期为 13 ～ 15 日，三日疟为 24 ～ 30 日，恶性疟为 7 ～ 12 日。

1. 典型疟疾　疟疾的典型症状为突发的寒战、高热和随后的大量出汗。寒战常持续 20 分钟至 1 小时。随后体温迅速上升至 40 ℃或更高，伴有头痛、周身酸痛、面色潮红、皮肤干热、脉快而有力，持续 2 ～ 6 小时。高热后期全身大汗淋漓，体温骤降至正常或正常以下，持续 30 分钟至 1 小时，此时患者自觉症状明显缓解，但仍感乏力、口干。各种疟疾的两次发作之间有一定的缓解间歇期，其间一般无明显症状。初发时，间歇期可不规则，经数次发作后逐渐规则，间日疟和卵形疟症状多较轻；三日疟的周期常较规则。恶性疟的临床表现多样，严重者可致凶险发作。

早期可有轻度脾大、质软，反复多次发作后脾明显肿大，质较硬。也可有轻度肝大、质软、有压痛，血清 ALT 可增高。反复发作后常有贫血，恶性疟贫血较明显。

2. 凶险发作　是由疟原虫引起的严重而危险的临床表现，主要见于恶性疟，包括脑型、过高热型等。脑型疟以中枢神经系统症状明显，表现为急起高热、剧烈头痛、呕吐、谵妄和抽搐等。严重者患者可发生脑水肿、呼吸衰竭而死亡。过高热型疟疾表现为持续高热，体温可达 42 ℃，谵妄，继之昏迷、抽搐，患者可在数小时内死亡。

3. 疟疾复发和再燃　疟疾复发由寄生于肝细胞内的迟发型子孢子引起，在体内经一阶段休眠后延迟发育成熟，由肝细胞释放出裂殖子，再次侵入红细胞内引起发作，仅见于间日疟和卵形疟，多发生于病愈后 3 ～ 6 个月。输血后疟疾及母婴传播疟疾无迟发型孢子，不会复发。再燃是由于血液中残存的疟原虫引起的，与患者抵抗力和特异性免疫力下降以及疟原虫的抗原变异有关，四种疟疾都有发生再燃的可能，多见于病愈后 1 ~ 4 周，可多次出现。

4. 输血后疟疾　由输入带疟原虫的血液引起，潜伏期 7 ~ 10 日，长者 1 个月左右，主要为间日疟。临床表现与蚊传疟疾相似，因只有红细胞内期疟原虫，故治疗后一般无复发。

【并发症】

1. 黑尿热　为疟疾患者突然发生的急性血管内溶血，多见于恶性疟原虫感染。临床上以急起寒战、高热、腰痛、恶心、呕吐、肝及脾迅速增大、进行性贫血、黄疸、尿量骤减、排酱油色尿为特点。重者导致急性肾衰竭。其发生可能与下列因素有关：①红细胞中葡萄糖 -6- 磷酸脱氢酶（G6PD）或其他红细胞酶缺乏；②抗疟药，特别是奎宁和伯氨喹；③疟原虫释放的毒素；④人体过敏反应。

2. 疟疾性肾病　是由免疫介导引起的肾损害，表现为肾炎、肾病综合征和急性肾衰竭。肾炎多由恶性疟或间日疟引起，表现为蛋白尿、血尿、水肿和高血压等；肾病综合征多由一日疟或间日疟引起，表现为严重水肿、大量蛋白尿等；急性肾衰竭多见于恶性疟，表现为少尿或无尿、进行性肾功能异常等。

【实验室及其他检查】

1. 血常规　白细胞计数正常或减少，大单核细胞增多，多次发作后红细胞计数和血红蛋白水平可下降。

2. 疟原虫检查

（1）血涂片：血涂片染色查疟原虫是本病确诊的最可靠方法，应在寒战或发热初期采血。

（2）骨髓穿刺涂片：阳性率高于外周血涂片。

3. 免疫学检查　检测血清特异性抗原和特异性抗体，由于患者常在感染后 3 ~ 4 周才有特异性抗体，因此其诊断意义不大，但对回顾性诊断、献血员检查、流行病学调查、防治效果考核等有一定的辅助价值。

4. PCR 检测　可检测到疟原虫的存在，对早期诊断具有重要价值。

【诊断要点】

1. 流行病学资料　有在疟疾流行地区生活或旅游史，近年来有疟发作史或近期接受过输血。

2. 临床表现　典型的周期性寒热发作，间日或三日发作一次，发作时有明显的寒战、高热和大汗，继之缓解，也可有不规则发热，并有脾大与贫血。脑型疟可表现为急起高热、寒战、昏迷与抽搐。

3. 实验室检查　外周血白细胞计数正常或减少，大单核细胞增加，贫血。

4. 疟原虫检查　是确定诊断的主要依据。如临床上高度疑似本病而血涂片检查阴性者，可做骨髓穿刺涂片染色检查疟原虫。

【治疗要点】

1. 抗疟原虫治疗　是疟疾治疗的最主要措施，其目的是彻底杀灭疟原虫。按抗疟药所针对的不同虫期，可分为杀灭红细胞内裂体增殖期的药物以及杀灭红细胞内配子体及红细胞外休眠子的药物。为避免和降低耐药性的产生，世界卫生组织建议采取青蒿素类与另一种有效抗疟药物的联合治疗方案。

（1）杀灭红细胞内裂体增殖期疟原虫（控制临床发作）的药物

1）青蒿素及其衍生物：对红细胞内期疟原虫有强大且快速的杀灭作用，因而可迅速控制疟疾的临床发作及症状。①青蒿素：成人首次口服 1.0 g，6 ~ 8 小时后服 0.5 g，第 2、3 日各服 0.5 g，3 日总剂量为 2.5 g。②双氢青蒿素片：从中药青蒿中提取，成人 60 mg/d，首次加倍，每日 1 次，连用 7 日。③其他：也可用青蒿琥酯、蒿甲醚。

2）氯喹与哌喹：氯喹具有耐受性好、不良反应轻的优点，用于对氯喹敏感的疟原虫感染的治疗。一般成人首次口服磷酸氯喹 1 g（0.6 g 基质），6 ～ 8 小时后再服 0.5 g（0.3 g 基质）。第 2、3 日再各服磷酸氯喹 0.5 g。3 日总剂量为 2.5 g。哌喹的作用与氯喹类似，为长效抗疟药，耐氯喹者对其仍敏感。

3）其他：对耐氯喹的恶性疟，可选用盐酸甲氟喹、奎宁等。其他抗疟药还包括咯萘啶、氨酚喹啉、乙胺嘧啶等。

（2）杀灭红细胞内配子体及肝细胞内迟发性子孢子（防止复发和疟疾传播）的药物：主要有伯氨喹和特芬喹。因伯氨喹可使红细胞内葡萄糖 -6- 磷酸脱氢酶缺乏症（G6PD）患者发生急性血管内溶血，使用前需进行 G6PD 活性检测，无 G6PD 者方可使用。

2．凶险疟疾的治疗　快速、足量应用有效的抗疟药物，尽快给予静脉滴注。同时做好对症治疗。

对脑水肿者，给予 20％甘露醇 250 ml 快速静脉滴注，每日 2 ～ 3 次。对抽搐者，给予镇静药。对体温过高者，给予物理降温，将体温控制在 38 ℃以下。此外，可用肾上腺皮质激素，如地塞米松。应用低分子右旋糖酐，可防止血管内红细胞凝聚，有利于弥散性血管内凝血（disseminate intravascular coagulation，DIC）的治疗与预防。

【预后】

疟疾的病死率因感染的虫种不同而差异较大，间日疟、三日疟和卵形疟病死率很低，而恶性疟的病死率较高。婴幼儿感染、延误诊治和耐多种抗疟药虫株感染的病死率较高。脑型疟病死率达 9％～ 31％，而且可出现偏瘫、失语、斜视、失明、小脑共济失调和精神异常等多种后遗症。

【预防】

1．管理传染源　健全疫情报告制度，根治疟疾现症患者及带疟原虫者。

2．切断传播途径　消灭按蚊滋生地及杀灭蚊虫。

3．保护易感人群

（1）采取防蚊措施：个人防护可应用防蚊剂或蚊帐等，避免被蚊叮咬。

（2）药物预防：对高疟区、暴发流行区的人群和流行地区的外来人员给予预防性服药，可用氯喹或乙胺嘧啶。

（3）疫苗预防：疟疾疫苗接种与药物干预相结合有望大大降低疟疾的发病率和病死率，但由于疟原虫抗原的多样性，给疫苗研制带来很大困难。疫苗应用于人体预防尚不成熟。

【主要护理诊断／问题】

1．体温过高　与疟原虫感染导致大量致热源释放入血有关。

2．活动无耐力　与发热所致的消耗、贫血有关。

3．潜在并发症：黑尿热、肾病变等。

4．有传染的危险　与外周血中含有配子体可经蚊虫叮咬而传播有关。

【护理措施】

1．一般护理

（1）消毒与隔离：患者按虫媒传染病进行隔离，做好防蚊、灭蚊工作。

（2）休息与活动：急性发作期患者应卧床休息，以减轻体力消耗。

（3）饮食护理：给予高营养饮食，发作期进食流食、半流食，缓解后可进普食。贫血患者应给予富含铁、维生素丰富和高蛋白饮食。有呕吐、不能进食者，给予静脉补充液体。

2．病情观察

（1）典型发作：对疟疾典型发作患者，主要观察体温，随时记录体温的变化；观察面色，注意有无贫血表现。

（2）恶性疟：对恶性疟患者，应注意观察体温、意识状态、头痛、呕吐及抽搐等表现。

3．对症护理

（1）典型发作：寒战期，应注意保温，如加盖棉被、放热水袋。发热期给予物理降温。温度过高可给予药物降温。大汗期后给予温水擦浴，及时更换衣服及床单，避免着凉，并应多饮水防止虚脱。缓解间歇期应保证患者安静休息，以恢复体力。

（2）凶险发作：有惊厥、昏迷时，应注意保持呼吸道通畅，并按惊厥、昏迷常规护理。

4．用药护理

（1）氯喹：使用氯喹者，可有食欲减退、恶心、呕吐、腹痛等胃肠道反应。另外，应特别注意观察循环系统的变化情况，氯喹过量可引起心动过缓、心律失常及血压下降。

（2）伯氨喹：服用伯氨喹3～4日后可发生发绀或溶血反应，应注意观察，当出现上述反应时，需及时通知医生并停药。

（3）凶险发作：静脉滴注药物时，应控制药物浓度与滴速，并密切观察药物的毒性反应。

5．心理护理 疟疾初次发作时，因起病急骤，病情反复，患者常常担心疾病的预后，易产生紧张心理。凶险型疟疾患者则因病情较重，易产生恐惧心理。护士应主动、耐心地解释本病的特点及可治性，尽量减轻患者的负性情绪。

【健康教育】

1．对公众的健康指导 进行预防教育，宣传防蚊、灭蚊的作用，强调抗复发治疗及进行预防性服药的重要性。

2．对患者及家属的健康指导 向患者及家属讲解本病的传染过程、主要症状、治疗方法、药物不良反应、疟疾容易复发的原因等，应特别强调除服用控制发作药物外，还应服用抗复发药，以彻底根治疟疾。

（薛黎明）

随堂测 6-2

第三节　弓形虫病

弓形虫病（toxoplasmosis）是由刚地弓形虫（Toxoplasma gondii）引起的人兽共患病，广泛分布于世界各地。人群普遍易感，通过先天性和获得性两种途径被感染。感染后多呈隐性感染，临床表现复杂，易造成误诊。在免疫功能低下的人群中，弓形虫可引起脑炎或全身播散性感染。先天性感染可致流产、死产及致畸。

【病原学】

刚地弓形虫发育的全过程包括速殖子期、缓殖子期、裂殖子期、配子体期、子孢子期5个发育期，需要两个宿主分别进行无性生殖（前三期）和有性生殖（后两期）。有性生殖只限于猫科动物（终宿主），人或其他动物（包括哺乳动物、鱼类、鸟类、昆虫类等）体内只能完成无性生殖，为中间宿主。猫科动物体内也可以完成无性生殖，因此猫科动物是弓形虫的终宿主兼中间宿主。不同发育阶段对应有滋养体、包囊、裂殖体、配子体和卵囊5种形态。

猫科动物因进食含有包囊或速殖子动物内脏或肉类组织，或被成熟卵囊污染的食物或水而感染。包囊内的缓殖子、假包囊内的速殖子以及卵囊内的子孢子在小肠内逸出，主要在回肠侵入肠上皮细胞内进行增殖，形成裂殖体，成熟后释放出的裂殖子侵入新的上皮细胞，经过数代增殖后的部分裂殖子发育为雌、雄配子体，进而发育为雌、雄配子。雌、雄配子受精后形成合子，进而形成卵囊。卵囊突破上皮细胞进入肠腔，随粪便排出体外，在适宜的环境下经2～4天即可发育为具有感染性的成熟卵囊。成熟的卵囊或假包囊被中间宿主吞食后，在肠腔内分别逸出子孢子、缓殖子或速殖子，侵入肠壁，经血液或淋巴扩散至全身各组织和器官，并在单核巨噬细胞及各组织和细胞内增殖，形成假包囊。但其中的速殖子增殖到一定数量后包囊破裂，逸出的速殖子侵入新的组织和细胞。部分速殖子侵入组织和细胞后增殖速度减慢而转化为缓殖子，并分泌成囊物质而形成包囊。当机体免疫力低下或长期使用免疫抑制药时，组织和细胞内的包囊可破裂释放出缓殖子，缓殖子进入新的组织和细胞可增殖成为速殖子。

不同发育期弓形虫的抵抗力有明显差异。滋养体对温度和消毒剂较敏感，加热 54 ℃ 能存活 10 分钟，但对寒冷有抵抗力；在 1% 甲酚皂溶液（来苏）或盐酸溶液中 1 分钟即死亡。包囊的抵抗力较强，4 ℃ 可存活 68 天，胃液内可耐受 3 小时，但不耐干燥及高温，56 ℃ 10 分钟即可死亡。卵囊具有高度的传染性，对酸、碱和常用消毒剂的抵抗力较强，但对热、干燥及氨水的抵抗力弱。因此，加热是防止卵囊传播最有效的方法。

【流行病学】

1. 传染源 主要是感染弓形虫的猫及猫科动物，其粪便中含有大量卵囊，是本病的重要传染源。此外，猪、羊、狗、鼠等均为弓形虫的中间宿主，也可传播本病。

急性期患者的尿、粪、唾液以及痰内均可有弓形虫，但因其不能在外界久存，作为传染源的意义极小。孕妇初次感染弓形虫者，弓形虫可通过胎盘传给胎儿。弓形虫感染者作为供者通过输血或器官移植而感染受者。

2. 传播途径 有先天性和获得性两种。前者指胎儿在母体经胎盘而感染；后者包括经口传播、接触传播、输血或器官移植传播，其中以经食物传播最广泛。人可因食入未煮熟的含弓形虫的肉、蛋、奶类品；接触被卵囊污染的土壤、水源；经损伤的皮肤和黏膜而感染；此外，尚可通过输血及器官移植传播。节肢动物携带卵囊也具有一定的传播意义。

3. 人群易感性 人类对弓形虫普遍易感，动物饲养员、屠宰厂工作人员以及医务人员等较易感染。新感染的孕妇，其胎儿感染率较高。免疫功能低下者如接受免疫抑制剂治疗者、器官移植者、肿瘤患者和艾滋病患者等易感染本病，且多呈显性感染。

4. 流行特征 本病分布遍及全球，动物和人的感染均极普遍。根据血清流行病学调查，国内弓形虫在家畜中流行很普遍：以猫为最高，其余依次为猪、犬、羊、牛、马等；发展中国家约 2.5 亿人感染，但多数为隐性感染或携带状态。据报道，我国人群弓形虫感染率为 0.09% ～ 34%。

【发病机制与病理改变】

1. 发病机制 不同形态的弓形虫经消化道侵入人体，穿过肠壁经血液和淋巴散布全身并迅速进入单核巨噬细胞以及各器官和组织细胞内繁殖形成假包囊，直至细胞胀破，逸出的速殖子又可侵入新的细胞，如此反复，造成局部组织的灶性坏死和周围组织的炎性反应，此为急性期的基本病变。如感染者免疫功能正常，可迅速产生特异性免疫而清除弓形虫，形成隐性感染。部分感染者不能完全清除，虫体在体内形成包囊而长期潜伏，一旦机体免疫功能降低，包囊内缓殖子即破囊逸出，引起发病。如感染者免疫功能缺陷，弓形虫大量繁殖，可引起全身播散性损害。游离的虫体可诱导机体产生超敏反应，形成肉芽肿、纤维钙化灶等。

2. 病理改变 病理改变可见肠系膜淋巴结肿大，有点状出血、坏死灶。肺内可见坚硬的白色结节、坏死斑。脾大、坏死，血管周围有浸润现象。眼内可见局部坏死灶。脑部表现为局灶性或弥漫性脑膜炎。

【临床表现】

多数为隐性感染或无症状带虫者，仅少数人发病。先天性感染或免疫力低下者可出现严重表现。

1. 先天性弓形虫病 主要发生于初次感染的孕妇，虫体经胎盘感染胎儿。如发生在妊娠早期，可造成流产、死胎或畸胎；妊娠中期感染，多出现死胎、早产，以及严重的脑、眼疾患；妊娠晚期感染，胎儿多表现为隐性感染或潜伏性感染，发育可正常，但可有早产，或出生后数月或数年逐渐出现症状，如心脏畸形、心脏传导阻滞、耳聋、小头畸形或智力低下。

2. 获得性弓形虫病　可因虫体侵袭部位和机体反应性而呈现不同的临床表现。淋巴结肿大是获得性弓形虫病最常见的临床类型，多见于颌下和颈后淋巴结。其次为脑部、眼部等受累表现。免疫功能低下者，常表现为脑炎、脑膜脑炎、癫痫和精神异常。眼病表现以脉络膜视网膜炎多见。

【并发症】

弓形虫病主要的并发症为继发细菌感染。胎儿、婴幼儿、肿瘤患者、艾滋病患者及长期使用免疫抑制药者患弓形虫病后，极易继发细菌感染，出现寒战、高热、毒血症症状。

【实验室及其他检查】

1. 病原检查

（1）直接涂片：可取患者血液、骨髓或脑脊液、胸腔积液、腹水、痰液、支气管肺泡灌洗液、眼房水、羊水等进行涂片，用常规染色或免疫细胞化学法检测，可发现弓形虫花环、链条和簇状群体，位于细胞质内。淋巴结、肌肉、肝、胎盘等活体组织切片，做瑞氏染色或吉姆萨染色镜检可找到滋养体或包囊，但阳性率不高。

（2）动物接种：取待检体液或组织悬液，接种于小白鼠腹腔内，可造成感染并找到病原体。第一代接种阴性时，应至少盲目传代3次。

（3）细胞培养：弓形虫速殖子适应多种传代细胞系。已有海拉细胞、鸡胚成纤维细胞与兔睾丸单层成纤维细胞培养的报道。

（4）DNA杂交技术：国内学者首次应用^{32}P标记含弓形虫特异DNA序列的探针，与患者外周血内细胞或组织DNA进行分子杂交，显示特异性杂交条带或斑点为阳性反应。特异性和敏感性均较高。

2. 免疫学检查

（1）特异性抗体检测：所用抗原主要有速殖子可溶性抗原（胞质抗原）和胞膜抗原。前者的抗体出现较早，特异性、敏感性、重复性好，是首选的检测方法；后者的抗体出现较晚。采用多种方法同时检测可起到互补作用，可提高检出率。

（2）特异性抗原检测：主要是检测血清或体液中的弓形虫循环抗原，常用ELISA，具有较高的特异性，是弓形虫急性感染的可靠指标。

（3）皮肤试验：弓形虫素皮内试验（toxoplasmin test）较为特异，感染后阳性出现较晚，但持续时间久，适用于流行病学调查。

【诊断要点】

如有视网膜脉络膜炎、脑积水、小头畸形、眼球过小或脑钙化，应考虑本病的可能，确诊则必须找到病原体或血清学试验阳性。

【治疗要点】

1. 病原治疗　成人弓形虫感染多呈无症状带虫状态，为自限性，一般无须抗虫治疗。若感染者症状持续或恶化、免疫功能缺陷或孕妇感染以及先天性弓形虫病（包括无症状感染者），应考虑进行抗虫治疗。

目前公认的抗弓形虫药物有乙胺嘧啶、磺胺嘧啶、阿奇霉素、乙酰螺旋霉素、克林霉素等。乙胺嘧啶和磺胺嘧啶联合治疗有协同作用，免疫功能正常的急性感染者疗程1个月，免疫功能低下者应适当延长疗程，伴艾滋病的患者应给予维持量长期服用。因乙胺嘧啶有致畸可能，孕妇在妊娠4个月内可选用乙酰螺旋霉素进行治疗。

2. 支持疗法　可采取加强免疫功能的措施，如给予胸腺肽。对眼弓形虫病和弓形虫脑炎等，可应用肾上腺皮质激素以防止脑水肿。

【预后】

本病的预后取决于感染者的免疫功能状态以及受累的器官。免疫功能低下者感染弓形虫易发生全身播散，致残率及病死率高。单纯淋巴结肿大者预后良好。孕期感染可致流产、死胎或畸胎等。先天性弓形虫病的预后较差，未治疗者病死率约为12%。

【预防】

1. 管理传染源 加强对家畜、家禽及可疑动物的监测与隔离。

2. 切断传播途径 搞好环境卫生，做好水源、粪便及食物管理。注意饮食卫生，不饮生水，生、熟食品用的刀具和菜板不要混用。不吃生肉及不熟的肉、蛋及乳类。不要与健康状况不明的猫、狗及可疑动物接触，避免接触动物的粪便。

3. 保护易感人群 易感人群（如屠宰场及肉类加工人员）要做好个人卫生，定期检测血清抗体。对于艾滋病、恶性肿瘤化疗前及需要长期使用免疫抑制药者，应注意进行弓形虫血清学检测，以降低其发生弓形虫病的风险。孕妇应于妊娠10～12周进行首次血清学检查，阴性者须在妊娠20～22周时复查，如确定孕期感染，应考虑治疗性人工流产。复查阴性者，应于足月时再行第3次检测。对感染孕妇进行治疗可降低新生儿出生时的亚临床感染率。

【主要护理诊断/问题】

1. 体温过高 与弓形虫感染有关。

2. 疼痛：头痛、全身痛 与高热有关。

3. 营养失调：低于机体需要量 与高热、呕吐、吞咽困难或昏迷不能进食有关。

4. 有受伤的危险 与脑实质炎症、脑水肿、高热及脑缺氧等导致患者出现惊厥、意识障碍有关。

5. 潜在并发症：继发细菌感染、癫痫。

【护理措施】

1. 一般护理

（1）休息与活动：急性发作期应卧床休息，以减轻患者的体力消耗。

（2）饮食护理：结合病情，能进食者，给予高热量、富含维生素、营养丰富的流质或半流质饮食，指导患者摄取足够液体，维持水和电解质平衡。

2. 病情观察

（1）生命体征及伴随症状：严密监测患者的生命体征，重点观察体温的变化。注意发热的过程、热型、持续时间、伴随症状。根据病情确定体温测量的间隔时间。了解患者的全身情况、神志、皮肤及黏膜有无红肿。心脏、肺、腹部体征是否有异常。观察有无淋巴结肿大，尤其是颌下和颈后淋巴结。

（2）中枢神经系统病变的表现：注意有无发热、头痛、喷射性呕吐、意识障碍、运动障碍、感觉异常、癫痫、视力障碍、失语、脑膜刺激征及病理反射等中枢神经系统病变的表现，可为阳性。如发现患者两眼呆视，面部肌肉及口角、指（趾）小抽动、惊厥等，及时告知医生，并积极协助处理。

（3）其他：先天性弓形虫病患者多有眼病和听力障碍，应注意观察。及时了解孕妇的相关检查结果。对于妊娠晚期感染孕妇，应注意观察有无早产先兆等。

3. 对症护理

（1）高热：采取有效的降温措施，如使用冰帽、冰袋冷敷头部或大动脉走行处。温度过高时，遵医嘱使用解热药，药物降温时注意不可在短时间内将体温降得过低，以免大汗导致虚脱。应及时更换衣服及床单，避免着凉，并应多饮水。

（2）淋巴结肿痛：在病床上衬垫软物，使患者保持适当的卧姿以减轻疼痛；局部可热敷或使用鱼石脂软膏外敷止痛，切忌挤压；淋巴结化脓后应及时切开引流，破溃后要及时清创，并做好创口护理。

（3）惊厥或抽搐：①如因高热所致，降温后即可止惊。②如因呼吸道分泌物阻塞所致脑细胞缺氧，应及时吸痰、给氧，保持呼吸道通畅，必要时气管切开。③如因脑水肿所致，应立即使用脱水药治疗。可用20%甘露醇按1～2 g/kg静脉滴注或静脉注射（20～30分钟内）。④若因脑实质炎症引起抽搐，可给予镇静药或亚冬眠疗法。

4．用药护理　乙胺嘧啶具有可逆性骨髓抑制作用，磺胺制剂可加重此反应，疗程中应注意监测血象。磺胺嘧啶可引起超敏反应（发热、皮疹、肝炎），要注意观察患者体温及皮疹情况以及肝功能情况。乙胺嘧啶有致畸作用，孕妇不宜服用。

【健康教育】

1．对公众的健康指导　注意个人卫生、饮食卫生。饭菜要彻底加热煮熟，蔬菜在食用前要彻底清洗。加强宣教，做好屠宰场、肉类加工厂及畜牧工作人员的个人防护。做好水、粪等管理工作，防止可能带有弓形虫卵囊的猫粪污染水源、食物和饲料。孕妇做好孕前、孕中检查，及时发现，尽快治疗，避免对胎儿的伤害。

2．对患者及家属的健康指导　向患者及家属讲解本病的发病过程、主要症状、治疗方法、药物不良反应等，使其积极配合治疗。

（薛黎明）

小　结

　　原虫为单细胞真核动物，其生活史多包括结构与活力不同的几个阶段，如溶组织阿米巴包括滋养体和包囊两个阶段，只需要一个宿主；疟原虫则需要在雌性按蚊体内进行有性繁殖，由配子体发育为子孢子，再通过叮咬、吸血而传播给人，先后寄生于肝细胞和红细胞，由子孢子发育为裂殖子、裂殖体、滋养体和配子体；刚地弓形虫发育的全过程包括滋养体、包囊、裂殖体、配子体和卵囊5个不同的形态阶段。其中滋养体是大多数原虫活动、摄食和增殖阶段，通常是致病的主要阶段。当侵入人体的原虫增殖到一定数量后，可因对组织和细胞的直接损害而出现相应的临床表现。此外，原虫诱导机体所产生的超敏反应，原虫的分泌物、排泄物和死亡虫体的分解物等毒性物质均可导致宿主细胞、组织和器官损伤。管理传染源、切断传播途径是预防原虫病的主要措施。疟疾还可通过预防服药保护易感人群。

　　抗虫治疗是原虫病的主要治疗措施。应充分了解药物的适应证、使用方法、疗效及不良反应。密切观察患者的病情变化，并做好症状护理和心理护理。

思考题

一、简述题

1．肠阿米巴病患者的腹泻特点及其发生机制是什么？

2．疟疾患者出现贫血的主要原因有哪些？

3．对弓形虫病患者的健康指导有哪些？

二、案例分析题

某患者，男性，22岁。因"高热2天"于8月20日入院。患者患病前2周曾到海南旅游，2天前开始出现发冷、寒战、发热。今日入院后，再次出现寒战、高热、头痛、全身酸痛，持续2~3小时后开始大量出汗，体温下降。退热后精神佳，可以正常进食。体格检查：轻度脾大。实验室检查：白细胞计数 6.7×10^9/L，红细胞计数 3.2×10^{12}/L，血红蛋白 63 g/L；血涂片找疟原虫阳性。患者有明显的焦虑情绪。

请回答：

（1）该患者发热最可能的原因是什么？

（2）确诊该疾病最简单而迅速的方法是什么？

（3）该患者的主要护理诊断及护理措施有哪些？

蠕虫感染性疾病

导学目标

通过本章内容的学习，学生应能够：

◆ **基本目标**

1. 说出常见蠕虫病的病原体及其生活史。
2. 结合常见蠕虫病的发病机制及病理改变解释其临床表现。
3. 复述常见蠕虫病有诊断价值的实验室检查及治疗要点。
4. 结合常见蠕虫病的流行病学特征制定预防措施。
5. 对常见蠕虫病患者进行全面、系统的健康评估，确定护理诊断及制订护理计划。
6. 具有较强的评判性思维及临床思维能力。

◆ **发展目标**

1. 综合运用基础医学及传染病学相关知识归纳不同蠕虫病的共性规律及各自的典型特征。
2. 分析和发现理论与临床实践中值得探究的问题，并提出切实可行的研究方案。

◆ **思政目标**

1. 具有强烈的社会责任感和使命感，勇于担当，乐于奉献。
2. 具有勤奋刻苦、严谨求实、勇于探索、乐于创新的科学精神。
3. 具有尊重和爱护患者、救死扶伤、护佑生命、慎独利他的专业精神。
4. 具有较强的法律与伦理意识。

蠕虫（helminth）为多细胞无脊椎动物，因其依赖肌肉的收缩进行蠕动状运动而得名。由蠕虫寄生于人体引起的疾病统称为蠕虫病（helminthiasis），包括吸虫病、线虫病和绦虫病等。我国曾是蠕虫病流行比较严重的国家，随着我国社会经济的发展，尤其是农村卫生条件的改善以及疾病防治力度的增强，蠕虫病的流行状况得到了有效控制。2014—2016 年进行的第三次全国人体重点寄生虫病现状调查显示，蠕虫的标化感染率为 3.41%，较第一次（1988—1992年）的 55.27% 和第二次（2001—2004 年）的 21.28% 有了大幅度的下降。但由于我国人口基数较大，因蠕虫感染引起的疾病负担和防控任务仍然不容忽视，尤其是经济欠发达的农村地区。

第一节　吸　虫　病

案例 7-1

某患者，男性，35 岁，江西本地人。因"发热伴腹痛、腹泻 20 余日"于 2018 年 8 月 29 日入院。近 20 余日患者发热，体温最高达 39.6 ℃，伴腹痛、腹泻，每日排大便 3 ～ 5 次，为稀便。体格检查：T 39.2 ℃，P 100 次 / 分，R 22 次 / 分，BP 110/80 mmHg。急性病容，无黄疸，下肢皮肤可见较多荨麻疹，有搔抓痕，腋窝及腹股沟可触及数个黄豆大的淋巴结，腹软，肝肋下 1 cm，剑突下 4 cm，脾未触及，余未见异常。实验室检查：血白细胞计数 15×10^9/L，中性粒细胞 50%，淋巴细胞 20%，嗜酸性粒细胞 30%。

请回答：

1. 该患者可能的病因有哪些？为什么？

2. 为进一步明确诊断，还需要询问哪些信息？补充哪些检查？

一、日本血吸虫病

日本血吸虫病（schistosomiasis japonica）是由日本血吸虫寄生于门静脉系统所引起的寄生虫病。由皮肤接触含尾蚴的疫水而感染，主要病变为虫卵沉积于肝和肠道而引起的肉芽肿。急性期患者有发热、腹泻或脓血便、肝大与压痛、血中嗜酸性粒细胞显著增多。慢性期以肝大、脾大为主。晚期则以门静脉周围纤维病变为主，可发展为肝硬化，伴明显的门静脉高压、巨脾与腹水。

【病原学】

日本血吸虫的成虫雌雄异体。雄虫短粗，呈圆筒状，长 12 ～ 20 mm，口吸盘和腹吸盘发达。雌虫前细后粗，形似线虫，长 12 ～ 28 mm。雌虫常居留于雄虫腹吸盘以下的抱雌沟内，呈合抱状。日本血吸虫寄生于人体的门静脉系统，存活时间一般为 2 ～ 5 年，长者可达 20 年以上。成虫在血管内交配产卵，一条雌虫每日可产卵 1000 个左右。大部分虫卵滞留于宿主肝及肠壁内，部分虫卵从肠壁穿破血管，进入肠腔，随粪便排出体外。虫卵随粪便入水后，在 25 ～ 30 ℃时孵化为毛蚴，毛蚴在水面下作直线运动，钻入中间宿主钉螺，在螺体内发育生长，经母胞蚴和子胞蚴二代发育繁殖，7 ～ 8 周后逸出尾蚴，每日数十条至百余条不等。尾蚴尾部分叉随水漂流，当人、畜接触疫水时，尾蚴很快（约 10 秒）从皮肤或黏膜钻入体内，尾部脱落，变成幼虫，随血液循环经心脏、肺到达肝，约 1 个月在肝门静脉分支内发育为成虫，最后雌雄合抱，逆血流移行至肠系膜静脉内产卵，重复其生活史。

在日本血吸虫生活史中，人是终宿主，钉螺是唯一中间宿主。日本血吸虫在自然界还有广泛的动物贮存宿主，如家畜中的牛、羊、狗、猫、猪，以及各种野生动物（如鼠）等 40 余种。

【流行病学】

1. 传染源　患者是主要传染源。在湖泊和沼泽地区耕牛也是重要的传染源。其他家畜（如羊、猪、狗、猫）被感染后也可传播本病。

2. 传播途径　通过接触传播，造成传播必须具备以下 3 个环节。

（1）虫卵随粪便入水：血吸虫病患者的粪便可通过各种方式污染水源，如在河、湖旁建造厕所、粪船渗漏、用新鲜粪便施肥。

（2）钉螺滋生：钉螺水陆两栖，滋生在土质肥沃、杂草丛生、潮湿的环境中。

（3）人、畜接触疫水：当水中存在感染血吸虫的钉螺时，便成为疫水。人可以通过捕鱼、种田、游泳等各种生产或生活方式接触疫水而导致感染。此外，饮用含尾蚴的生水，尾蚴可经口腔黏膜侵入而导致感染。

3．人群易感性 人对本病普遍易感，感染者以农民、渔民为多，感染后可获得一定的免疫力，但免疫力不持久，故可多次重复感染。

4．流行特征 血吸虫病流行于我国长江流域及其以南地区，主要与地形、地貌、钉螺的生态及流行特点有关。发病季节以夏、秋季多见。

知识链接

血吸虫病的历史与现状

对西汉古尸的研究表明，血吸虫病在我国大约已有2100余年的历史，主要分布于长江流域12个省、自治区、直辖市。我国防治血吸虫病的工作至今已有70余年的历程。1955—1976年，结合农村集体经济发展的特点，我国开展了大规模群众性防治工作，取得了巨大的成就。此后，通过调整血吸虫病防治策略，巩固血吸虫病防治成果，并积极研制和推广吡喹酮，使部分地区逐步消灭了血吸虫病。自20世纪80年代中期开始，政府主导血吸虫病的防治工作，完善各项防治制度，各地政府形成了跨区域的联防联控，有力地推进了我国消灭血吸虫病的进程。在2020年全国血吸虫病疫情通报中，全国共有450个流行县（市、区），其中337个（74.89%）达到血吸虫病消除标准、98个（21.78%）达到传播阻断标准、15个（3.33%）达到传播控制标准。

【发病机制与病理改变】

血吸虫病的病变由尾蚴、幼虫、成虫、虫卵及其代谢产物所引起的一系列免疫反应所致，但以虫卵，尤其是成熟虫卵引起的肉芽肿最为重要，是本病的基本病变。自尾蚴钻入皮肤侵入人体至成虫产卵的每个发育阶段所引起的病理损害各有特点。

1．尾蚴引起的病变 尾蚴侵入皮肤后，可引起局部速发和迟发超敏反应，因毛细血管充血和细胞浸润而致侵入处出现红色丘疹，称为尾蚴性皮炎，持续1～3天消退。

2．幼虫引起的病变 幼虫的体表抗原决定簇在移行过程中逐渐向宿主抗原转化，可逃避宿主免疫而不引起明显的病理损害，在随血流移行至肺时，部分可穿破肺毛细血管，导致肺组织点状出血、充血和白细胞浸润，而引起患者咳嗽、痰中带血等，在感染后1～2周出现，很快消失。

3．成虫引起的病变 成虫表膜具有抗原性，可激发宿主产生相应的抗体，具有一定的保护作用。成虫的分泌物及代谢产物作为循环抗原与相应的抗体形成免疫复合物可引起病变，包括轻微的静脉内膜炎、轻度贫血与嗜酸性粒细胞增多等，但对人体不足以引起重大损害。

4．虫卵引起的病变 虫卵内毛蚴的头腺分泌可溶性虫卵抗原，通过卵壳缓慢释放，使T淋巴细胞致敏，当致敏的T淋巴细胞再遇到这些抗原时，释放出各种淋巴因子，因而吸引大量的嗜酸性粒细胞、巨噬细胞等到虫卵周围，形成以虫卵为中心的肉芽肿，又称为虫卵结节。随着虫卵内毛蚴的衰老、死亡及钙化等变化，形成慢性虫卵结节。晚期结节内纤维化加剧，最后被纤维瘢痕组织所取代。由于肝广泛纤维化，引起门静脉高压和脾功能亢进。

日本血吸虫主要寄生在肠系膜静脉和直肠静脉内，虫卵主要沉积在结肠和肝。①结肠病变：主要在直肠、乙状结肠与降结肠。急性期有黏膜炎症、充血、水肿，黏膜下层有黄褐色的虫卵结节，破溃后形成溃疡。慢性期纤维组织增生，肠壁增厚，可引起肠息肉和结肠狭窄。肠系膜增厚、缩短，淋巴结肿大，与网膜缠结成团，可发生肠梗阻。虫卵沉积于阑尾，易诱发阑尾炎。②肝病变：急性期肝大，表面可见粟粒状黄色虫卵结节。晚期由于门静脉分支的虫卵结节形成纤维组织，呈典型的血吸虫干线型纤维化，继而引起门静脉高压和巨脾，脾功能亢进。虫卵或成虫还可寄生于门静脉系统以外的器官，引起异位损害，以肺、脑较多见，主要表现为虫卵肉芽肿及周围炎症浸润。

【临床表现】

从尾蚴侵入至出现临床症状的潜伏期长短不一，一般为 30 ～ 60 天，平均 40 天。根据感染的时间、程度、机体的免疫状态、治疗是否及时等，临床表现不同，可分为以下 4 种类型。

1. 急性血吸虫病 在接触疫水后数小时至 2 ～ 3 日出现尾蚴性皮炎，即尾蚴侵入处皮肤可出现有痒感的红色点状丘疹，2 ～ 3 日自行消退。从尾蚴侵入至出现临床症状的潜伏期长短不一，以 1 个月左右为最常见。起病急骤，可出现以下全身症状。

（1）发热：患者均有发热，热度高低、期限与感染程度呈正比。体温一般在 38 ～ 40 ℃，热型以间歇热最常见，一般无明显毒血症症状。发热期大多数为 1 个月左右，重型患者发热期可长达数月，并伴有严重贫血、消瘦、水肿等。

（2）消化道症状：患者可有食欲减退、腹痛、腹泻，大便每日 3 ～ 5 次，粪便为稀水便，少数患者可有脓血便。重型患者腹部有压痛与柔韧感，也可有腹水形成。

（3）过敏反应：荨麻疹较常见，此外可出现血管神经性水肿、全身淋巴结轻度肿大等。血中嗜酸性粒细胞显著增多，具有重要的诊断参考价值。

（4）肝大及脾大：90% 以上患者肝大，伴有不同程度的压痛，尤以肝左叶更显著，肝功能损害不明显，半数以上患者可有轻度脾大。

急性血吸虫病病程一般不超过 6 个月，经治疗迅速痊愈。如不治疗，则可发展成慢性甚至晚期血吸虫病。

2. 慢性血吸虫病 流行区居民由于少量多次重复感染后形成。大部分患者无症状，仅在粪便普查或因其他疾病就诊时被发现。一部分患者表现为腹痛、腹泻，每日排 2 ～ 3 次稀便，粪便偶尔带血，重者可有脓血便，伴里急后重，极类似慢性细菌性痢疾。此外，还可有体力下降及消瘦等。常有肝大、脾大，肝大以左叶为著。

3. 晚期血吸虫病 由于反复感染，肝受损较重，又因未经治疗或治疗不彻底而进入晚期。主要表现为血吸虫性肝硬化及门静脉高压。根据主要临床表现，可分为下列 4 种临床类型，同一患者可有 2 ～ 3 个型的主要表现。

（1）巨脾型：最为常见，占晚期血吸虫病的绝大多数。脾大可超过脐水平线或腹中线，常有脾功能亢进表现。

（2）腹水型：腹水是晚期血吸虫病肝功能失代偿的表现。腹水程度轻重不等，病程长短不一，常反复发作。患者可因并发上消化道出血、肝性脑病或感染而死亡。

（3）结肠肉芽肿型：以结肠病变为突出表现，较易癌变。患者经常出现腹痛、腹泻、便秘，或腹泻与便秘交替出现，左下腹可触及肿块，有压痛。纤维结肠镜检查可见黏膜苍白、增厚、充血、水肿、溃疡或息肉、肠狭窄。

（4）侏儒型：自幼反复感染引起体内各内分泌腺出现不同程度的萎缩，功能减退，以性腺功能不全最常见，引起发育障碍。表现为身材矮小，第二性征缺如，但智力发育正常。本型目前已少见。

4. 异位血吸虫病 门静脉系统以外的器官或组织的血吸虫虫卵肉芽肿称为异位血吸虫病，可见于肺、脑、胃、胆囊、肾等处，以肺和脑型血吸虫病为常见。

（1）肺型血吸虫病：多见于初次感染的急性期患者，为虫卵沉积引起的肺间质性病变。

呼吸道症状多轻微，表现为轻度咳嗽与胸部隐痛、痰少，咯血罕见。肺部体征可不明显，有时可闻及干、湿啰音。重症患者肺部有广泛病变时，肺部 X 线检查可见肺部有弥漫云雾状、点片状、粟粒样浸润阴影，边缘模糊，多位于中下肺。肺部病变经病原治疗 3 ～ 6 个月后可逐渐吸收、消失。

（2）脑型血吸虫病：分为急性和慢性两型，均以青壮年患者多见。急性型发生在感染早期，临床表现酷似脑膜脑炎，常与肺部病变同时发生，出现意识障碍、脑膜刺激征、瘫痪、抽搐、腱反射亢进和锥体束征，脑脊液检查时嗜酸性粒细胞、蛋白质可升高。慢性型多发生于感染后半年以上，主要表现为癫痫发作，以局限性癫痫多见。颅脑 CT 检查可见顶叶或枕叶单侧多发性高密度结节阴影，周围伴广泛脑水肿，病原治疗后多数可以治愈。

【并发症】

血吸虫病的并发症多见于晚期患者。

1. 肝硬化并发症　以肝硬化所致食管及胃底静脉曲张而引起大出血最为常见，也可发生肝性脑病。

2. 肠道并发症　以急性阑尾炎最常见，系虫卵沉积于阑尾所致。由于结肠病变引起肠腔狭窄，可引发肠梗阻。此外，结肠的慢性炎症可诱发结肠癌。

【实验室及其他检查】

1. 血常规　急性期白细胞计数增加，嗜酸性粒细胞比例显著增加，可达 20%～40%。慢性期嗜酸性粒细胞仍有轻度或中度增加。晚期则因脾功能亢进，白细胞和血小板减少，并有不同程度的贫血。

2. 粪便检查　一般采用粪便沉淀后毛蚴孵化法，每日送检 1 次，连续 3 日。从粪便中检出虫卵和孵出毛蚴是确诊血吸虫病的直接依据。

3. 直肠黏膜活体组织检查　采用直肠镜检查，自病变处取米粒大小的肠黏膜置于两玻片之间，在显微镜下检查虫卵，此法阳性率高。

4. 肝功能检查　急性期患者血清球蛋白增高，ALT 轻度增高。晚期患者由于肝硬化，血清清蛋白减少，可有清蛋白与球蛋白比例倒置。

5. 免疫学检查

（1）特异性抗体检测：可采用环卵沉淀试验、间接血凝试验、酶联免疫吸附试验等，测定体内特异性抗体，可作为诊断及考核疗效的依据。

（2）血清循环抗原检测：其结果阳性提示有活动性感染，对早期诊断有重要价值。

（3）皮内试验：以血吸虫成虫或虫卵作抗原进行皮内试验，阳性率达 98%～100%，可作为临床初筛检查及流行病学调查手段。

6. 影像学检查　作 B 型超声或 CT 检查，可判断肝纤维化程度。

【诊断要点】

1. 流行病学资料　在流行区与疫水接触史有参考价值。

2. 临床表现　急性血吸虫病主要临床表现为发热、荨麻疹、肝大、血中嗜酸性粒细胞显著增多。慢性血吸虫病主要临床表现有腹痛、腹泻或脓血便、肝大、脾大等。晚期血吸虫病临床表现有巨脾、腹水、侏儒症等。

3. 实验室及其他检查　血吸虫病的诊断主要依赖实验室检查。粪便检出虫卵及沉孵法孵出毛蚴可确诊。免疫学检测血清特异性抗体阳性，或检测循环抗原阳性有重要的诊断价值。

【治疗要点】

1. 病原治疗　吡喹酮对血吸虫有很强的杀灭作用，它具有疗效好、毒性低、疗程短、使用方便等优点，是治疗血吸虫病的首选药物。

（1）急性血吸虫病：吡喹酮成人总剂量为 120 mg/kg，体重超过 60 kg 者仍按 60 kg 计算。

分 4 ~ 6 日服用，每日剂量可 2 ~ 3 次分服。要求 2 日内服完总剂量的 50%。

（2）慢性血吸虫病：吡喹酮成人总剂量为 60 mg/kg，分 2 日服用，每日剂量可 2 ~ 3 次分服。

（3）晚期血吸虫病：应适当减少总剂量，延长疗程，以免引起中毒反应。

2. 对症治疗　急性血吸虫病患者高热、中毒症状严重，应给予降温、补液、保证水和电解质平衡。晚期血吸虫病巨脾型者，可行手术治疗。对于上消化道出血、腹水、肝性脑病患者，可给予相应的治疗。对于侏儒症患者，可短期、间歇、小剂量给予性激素和甲状腺素制剂。

【预后】

本病的预后与感染程度、病程长短、年龄、有无并发症、异位损害及治疗是否及时和彻底相关。急性患者经及时、有效的病原治疗后多可痊愈。慢性早期患者接受病原治疗后绝大多数患者症状消失，病情好转，粪便及血清学检查转阴，并可长期保持健康状态。晚期患者虽经病原治疗，但病情已发展至肝硬化，预后较差。

【预防】

1. 管理传染源　在流行区每年对患者及病牛进行普查、普治，如发现阳性，应及时进行药物治疗。

2. 切断传播途径　灭螺是预防措施中的关键。防止人、畜粪便污染水源，粪便应进行无害化处理。保护水源，改善用水方式。

3. 保护易感人群　尽量避免接触疫水，尤其要严禁儿童在疫水中游泳、洗澡、捕捉鱼虾等，也不要在早晨和雨后赤足在河边草地上行走，防止接触含有尾蚴的露珠或水滴。必须接触疫水时，应采取个人防护措施，如涂擦防护剂或用药物浸渍衣裤，防止尾蚴进入皮肤，避免感染血吸虫病。

对重疫区特定人员，如防洪、抢险人员，可进行预防性服药，能有效地预防血吸虫感染，可在接触疫水后 7 天按 6 mg/kg 的剂量顿服青蒿琥酯，以后每 7 日 1 次，连服 8 ~ 15 次。或者接触疫水后 15 天按 6 mg/kg 的剂量顿服蒿甲醚，以后每 15 日 1 次，连服 4 ~ 10 次。对于耕牛，每年春、秋季按 30 mg/kg 的剂量各给予一次吡喹酮进行预防。

科研小提示

通过建立统计学模型对血吸虫的病例数进行预测分析，可为该病的防治提供数据支撑。

【主要护理诊断/问题】

急性血吸虫病

1. 体温过高　与血吸虫感染有关。

2. 腹泻　与虫卵在肠道沉积引起急性结肠炎有关。

3. 营养失调：低于机体需要量　与发热所致的消耗增加以及腹泻所致的消化及吸收障碍有关。

4. 急性疼痛　与虫卵在肠道沉积引起急性结肠炎有关。

5. 皮肤完整性受损　与血吸虫尾蚴进入皮肤时造成皮肤损害或虫卵引起的免疫反应有关。

慢性及晚期血吸虫病

1. 体液过多　与血吸虫性肝硬化有关。

2. 营养失调：低于机体需要量　与结肠、肝病变所致的营养吸收及合成障碍有关。

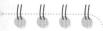

3. 活动无耐力 与慢性腹泻、肝病变有关。

4. 潜在并发症：上消化道出血、肝性脑病、感染。

【护理措施】

急性血吸虫病及晚期血吸虫病患者建议住院治疗，慢性血吸虫病患者如果出现临床症状，也建议住院治疗。慢性血吸虫病患者如无症状，可居家治疗，坚持服药，注意休息，定期复查。对于住院患者的护理措施如下。

1. 一般护理

（1）休息：急性血吸虫病及晚期血吸虫病肝硬化伴有腹水患者均需卧床休息，伴消化道出血者应绝对卧床休息。慢性期患者可适当活动，但应避免过度劳累。

（2）饮食：对于急性血吸虫病患者，应给予高热量、高蛋白、富含维生素饮食。有腹泻者，饮食要求同痢疾患者。对于晚期血吸虫病肝硬化有腹水者，应给予低盐饮食，如发生肝性脑病，暂停蛋白质饮食。

2. 病情观察 对于急性血吸虫病患者，应观察其体温变化，每日腹泻次数、粪便性状、皮疹形态、部位，肝、脾的大小等。对于晚期血吸虫病患者，应注意观察肝硬化肝功能失代偿的表现，出现腹水者，应测量腹围、体重，观察下肢水肿情况。注意有无上消化道出血、肝性脑病及感染等并发症表现。

3. 对症护理

（1）急性血吸虫病：主要是针对发热、腹泻、腹痛及皮疹的护理。

1）发热：参阅第一章第八节。

2）腹泻：参阅第三章第二节。

3）腹痛：观察腹痛的部位、性质、程度、缓解或加重因素，并及时识别发生弥漫性腹膜炎的征象。遵医嘱给予镇痛药，并注意观察止痛效果。

4）皮疹：对于皮肤有过敏反应，反复出现皮疹者，可按医嘱给予抗组胺药口服，局部涂止痒药。

（2）晚期血吸虫病：对于肝硬化伴有腹水、食管静脉曲张，并发上消化道出血或并发肝性脑病者，给予相应的护理。

4. 用药护理 吡喹酮毒性小，个别患者服用后有头晕、头痛、轻度腹痛、恶心等，于服药后 0.5 ~ 1 小时出现，无须处理，数小时内便可消失。但晚期血吸虫病患者如服药剂量偏大或过量，也可引起严重的心律失常。护士应指导患者按时、按量坚持服药，并观察可能出现的不良反应。

5. 辅助检查的配合 协助医生进行特殊检查，如直肠镜取肠黏膜作压片检查，检查前应向患者讲述检查的目的、过程及注意事项，术后观察有无出血表现。

【健康教育】

1. 对公众的健康指导 对血吸虫病流行区群众进行预防教育，讲解血吸虫病感染过程、对人体的危害及预防措施，如宣传普查、普治的意义，重点是消灭钉螺，避免接触疫水，做好个人防护。

2. 对患者及家属的健康指导 讲述疾病知识及预后，确立诊断后鼓励其积极治疗。对晚期血吸虫病患者，应指导和帮助患者及家属掌握肝硬化的有关知识，按医嘱进行治疗，提高自我护理能力，预防和减少肝硬化并发症的反复发作。

二、肺吸虫病

肺吸虫病（lung fluke disease）又称并殖吸虫病（paragonimiasis），是由并殖吸虫寄生于人体所引起的自然疫源性寄生虫病。临床表现主要有咳嗽、胸痛、咳铁锈色痰及皮下结节等。

【病原学】

目前世界上报道的并殖吸虫超过 50 种，在我国致病的主要有两种，即卫氏并殖吸虫和斯氏并殖吸虫，二者的生活史和形态基本相同。并殖吸虫成虫雌雄同体。卫氏并殖吸虫虫体肥厚，呈卵圆形，红褐色，有口、腹吸盘各一个。虫卵呈金黄色，椭圆形。斯氏并殖吸虫虫体呈长条形，两端较尖。

卫氏并殖吸虫成虫通常寄生在人或动物肺部，虫卵随终宿主的痰排出或被吞下后随粪便排出，入水后在适宜温度下约需 3 周发育成熟，孵出毛蚴，毛蚴钻入第一中间宿主淡水螺体内，经胞蚴、雷蚴的发育增殖，2～3 个月形成尾蚴。尾蚴从螺体内逸出，再侵入第二中间宿主溪蟹或喇蛄体内形成囊蚴，人或动物因食用含有活囊蚴的溪蟹或喇蛄而感染。囊蚴在小肠经过消化液作用，幼虫脱囊而出，穿过肠壁进入腹腔，在移行过程中虫体逐渐发育成为幼虫。大部分幼虫再穿过横膈，经过胸腔而进入肺，发育为成虫产卵。幼虫还可侵入其他器官（如脑），引起异位寄生。自囊蚴进入人体至肺部成虫产卵需 2～3 个月。卫氏并殖吸虫成虫主要寄生于终宿主的肺组织，以宿主的血液及组织液为食物，能存活 6～20 年。斯氏并殖吸虫不能适应人体内环境，在人体内不能发育成熟及产卵，囊蚴进入人体后，只能以幼虫形式在人体内移行，以形成游走性皮下结节与渗出性胸膜炎为主要表现。

【流行病学】

1. 传染源　卫氏并殖吸虫的主要传染源是患者，患者可通过痰、粪便将虫卵排入水中。斯氏并殖吸虫在人体内不能成熟产卵，故患者不是主要传染源，而猫、狗等是主要的传染源。

2. 传播途径　人因生食、半生食或醉食（加酒）含囊蚴的溪蟹和喇蛄或饮用含囊蚴的水而感染。

3. 人群易感性　人对本病普遍易感，国内报道发病以儿童与青少年多见，尤其多见于学龄儿童。

4. 流行特征　本病流行于世界各地，主要流行于中国、朝鲜、日本、泰国等亚洲国家。国内约有 24 个省、自治区、直辖市有病例报道，浙江和东北三省以卫氏并殖吸虫病为主，四川、云南、广西等以斯氏并殖吸虫病为主。

【发病机制】

成虫与幼虫主要依赖其收缩运动及其腺体所分泌的产物破坏人体组织。

1. 幼虫所致病变　囊蚴被人食入后，在小肠内幼虫破囊而出，并可穿透肠壁进入腹腔，在腹腔内移行，损害腹腔内组织和器官，产生广泛的腹腔炎症和粘连，多数幼虫又可穿过膈到达胸腔而引起胸腔炎症。幼虫在移行的过程中逐渐生长发育为成虫，最后进入肺形成囊肿。

2. 成虫所致病变　成虫常固定在一定的部位，但也可游走移动，波及较多脏器，如可达皮下形成皮下结节。较为严重的是虫体从纵隔上移，沿颈内动脉上升，经破裂孔进入颅腔，侵入脑组织。但斯氏并殖吸虫的颅内损害为幼虫侵入所致。虫体的代谢产物及其产生的异性蛋白可使人体发生过敏反应。

3. 虫卵所致病变　虫卵对人体组织仅有机械性或异物刺激作用，引起周围结缔组织增生和炎症反应。

【临床表现】

本病潜伏期多为 3～6 个月。根据患者的发病情况，可分为急性肺吸虫病与慢性肺吸虫病。

1. 急性肺吸虫病　起病急，全身症状明显，病初表现为食欲减退、腹痛、腹泻、稀便或黏液脓血便、低热，部分患者可为弛张热，伴畏寒，皮肤出现荨麻疹。之后出现胸痛、胸闷、气短、咳嗽等症状。

2. 慢性肺吸虫病　卫氏并殖吸虫病患者主要表现为咳嗽、胸痛、咯血等呼吸道症状，侵犯脑、脊髓、肝及皮下时可出现相应器官损害的表现。斯氏并殖吸虫病患者以游走性皮下结节

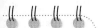

为主要表现，当侵犯肝、心包、眼时，也可出现相应的症状。

根据被侵犯的主要器官的不同，可分为以下几种临床类型。

（1）胸肺型：最常见，主要由卫氏并殖吸虫感染所致，引起的症状有咳嗽、咳痰和咯血。先为干咳，随病程进展痰量渐增多，并带有血液，每日痰量 50 ～ 100 ml。以后转为铁锈色，可持续数年。伴肺组织坏死时，则为烂桃样血痰，为本病最典型的症状。血痰中可找到虫卵。有时可有大量咯血，咯血量达数百毫升。部分患者尚有胸痛，并出现胸腔积液，积液量一般不多，常呈草黄色或血性。斯氏并殖吸虫病以胸腔积液多见，仅少数患者偶见痰中带血丝，无铁锈色痰，痰中找不到虫卵。

（2）腹型：约占 1/3。表现为腹痛、腹泻、恶心、呕吐及血便等。腹痛以下腹部多见，轻重不一，轻者仅感腹部不适，重者似急腹症，但腹肌紧张并不显著，偶可扪及结节或肿块。当囊肿向肠腔穿破时，可排出棕褐色黏稠脓血便，其中可找到虫卵。斯氏并殖吸虫常侵犯肝，致肝大及肝功能异常，严重者可发生肝坏死。

（3）皮肤型：主要为皮下结节或包块，可在胸部、腹部、腰背部及四肢的皮下深层肌肉内扪及，直径 1 ～ 6 cm，皮肤表面正常，触之有痒感或疼痛感。卫氏并殖吸虫病皮肤型约占 10%，一般不游走。斯氏并殖吸虫病皮肤型占 50% ～ 80%，具有游走性。皮下结节或包块内可发现虫体或虫卵。

（4）脑脊髓型：多见于儿童卫氏并殖吸虫病。脑型可出现颅内压增高的症状，如头痛、呕吐、视物模糊。也可出现脑组织破坏性症状，如瘫痪、失语、偏盲。脊髓型可有下肢麻木或刺痛，或肢体瘫痪、大小便失禁。

（5）亚临床型：即隐性感染者，皮试及血清免疫学试验阳性，但无任何症状或器官损害表现。

（6）其他类型：肺并殖吸虫还可侵犯心包、眼、肾、膀胱等，引起相应的临床表现。

【实验室及其他检查】

1．血常规及脑脊液检查

（1）血常规检查：急性肺吸虫病患者白细胞计数增加，嗜酸性粒细胞比例明显增加，可达 30% ～ 40%，红细胞沉降率明显加快。慢性肺吸虫病患者白细胞计数及嗜酸性粒细胞比例可正常。

（2）脑脊液检查：脑脊髓型患者的脑脊液中白细胞计数增加，并可见嗜酸性粒细胞，蛋白轻度增加，偶可找到虫卵。

2．虫卵检查　自痰液、粪便、胸腔积液或腹水中检查虫卵，如查到虫卵，可确诊。

3．免疫学检查　皮内试验阳性率可达 95%，对诊断帮助很大，但与血吸虫病、华支睾吸虫病有交叉反应。酶联免疫吸附试验（ELISA）等血清免疫学试验敏感性高、特异性强，对临床诊断有重要意义。

4．活体组织检查　皮下结节或包块病理检查可见到虫卵、成虫或嗜酸性肉芽肿。

5．X线检查　卫氏并殖吸虫病患者肺部 X 线检查可见炎性浸润及囊肿阴影等，有重要的诊断价值。

【诊断要点】

1．流行病学资料　居住或到过流行区，吃过生的或未煮熟的溪蟹、喇蛄，或有饮疫水史者，均有感染本病的可能。

2．临床表现　长期咳嗽、胸痛、咳铁锈色痰或伴胸腔积液，腹痛、腹泻，游走性皮下结节或包块，均应考虑本病。如有头痛、癫痫或瘫痪，应考虑脑型肺吸虫病的可能。

3．实验室及其他检查　痰液、粪便及各种体液，或对结节、包块做活体组织检查找到虫卵、成虫可确定诊断。免疫学检查（如皮内试验、血清学检查）有辅助诊断价值。

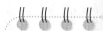

【治疗要点】

1. 病原治疗 吡喹酮对卫氏并殖吸虫病及斯氏并殖吸虫病均具有良好疗效,并有不良反应轻、疗程短、服用方便等优点,是目前治疗肺吸虫病的首选药物。剂量为 75 mg/(kg·d),分 3 次口服,连服 2 ~ 3 日。脑型患者宜治疗 2 个疗程。三氯苯哒唑作为一种新的苯并咪唑类衍生物,对并殖吸虫有明显的杀灭作用,剂量为 5 mg/(kg·d),疗程 3 天。疗效与吡喹酮类似,且不良反应轻微。也可用硫氯酚,成人剂量为每日 3 g,儿童剂量为 50 mg/(kg·d),分 3 次口服,连续使用 10 ~ 15 天或间日服用,20 ~ 30 天为 1 个疗程。脑脊髓型需要治疗 2 ~ 3 个疗程。

2. 对症治疗 咳嗽、咯血者应镇咳、止血。对于颅内压增高者,应给予脱水治疗。

3. 手术治疗 有明显的肠粘连、肠梗阻,或脑脊髓型的压迫症状,经病原治疗及对症治疗不能奏效者,可考虑手术治疗。

【预后】

本病的预后取决于致病虫种、感染程度及病变部位。一般病例预后较好,脑型可致残或致死。斯氏并殖吸虫病侵犯脑组织较卫氏并殖吸虫病轻,较易恢复,后遗症少,预后较好。

【预防】

1. 管理传染源 彻底治疗患者及病畜,调查及管理动物传染源。

2. 切断传播途径 不生食或半生食溪蟹、喇蛄,不饮生水,厨房用具要生熟分开,是控制本病流行的最有效措施。勿随地吐痰与排便,防止痰、粪便污染水源,设法杀灭中间宿主也有利于切断传播途径。

【主要护理诊断/问题】

1. 清理呼吸道无效 与呼吸道分泌物增多有关。

2. 潜在并发症: 窒息。

3. 腹泻 与并殖吸虫侵犯肠道有关。

【护理措施】

1. 一般护理

(1) 休息与活动:急性患者卧床休息。慢性患者可适当活动,避免劳累。

(2) 饮食:给予高热量、高蛋白、富含维生素、易消化的饮食。

2. 病情观察 注意观察咳嗽的严重程度、痰色、痰量。如有咯血,应注意观察有无窒息表现,记录咯血量;观察腹痛的部位、性质,腹泻的次数、量,粪便性状;神经系统症状,如颅内压增高表现。

3. 对症护理

(1) 咳嗽、咳痰:做好祛痰工作,使痰液及肺坏死组织排出体外,如可采用翻身、拍背及雾化吸入方法将痰稀释,助痰排出;给予充足水分,以保证呼吸道黏膜湿润,有利于排痰,并保证环境湿度适宜。

(2) 咯血:小量咯血时,应嘱患者安静休息,避免情绪紧张,必要时给予小剂量镇静药或镇咳药,咯血常可自行停止。咯血量较多时,患者应采取患侧卧位,轻轻将气管内积血咯出,并按医嘱给予静脉滴入垂体后叶素,以收缩小动脉和毛细血管,使肺血流量减少,促进止血。还应密切观察病情变化,防止窒息。咯血窒息是患者死亡的主要原因,需给予紧急处理,措施为:①保持呼吸道通畅,立即取头低足高 45° 的俯卧位,轻拍背部,迅速排出气道和口咽部的血块,也可用器械吸引;②高浓度氧气吸入;③必要时使用呼吸兴奋药。

(3) 腹泻:见第三章第二节细菌性痢疾的护理。

(4) 神经系统症状:对于有颅内压增高表现者,进行脱水治疗,予以相应护理。

4. 用药护理 护士应向患者说明治疗药物的名称、剂量、疗程及可能出现的不良反应等。

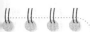

吡喹酮和三氯苯哒唑的不良反应轻微。在服用硫氯酚治疗的过程中，可因大量虫体被杀死后释放出大量异体蛋白而出现郝氏反应，患者表现为呼吸急促、烦躁不安、发绀、喉头水肿、血压下降等，应立即停用，并遵医嘱给予肾上腺皮质激素等对症治疗。

【健康教育】

1. 对公众的健康指导 广泛宣传肺吸虫病的感染来源及预防措施，提高人民群众对本病的认识，改变其不良的饮食习惯，尤其应加强对儿童的教育，不生食或半生食蟹、蝲蛄，不饮生水。教育群众不随地吐痰及排便，防止感染者痰及粪便污染水源。

2. 对患者及家属的健康指导 讲述本病的疾病知识，特别是咯血窒息的预防，并告知患者及家属治疗药物、疗程及预后等。本病预后与患者所患虫种、寄生部位及感染程度有关，一般患者预后较好，但脑型及脊髓型预后较差，可致残。

三、华支睾吸虫病

华支睾吸虫病（clonorchiasis sinensis）是由华支睾吸虫寄生于人体肝内胆管引起的寄生虫病，也称肝吸虫病。人因进食未煮熟的带囊蚴的淡水鱼、虾而被感染。临床表现主要有肝大、上腹隐痛、疲乏及精神不振等。严重感染可导致胆管炎、胆囊炎、胆石症及肝硬化。

【病原学】

华支睾吸虫成虫雌雄同体，虫体扁平，形似葵花子仁，呈褐红色，有吸盘。虫卵是人体寄生虫卵中最小的一种，略似电灯泡形，卵壳呈黄色，卵内有一成熟的毛蚴。

成虫主要寄生于肝内中、小胆管，产卵后虫卵随胆汁进入肠道，随粪便排出体外。含有虫卵的粪便在池塘或溪沟中被淡水螺（第一中间宿主）所吞食，虫卵在螺体内孵化为毛蚴，经胞蚴和雷蚴阶段发育成尾蚴，然后逸出螺体，侵入淡水鱼或虾（第二中间宿主）体内形成囊蚴。当人和猫、狗等哺乳动物进食含有囊蚴而未经煮熟的鱼或虾后，囊蚴外壳被胃酸及胰蛋白酶溶化，在十二指肠内幼虫脱囊逸出，经胆道进入肝，在肝内胆管中寄生，发育为成虫并产卵。从感染囊蚴至成虫成熟排卵约需1个月。成虫寿命可达20～30年。

【流行病学】

1. 传染源 已感染华支睾吸虫的人和哺乳动物（猫、狗）为主要传染源。

2. 传播途径 由于进食未经煮熟含有华支睾吸虫囊蚴的淡水鱼或虾而感染。用切生鱼肉的刀及案板切熟食、饮用被囊蚴污染的生水也可被感染。

3. 人群易感性 人群普遍易感，并可重复感染。各地感染率的高低与生活习惯、饮食嗜好有密切关系。

4. 流行特征 华支睾吸虫病主要分布于东亚和东南亚，约85%的病例在中国，主要集中在华南和东北两大片区，如广东、广西、黑龙江、吉林。

【发病机制与病理改变】

本病发病与否及病变程度取决于感染的轻重和病程的长短。当胆管内有大量成虫寄生，且持续时间较长时，因成虫的机械刺激及代谢产物的作用，使胆管上皮细胞脱落，继而呈腺瘤样增生，胆管壁增厚，胆管周围淋巴细胞浸润和纤维组织增生。由于胆管上皮增生、管腔变窄和虫体阻塞胆管，可引起胆汁淤滞，胆管呈圆柱状或囊状扩张。胆管阻塞可继发细菌性胆管炎、胆囊炎。虫卵、死亡的虫体、脱落的胆管上皮、炎性渗出物、细菌等可构成结石的核心，形成胆石症。肝细胞可呈继发性营养不良、脂肪变性及萎缩，由于肝细胞损害和纤维化而形成肝硬化。部分肝细胞肝癌、胆管上皮癌可能与华支睾吸虫感染有一定的关系。

【临床表现】

本病潜伏期为1～2个月。

1. 急性华支睾吸虫病 有寒战、高热、肝区隐痛、食欲减退、厌油腻食物、轻度腹泻等症状。可有轻度黄疸、肝大、胆囊区压痛体征。

2. 慢性华支睾吸虫病 感染轻者多无症状，仅在粪便检查时发现虫卵。感染较重者有肝区隐痛、食欲减退、乏力、腹泻、腹胀及恶心等，并可有头晕、失眠、疲乏、精神不振、心悸、记忆力减退等神经衰弱的症状。体征：有肝大（尤以左叶明显），少数出现脾大。偶可因大量成虫堵塞胆总管而出现胆绞痛及阻塞性黄疸。

慢性反复感染的严重病例可有肝硬化及门静脉高压表现。严重感染的儿童可出现营养不良和生长发育障碍，甚至引起侏儒症。

【并发症】

本病并发症以急性或慢性胆囊炎、胆管炎和胆石症最常见。也可因成虫长期阻塞胆管而导致胆汁性肝硬化。

【实验室及其他检查】

1. 血常规及肝功能检查

（1）血常规检查：血中白细胞计数及嗜酸性粒细胞比例增多。

（2）肝功能检查：肝功能可轻度受损，多为轻到中度转移酶升高，黄疸少见。在重度感染者及有肝、胆并发症时，碱性磷酸酶及胆红素等可升高。

2. 虫卵检查 粪便直接涂片找虫卵阳性率较低，用浓缩法检查阳性率较高，并可作虫卵计数，以了解感染程度及治疗效果。从十二指肠引流液中检出虫卵的机会较大。查出华支睾吸虫虫卵即可确诊。

3. 免疫学检查 检测血清中特异性抗体，可协助诊断。

4. 影像学检查 B 型超声、CT 检查可发现胆道系统改变。

【诊断要点】

1. 流行病学资料 有进食未煮熟的淡水鱼或虾的病史。

2. 临床表现 有消化道症状及以肝大（以左叶肿大明显）为主的表现，或伴有神经衰弱症状、胆道系统症状时，应考虑本病的可能。

3. 实验室检查 粪便或胆汁中查到虫卵即可确诊。

【治疗要点】

1. 对症支持治疗 重度感染伴营养不良者，应先予以支持疗法，如加强营养、纠正贫血，待全身情况改善后再行驱虫治疗。

2. 病原治疗 吡喹酮为治疗本病的首选药物，用法为每次 25 mg/kg，每日 3 次，连服 2 日。3 个月后能达到较高的虫卵阴转率（97%）。也可用阿苯达唑（肠虫清）。

3. 并发症治疗 当并发胆囊炎、胆管炎、胆石症时，除驱虫外，应加用抗菌药物，必要时手术治疗。

【预后】

本病轻症患者经驱虫治疗后预后良好。重度感染和病程较长的重症患者，当出现肝硬化、腹水时，治疗比较困难，但经病原治疗后，一般情况和肝病变可好转。

【预防】

1. 管理传染源 对疾病流行地区居民进行普查、普治，如粪便虫卵阳性，可进行驱虫治疗。加强对动物传染源的管理，对猫、狗等家畜不喂食生鱼和生虾，有条件者可进行驱虫治疗。

2. 切断传播途径 不吃未经煮熟的鱼和虾是最有效的措施。妥善处理粪便，防止粪便污染水源。

【主要护理诊断 / 问题】

1. 营养失调：低于机体需要量 与华支睾吸虫感染引起的消化及吸收功能紊乱等有关。

2. 活动无耐力 与肝脏损害及营养不良有关。

3．体温过高　与华支睾吸虫感染有关。

【护理措施】

1．一般护理

（1）休息：感染轻者（如感乏力者）可适当休息。中、重度感染者应卧床休息。

（2）饮食：给予低脂流质或半流质饮食。营养不良者应加强营养，纠正贫血，予以高热量、高蛋白、富含维生素饮食。肝硬化伴腹水者应低盐饮食。

2．病情观察　观察体温、皮肤及黏膜颜色、营养状况、腹痛及腹泻情况，有无门静脉高压的表现。

3．对症护理　对发热、腹痛、腹泻者做好相应的护理。对因并发症需要手术治疗者，护士应协助医生做好术前准备。

4．用药护理　护士应向患者及家属说明药物的名称、剂量、疗程及不良反应等。

【健康教育】

1．对公众的健康指导　进行感染来源及预防措施教育，重点是教育群众不吃未经煮熟的鱼、虾，以防感染本病。疾病流行区居民应接受普查、普治。对猫、狗等家畜，也不应喂食生鱼、生虾。

2．对患者及家属的健康指导　发现感染本病后，应及早进行治疗，向患者及家属说明治疗方案及药物的不良反应。轻症患者及并发胆道疾患的患者经治疗后预后良好。

（林可可）

随堂测 7-1

第二节　线虫病

线虫属于线虫动物门，是动物界中数量最多者之一，绝大部分自由生活于土壤、淡水和海水环境中，只有少部分寄生于人体并致病。线虫病流行于热带和温带地区，与卫生条件及人口密度有关。随着社会经济的发展，农村卫生厕所、耕作和生活环境条件有了很大的改善，线虫的感染率大幅度下降。线虫病包括钩虫病、蛔虫病、蛲虫病、鞭虫病及旋毛虫病等，本节仅介绍钩虫病、蛔虫病和蛲虫病。

一、钩虫病

钩虫病（ancylostomiasis）是由钩虫寄生于人体小肠所致的疾病，俗称"黄肿病""懒黄病"。临床以贫血、营养不良、胃肠功能失调、劳动能力下降为主要表现，严重时致心功能不全或儿童发育障碍。

【病原学】

钩虫病的病原体有十二指肠钩虫和美洲钩虫两种。十二指肠钩虫呈C形，美洲钩虫呈S形。钩虫成虫细长，长约1 cm，活时为淡红色，半透明，死后呈灰白色，雌雄异体。雌虫较雄虫长，寄生于小肠上段，其虫卵随粪便排出，在温暖、潮湿、疏松的土壤中1～2日后孵出杆状蚴，杆状蚴在1周左右发育为感染性丝状蚴。丝状蚴生命力强，一般可生存数周，多存在于潮湿的泥土中，也可随雨水或露水爬至植物的茎、叶上，当人体皮肤或黏膜与之接触时，即可侵入人体，通过微血管或淋巴管流经右心至肺，穿破肺微血管进入肺泡，沿支气管上移至咽喉部，随宿主吞咽活动经食管进入小肠上部，3～4周后发育成为成虫，并附着于肠黏膜，成熟后产卵。自丝状蚴进入皮肤至成虫产卵需50天左右。成虫的寿命为2～5年，但大多数成虫在1～2年被排出体外。

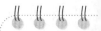

【流行病学】

1．传染源　患者与带虫者为传染源。含钩虫卵的人粪便未经处理就作为肥料使用，使农田成为重要的感染场所。

2．传播途径　主要经接触传播，由皮肤接触污染的土壤而感染。手指间和足趾间皮肤薄嫩，是较常见的入侵部位。此外，生食污染的蔬菜可自口腔黏膜侵入。

3．人群易感性　任何年龄与性别均可感染。在一般流行区，以青壮年农民感染率较高，而且可多次重复感染；在高流行区，儿童感染率高于成人。

4．流行特征　钩虫感染遍及全球。我国广大的农村，除西藏等少数高寒地区外，几乎均有钩虫病流行，其中华东、华北地区以十二指肠钩虫为主，华南、西南地区以美洲钩虫为主。夏、秋季为感染高峰季节。

【发病机制与病理改变】

1．幼虫引起的损害　钩虫幼虫可引起皮肤和肺部损害。丝状蚴侵入皮肤数分钟至1小时内，局部皮肤可出现小的红色丘疹，1～2日出现水疱、局部充血、水肿和细胞浸润等炎性反应表现。幼虫穿过肺血管到达肺泡时，引起肺间质和肺泡出血和炎症，有时可诱发过敏性哮喘或发生支气管炎。

2．成虫引起的损害　钩虫成虫以口囊和切齿吸附在小肠黏膜绒毛上，吸食血液，且不断更换吸附部位，并分泌抗凝血物质，故被钩虫吸附的黏膜不断渗血，引起慢性失血和血浆蛋白丢失。严重失血可引起低蛋白血症、缺铁性贫血和营养不良。长期严重贫血和缺氧可引起心肌脂肪变性，心脏扩大，甚至出现心力衰竭。组织缺铁与其他营养素的缺乏可引起指甲扁平、反甲、毛发干燥及脱落、食管和胃黏膜萎缩。儿童严重感染可引起生长发育和智力发育障碍。

【临床表现】

钩虫病的症状主要由幼虫和成虫引起，成虫所致的症状较严重。若粪便中有钩虫卵而无明显症状者，称为钩虫感染。

1．幼虫引起的症状

（1）钩蚴性皮炎：丝状蚴侵入部位的皮肤出现丘疹、小出血点，常见于手指或足趾间、足背、踝，有奇痒，于1～2日后变成水疱，俗称"粪毒"或"粪疙瘩"等。如无继发感染，可于数日内消失。

（2）呼吸系统症状：感染后1周左右，患者可出现低热、咽喉发痒、声音嘶哑、咳嗽、少量咳痰等症状。严重者剧烈干咳、哮喘、痰中带血丝等。有的患者可出现哮喘发作。呼吸系统症状可持续数周至1个月。肺部检查可听到干啰音或哮鸣音。

2．成虫引起的症状

（1）贫血：是钩虫病的主要症状。在重度感染后3～5个月逐渐出现进行性贫血，表现为头晕、面色苍白、心悸、气促、四肢乏力、精神不振、面部及下肢水肿和劳动力减退等。严重贫血患者常伴有低蛋白血症，出现下肢或全身水肿。长期严重贫血可发生贫血性心脏病，表现为心脏扩大、心率增快、心前区收缩期杂音，甚至发生心力衰竭。

（2）消化系统症状：患者大多数于感染后1～2个月逐渐出现上腹部疼痛或不适、食欲减退、腹泻、乏力、消瘦等。重度感染者，粪便隐血试验可呈阳性。有些患者出现异嗜癖，如食生米、头发、指甲及泥土。

（3）其他：婴儿钩虫病常伴严重贫血，易并发明显水肿及感染，病死率高。严重感染的孕妇易并发妊娠高血压综合征，并更容易发生缺铁性贫血而导致流产、早产或死胎，新生儿病死率也高。

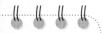

【实验室及其他检查】

1. 血液检查 常有不同程度的贫血，属小细胞低色素性贫血。网织红细胞正常或轻度增高，白细胞计数大多数正常，嗜酸性粒细胞可轻度增多。血清铁浓度显著降低，一般在 9 μmol/L 以下。

2. 骨髓检查 造血系统增生活跃，红细胞发育多停滞于幼红细胞阶段，中幼红细胞显著增多。骨髓游离含铁血黄素与铁粒细胞减少或消失。当骨髓内贮铁耗尽，血清铁明显降低时，才出现外周血中血红蛋白量明显减少。

3. 粪便检查 粪便隐血试验可呈阳性。采用直接涂片或饱和盐水漂浮法可查见钩虫卵；用钩虫幼虫培养法可孵出丝状蚴，有确诊意义。

4. 胃肠道检查 胃肠镜检查时，在十二指肠、盲肠等部位可见活虫体吸附于肠壁，周围有少量新鲜渗血，虫体头段埋入黏膜内，游离部分可见蠕动。胃肠道钡餐 X 线检查可见十二指肠下段和空肠上段黏膜纹理紊乱、增厚、蠕动增加，被激惹而呈节段性收缩。

【诊断要点】

流行地区有赤足下田史，以及有贫血等临床症状，应疑为钩虫病。如粪便检查出虫卵或用钩虫培养法培养出丝状蚴，可确诊。

【治疗要点】

1. 驱虫治疗 常应用苯咪唑类药物，该类药物为广谱驱虫药，对多种肠道线虫感染均有效。如阿苯达唑，每日 400 mg，一次顿服，连服 2 ~ 3 日。甲苯咪唑 200 mg，每日 1 次，连服 3 日，儿童与成人剂量相同。感染较重者需多次重复治疗。

2. 局部治疗 对于钩蚴性皮炎，在感染后 24 小时内可采用左旋咪唑涂擦剂或 15% 阿苯达唑软膏每日 3 次涂擦患处，重者连用 2 日。皮炎广泛者，口服阿苯达唑，有止痒、消炎及杀死皮内钩虫幼虫的作用，还能预防呼吸道症状的发生。

3. 对症治疗 补充铁剂可纠正贫血，可用硫酸亚铁加维生素 C。一般病例先驱虫治疗，后补充铁剂。孕妇及婴幼儿钩虫病贫血严重者可给予少量输血。此类患者常伴有营养不良，除补充铁剂外，还应补充蛋白质及维生素等营养物质。

【预后】

本病经病原治疗大多预后良好。婴儿及孕妇严重感染时，预后较差。

【预防】

1. 管理传染源 在钩虫感染率高的地区开展大规模普查、普治患者及钩虫感染者，以控制传染源。

2. 切断传播途径 加强粪便无害化处理，改革施肥与耕作方法，尽量采用机械操作耕种，防止钩虫幼虫从皮肤侵入。加强个人防护，尽量避免赤足与污染土壤密切接触，如下田劳动，应尽可能穿鞋或局部涂擦防护药物，防止钩虫幼虫从皮肤侵入。不食用不卫生的蔬菜、瓜果等。

【主要护理诊断 / 问题】

1. 活动无耐力 与钩虫所致贫血有关。

2. 营养失调：低于机体需要量 与钩虫在肠道寄生引起慢性失血有关。

3. 皮肤完整性受损 与钩虫引起皮肤损伤有关。

【护理措施】

1. 一般护理

（1）隔离：在标准预防的基础上采用接触传播的隔离措施。

（2）休息：根据贫血程度决定活动量。轻度贫血者可适当活动，较重者应卧床休息，严重贫血者需绝对卧床休息，以防晕厥及跌倒，因患者生活不能自理，应加强生活护理，满足患者的基本需要。

（3）饮食：应给予高蛋白、高热量、富含维生素、易消化及含铁丰富的饮食。驱虫期间给予半流质饮食，忌用油类及粗纤维食物。

2. 病情观察 观察患者皮疹及皮肤瘙痒情况、消化系统症状、呼吸系统症状、贫血所引起的症状及体征、治疗效果（如血红蛋白增长情况）等。严重贫血者因其抵抗力差，需特别注意口腔及皮肤情况，以早期发现感染征象，并进行及时处理。

3. 对症护理 主要是针对皮肤瘙痒的护理。可给予涂肤剂止痒，并嘱患者避免搔抓，预防继发感染。

4. 用药护理 应告知患者使用驱虫药及服用铁剂的方法、注意事项及不良反应。苯咪唑类药物不良反应轻微，少数患者可出现头晕、腹部不适、腹泻等症状，上述症状不影响治疗，可自行缓解。使用铁剂治疗贫血时应注意：①加服维生素C有利于铁剂吸收；②禁饮茶、咖啡和牛奶；③注意胃肠道反应，如饭后30～40分钟服用可避免铁剂对消化道的刺激，减轻胃肠道反应；④如在服铁剂期间粪便呈黑褐色，为正常现象，不必惊慌；⑤贫血纠正后，仍需坚持服药2～3个月，以彻底治疗贫血。

【健康教育】

1. 对公众的健康指导 宣传普查、普治及加强粪便管理的意义，进行钩虫感染过程及预防措施的知识教育，并做好个人防护，防止钩虫幼虫从皮肤侵入。

2. 对患者及家属的健康指导 介绍钩虫病的症状、贫血原因、服用抗钩虫药及铁剂剂量、疗程，嘱患者坚持服药，并请家属监督。驱虫后半个月左右应复查粪便虫卵，以判定疗效。如感染较重，应按医嘱重复治疗。本病纠正贫血后患者症状可减轻或消失，预后良好。

二、蛔虫病

蛔虫病（ascariasis）由似蚓蛔线虫寄生于人体小肠或其他器官所致，是人体常见的寄生虫病之一。仅限于肠道者称肠蛔虫病，临床症状常不明显，部分患者可有腹痛和肠道功能紊乱的表现。蛔虫幼虫移行至肺、眼、脑及脊髓等器官，成虫钻入胆管、胰腺、阑尾及肝等器官，可引起相应的异位病变，并可导致严重并发症。

【病原学】

蛔虫寄生于小肠上段，形似蚯蚓。其虫卵分为受精卵和未受精卵，未受精卵不能发育。受精卵随粪便排出后，在适宜的环境下会发育为感染性虫卵，内含杆状蚴。感染性虫卵如被吞食，可在小肠孵出幼虫。幼虫经第1次蜕皮后侵入肠壁静脉，经门静脉至肝、右心、肺，在肺泡及支气管经第2、3次蜕皮逐渐发育成长。感染后8～10天向上移行，随唾液或食物吞入，在空肠经第4次蜕皮再经数周发育为成虫。整个发育过程需10～11周，寿命约为1年。宿主体内一般有成虫一至数十条，多者达1000条以上。

【流行病学】

1. 传染源 蛔虫感染者及患者是主要传染源。

2. 传播途径 主要为消化道传播。经口吞入感染期虫卵而感染，比如生食含有感染性虫卵的蔬菜、瓜果或水，农田劳动等接触被污染的泥土后经手入口，或随灰尘飞扬的感染性虫卵被吸入后通过咽部吞下而感染。粪便致庭院地面污染是儿童感染的主要途径。

3. 人群易感性 人群普遍易感，多发于夏、秋季。地上爬行、吸吮手指等习惯致使儿童易受感染，尤以学龄期儿童感染率高。有生食蔬菜、瓜果习惯者也易受感染，使用未经无害化处理的人粪施肥的农村，人口感染率较高。

4. 流行特征 本病分布广泛，世界各地温带、亚热带及热带均有流行，发展中国家发病率高。人群分布特点为农村多于城市，儿童多于成人。常为散发，也可发生集体感染。本病曾是我国最常见的寄生虫病，经过对重点人群及目标人群采取大规模驱虫治疗后，我国人群的蛔虫感染率大幅下降。据 2015 年第三次全国人体寄生虫病调查，我国人群平均蛔虫感染率为 1.36%，低于钩虫的平均感染率（2.62%）。

【发病机制与病理改变】

蛔虫病对机体的损害可由蛔虫的幼虫和成虫引起。感染期虫卵被吞入后，在小肠孵出幼虫，随血流经肺时，其代谢产物和幼虫死亡，可诱发人体炎症反应。幼虫损伤毛细血管可导致出血及细胞浸润，严重感染者肺病变可融合成片，支气管黏膜嗜酸性粒细胞浸润、炎性渗出与分泌物增多，导致支气管痉挛与哮喘。成虫寄生在空肠及回肠上段，虫体可分泌消化物质附着于肠黏膜，引起上皮细胞脱落或轻度炎症，导致消化或吸收障碍。大量成虫可缠结成团，引起不完全性肠梗阻。蛔虫喜欢钻孔，可引起异位性损害及相应表现，如胆道、胰管、阑尾蛔虫病。

【临床表现】

1. **蛔虫移行症**　短期内食入大量感染期虫卵污染的食物后，幼虫移行至肺部时，引起蛔虫性哮喘或蛔虫性嗜酸性肺炎。患者可有发热、咳嗽或哮喘样发作，痰少，痰中偶有血丝，严重时可出现呼吸困难。双肺有干啰音。胸部 X 线检查可见肺门阴影增粗、肺纹理增多与点状、絮状浸润影。病程一般持续 1～2 周。

2. **肠蛔虫病**　患者多无症状，少数有腹痛与脐周压痛，有时呈绞痛，不定时反复发作。严重感染者有食欲减退、体重下降与贫血。儿童常见磨牙、烦躁不安、惊厥等神经精神症状。可随粪便排出蛔虫。蛔虫致肠梗阻者常有阵发性腹部绞痛、呕吐、肛门停止排气、排便。

3. **异位蛔虫病**　蛔虫离开寄生部位至其他器官引起相应病变及临床表现，称为异位蛔虫病，常见胆道蛔虫病、胰管蛔虫病、阑尾蛔虫病等。蛔虫还可钻入脑、眼、耳鼻喉、气管、支气管、胸腔、腹腔及泌尿生殖道等处。蛔虫的某些分泌物作用于神经系统，可引起头痛、失眠、智力发育障碍，严重时出现癫痫、脑膜刺激征或昏迷，多见于幼儿，经驱虫治疗后病情多迅速好转。

4. **过敏反应**　蛔虫的代谢产物可引起宿主的肺、皮肤、结膜、肠黏膜过敏，表现为哮喘、荨麻疹、结膜炎或腹泻等。

【实验室及其他检查】

1. **血常规**　幼虫移行、异位蛔虫病及并发感染时，血白细胞计数和嗜酸性粒细胞比例增多。

2. **病原学检查**　使用涂片法、饱和盐水漂浮法、改良加藤厚涂片法检查粪便中的虫卵，后者虫卵检出率较高。超声检查及内镜逆行胰胆管造影有助于胆、胰、阑尾蛔虫病的诊断。

【诊断要点】

根据有生食蔬菜、瓜果的习惯，喜欢在地上爬行、吸吮手指等流行病学史，结合哮喘样发作、肺部炎症、脐周疼痛、嗜酸性粒细胞增高等表现，应考虑蛔虫病的可能。粪便检查见蛔虫卵，经粪便排出或呕出蛔虫均可确诊。当出现胆绞痛、胆管炎、胰腺炎时，应注意异位蛔虫病的可能，超声及内镜逆行胰胆管造影有助于诊断。

【治疗要点】

1. **驱虫治疗**　常用阿苯达唑和甲苯咪唑。阿苯达唑 400 mg，一次顿服，成人及 2 岁以上儿童剂量相同，严重感染者需多个疗程治疗。甲苯咪唑一次 200 mg，每日 1～2 次，疗程 1～2 天。广谱驱虫药伊维菌素 100 μg/(kg·d)，连续 2 天，治愈率近 100%。上述驱虫药物不良反应轻微，常见的有恶心、呕吐、头晕、腹痛等，偶见蛔虫躁动现象，可能发生胆道蛔虫症。

2. **异位蛔虫病及并发症的治疗**　胆道蛔虫病以解痉、止痛、驱虫、抗感染治疗为主。蛔虫性肠梗阻可服豆油或花生油，待蛔虫团松解后再驱虫治疗，如无效，应及时手术治疗。凡蛔虫所致阑尾炎、急性化脓性胆管炎、肝脓肿、出血性坏死性胰腺炎，均需及早行外科治疗。

【预后】

本病经及时治疗，预后良好。

【预防】

1. 管理传染源 对于蛔虫感染者与患者，给予驱虫治疗。

2. 切断传播途径 加强粪便无害化处理；不生吃未洗净的蔬菜、瓜果，不饮生水；饭前便后要洗手。在幼儿园及中小学开展卫生宣传教育，从小养成良好的卫生习惯，定期开展普查、普治。

【主要护理诊断/问题】

1. 营养失调：低于机体需要量 与蛔虫成虫吸食营养、损伤肠黏膜，影响宿主的消化及吸收功能有关。

2. 疼痛：腹痛 与蛔虫成虫寄生于小肠内引起肠黏膜损伤、肠痉挛有关。

3. 气体交换受损 与蛔虫幼虫代谢产物引起支气管痉挛有关。

4. 潜在并发症：胆道蛔虫病、肠梗阻、阑尾炎、胰腺炎等。

【护理措施】

1. 一般护理

（1）隔离：在标准预防的基础上采用接触传播的隔离措施。

（2）休息与活动：感染严重者或有并发症时，应注意休息。

（3）饮食护理：加强营养，给予低脂、易消化的饮食。驱虫期间宜多食用粗纤维及利于通便的食物，以利于虫体排出，并注意避免进食生冷、辛辣食物，以免激惹蛔虫引起异位损害。

2. 病情观察 监测生命体征，观察有无发热、乏力、咳嗽、哮喘样发作等呼吸系统症状，有无食欲减退、阵发性腹痛、脐周压痛等消化系统症状。如突然出现疼痛或者疼痛加剧，应立即通知医生，必要时做好手术准备。

3. 用药护理 指导患者在空腹或睡前服用驱虫药物，服药后1~3天，观察粪便中有无蛔虫排出。

4. 对症护理

（1）腹痛：给予热水袋热敷脐周，或轻揉腹部以缓解疼痛，无效者遵医嘱给予解痉镇痛药。

（2）蛔虫性哮喘：嘱患者采取半卧位或端坐位，给予吸氧。哮喘发作时，观察患者的意识状态及呼吸情况，遵医嘱给予平喘药。如用气雾剂，指导患者喷药后立即用清水漱口，以减轻局部反应和减少胃肠道吸收。大量出汗者，应做好口腔和皮肤护理。

【健康教育】

1. 对公众的健康指导 教育公众养成良好的卫生习惯，饭前便后洗手，不生吃不洁蔬菜及瓜果。

2. 对患者及家属的健康指导 介绍蛔虫病的临床症状、治疗及预后知识，尤其是异位蛔虫病的临床表现，解释养成良好饮食卫生习惯对预防本病的重要性。

三、蛲虫病

蛲虫病（enterobiasis）是由蠕形住肠线虫（即蛲虫）寄生于人体结肠和回盲部而引起的传染病。本病是儿童常见的寄生虫病，主要表现为肛门周围和会阴部瘙痒。

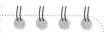

【病原学】

蛲虫成虫细小，呈乳白色，主要寄生于人体盲肠、结肠、阑尾及回肠下段，头部附着在肠黏膜或刺入黏膜深层，吸取营养，并可吞食肠内容物。雄虫交配后死亡，雌虫在盲肠发育成熟后向下移动，在宿主睡眠后爬出肛门产卵，每次产卵约 1×10^4 个，产卵后多数雌虫死亡，少数可再回到肛门内，甚至可进入尿道、阴道等。蛲虫不需中间宿主，也无外界土壤发育阶段，刚排出的虫卵在宿主体温条件下，6小时即发育为含杆状蚴的感染性虫卵。虫卵随污染的手、食物等进入人体肠道并发育为成虫，称为自身感染，是蛲虫病的特征，也是本病需多次治疗才能治愈的原因。虫卵也可在肛门周围孵化，幼虫经肛门逆行进入肠内并发育为成虫，这种感染方式称为逆行感染。

【流行病学】

1. 传染源　人是蛲虫唯一的终宿主，患者及感染者是唯一传染源，排出体外的虫卵即具有传染性。

2. 传播途径　主要经消化道传播。

（1）自体重复感染：当患者用手搔抓肛门附近皮肤时，虫卵污染手指，经口进入消化道而感染。

（2）间接接触感染：虫卵散落在生活用品及食物上，经口吞食而感染。

（3）空气吸入感染：虫卵可漂浮于空气尘埃中，从口鼻吸入，经咽下而感染。

（4）逆行感染：虫卵在肛门周围孵化，幼虫从肛门逆行至肠内而感染。

3. 人群易感性　人群普遍易感，儿童感染率高。

4. 流行特征　蛲虫病在世界范围内流行，发展中国家的发病率高于发达国家，温带、寒带地区感染率高于热带，尤以居住拥挤、卫生条件差的地区多见。儿童是主要的感染人群，有儿童集体机构聚集性及家庭聚集性。据第三次全国人体重点寄生虫病现状调查显示，我国 3～6 岁儿童蛲虫平均感染率为 3.43%，呈明显下降趋势。

【发病机制与病理改变】

蛲虫头部可刺入肠黏膜，偶尔可深入黏膜下层，引起炎症及微小溃疡。由于蛲虫寄生期短暂，故肠黏膜病变轻微。蛲虫偶尔可穿破肠壁，侵入腹腔或阑尾，诱发急性或亚急性炎症反应。极少数女性患者可发生异位寄生，如侵入阴道、子宫、输卵管，引起相应部位的炎症。雌虫在肛门周围爬行、产卵，导致局部瘙痒，长期慢性刺激及搔抓可产生局部皮肤损伤、出血和继发感染。

【临床表现】

约 1/3 的蛲虫感染者可完全无症状。

1. 肛门周围或会阴部瘙痒　由蛲虫产生的毒性物质和机械刺激所致，夜间更甚，影响睡眠，引起小儿哭闹。由于奇痒，搔抓后致局部皮肤脱落、充血、皮疹、湿疹，甚至发生继发感染。

2. 消化道症状　与蛲虫钻入肠黏膜，以及在胃肠道内引起机械性及化学性刺激有关。患者可有食欲减退、恶心、呕吐、腹痛及腹泻等消化道症状。

3. 精神症状　蛲虫在体内产生的毒性物质可导致精神兴奋、失眠不安、小儿夜惊、咬手指、咬牙等。蛲虫病患者异嗜症状最为常见，如嗜食土块、煤渣、食盐。

4. 异位寄生症状　蛲虫侵入尿道，患者可出现尿急、尿频、尿痛与遗尿。蛲虫侵入生殖道，可引起阴道分泌物增多和下腹疼痛不适。

【实验室及其他检查】

主要为病原学检查。

1．肛拭法检查 检查虫卵常用的方法有透明胶纸肛拭法、牛皮纸圆形孔胶带纸粘贴法及棉拭漂浮法等。因为雌虫是在夜间移行至肛门外排卵，所以检查的最佳时间是在清晨排便前，蛲虫的检出率与检查次数有关，检查次数多，则检出率增加，一般采用3次。

2．粪便检查 由于雌虫多不在肠道内产卵，因此粪便虫卵检出率很低。

3．成虫检查 在患者入睡后1～3小时，或在夜间发现患儿睡着后用手搔抓肛门等处时，可在手电筒照射下在肛门、会阴及内衣等处查找成虫。

【诊断要点】

患儿有肛门周围及会阴部瘙痒者，均应考虑蛲虫病，查到成虫或虫卵可确诊。

【治疗要点】

1．药物治疗 可选用以下药物之一进行治疗，需重复1～2次。

（1）阿苯达唑：100 mg或200 mg顿服，2周后重复一次，可全部治愈。

（2）甲苯咪唑：成人与儿童剂量相间，剂量为100 mg/d，共服3天。

（3）噻嘧啶、双羟萘酸噻嘧啶（抗虫灵）：为广谱驱虫药，抑制虫体胆碱酯酶。小儿30 mg/kg，成人每次1.2～1.5 g，睡前顿服。每2周重复1次。也可选用伊维菌素及三苯双脒。

（4）中医及中药：以百部、川楝、槟榔等为主的驱蛲汤，每日1剂，连服3天。

2．局部治疗 为防止肛门瘙痒，睡前清洗肛门，使用外用药，如蛲虫膏、氯化氨汞（白降汞）软膏或10%氧化锌涂于肛门周围，有杀虫和止痒双重作用。

【预后】

蛲虫病经及时治疗预后好。重复感染者需要多次治疗。

【预防】

1．管理传染源 对蛲虫感染者与患者进行驱虫治疗。

2．切断传播途径 儿童应穿满裆裤，防止用手接触肛门，不吸吮手指，饭前便后要洗手。

【主要护理诊断/问题】

1．有皮肤完整性受损的危险 与皮肤瘙痒引起搔抓有关。

2．睡眠型态紊乱 与局部皮肤瘙痒及蛲虫的代谢产物引起精神兴奋有关。

【护理措施】

1．一般护理

（1）隔离：在标准预防的基础上采用接触传播及空气传播的隔离措施。

（2）休息与活动指导：根据病情需要采取舒适卧位，病情轻者可适当活动，重度感染有伴随症状的患者需卧床休息。因夜间受瘙痒影响，睡眠不佳者，应注意在日间适当补充睡眠。

（3）饮食护理：给予营养丰富、易消化、无刺激的饮食。特别是肛周继发感染时，在保持排便通畅的同时，应食用少渣食物。

2．病情观察 观察内容：①肛周及会阴部皮肤情况；②患儿夜间睡眠情况，如哭闹、睡眠不安，应检查肛门及周围皮肤，如发现蛲虫，立即用棉签或镊子取出虫体；③有无尿急、尿痛、尿频等异位寄生的表现，如有症状，立即报告医生，给予对症治疗。

3．用药护理 抗蛲虫药需要重复使用1～2次。外用药应在清洗肛门后使用。

4．肛周皮肤护理 保持肛周皮肤清洁，便后及每晚用温水或肥皂水洗净肛周皮肤，擦干后局部涂抹蛲虫膏、氯化氨汞软膏。勤换内衣、内裤、被褥，并煮沸消毒。为患儿勤剪指甲，睡前可戴不分指手套，以免抓破肛周皮肤，引起继发感染。

【健康教育】

1．对公众的健康指导 对公众，尤其是幼儿园及中小学儿童开展健康宣教，养成良好的卫生习惯，饭前便后洗手，不用手接触肛门，儿童应穿满裆裤。

2. 对患者及家属的健康指导 介绍蛔虫病的临床症状、治疗及预防知识。在治疗的同时，应每日换洗内裤，并进行煮沸消毒，以杀灭虫卵。内衣、内裤及被褥应勤洗、勤晒。睡前清洗肛门后，在其周围涂药。

（林可可）

第三节　肠绦虫病

> **案例 7-2**
>
> 　　某患者，女性，36 岁，近 2 个月常感恶心、腹痛，偶有腹泻，粪便中发现有面片样物体排出。既往身体健康。详细询问病史，患者每天早餐喜食外面早点摊的猪肉馅馄饨。粪便常规检查：可见白色的猪带绦虫节片。诊断为猪带绦虫病。
>
> 　　**请回答：**
>
> 　　1. 该患者是如何感染猪带绦虫的？诊断猪带绦虫病的依据是什么？
>
> 　　2. 该患者为什么会出现恶心、腹痛及腹泻等消化道症状？
>
> 　　3. 对该患者应如何进行治疗？

　　肠绦虫病（intestinal taeniasis）是各种绦虫寄生于人体小肠所引起的肠道寄生虫病。我国以链状带绦虫（猪带绦虫）和肥胖带绦虫（牛带绦虫）最常见，其次为微小膜壳绦虫（短膜壳绦虫），人通过生食或进食未煮熟的含有囊尾蚴的猪肉或牛肉而发病。

【病原学】

　　猪带绦虫和牛带绦虫隶属于扁平动物门、绦虫纲、圆叶目、带科、带属，短膜壳绦虫属膜壳科、膜壳属，雌雄同体，成虫寄生在人和脊椎动物的小肠中。虫体分为头节、颈节和链体三部分。链体由三四个节片至数千个节片组成，靠近颈部的节片较细小，称为未成熟节片或幼节；越往后至链体中部，节片较大，称为成熟节片或成节；链体后部的节片最大，其中充满虫卵，称为妊娠节片或孕节。

　　人是猪带绦虫、牛带绦虫和短膜壳绦虫的唯一终宿主。成虫寄生于人体小肠上段，妊娠节片和虫卵可随粪便一同排出体外，被中间宿主猪或牛吞食后，虫卵在小肠内 24 ~ 72 小时后孵出六钩蚴，钻破肠壁血管或淋巴管，随血液循环散布至全身，60 ~ 72 天后，在骨骼肌内发育为囊尾蚴。人进食含活囊尾蚴的猪肉（米猪肉/痘猪肉）或牛肉，在胆汁刺激下囊尾蚴头节翻出，吸附于肠壁，2 ~ 3 个月发育为成虫，引起猪带绦虫病或牛带绦虫病。人若误食猪带绦虫卵，可引起囊尾蚴病，因此人可成为猪带绦虫的中间宿主，但牛囊尾蚴一般不寄生于人体，可寄生于羊、美洲驼、长颈鹿等动物体内。短膜壳绦虫可通过中间宿主昆虫（鼠蚤和面粉甲虫）感染鼠和人，也可无需中间宿主，虫卵即具有传染性，可致人与人之间传播或引起自体感染，虫卵被人食入后经 2 ~ 4 周发育为成虫。

【流行病学】

　　1. 传染源 感染肠绦虫病的患者是该病的传染源，鼠是短膜壳绦虫的保虫宿主，也是短膜壳绦虫病的传染源。

　　2. 传播途径 通过消化道传播。主要因进食生的或未煮熟的含有囊尾蚴的猪肉或牛肉，生、熟食炊具不分而使人感染，如生尝肉馅、生肉，吃未煮熟的火锅肉片或未熟透的烤肉等。

短膜壳绦虫可因手或食物被污染而传播。

3. 人群易感性 人群普遍易感。猪带绦虫病或牛带绦虫病以青壮年居多，男性多于女性。短膜壳绦虫病多见于 10 岁以下儿童。

4. 流行特征 本病呈世界性分布，在我国分布较为广泛，多发地区主要在西藏、新疆、云南、青海等西南部少数民族聚集地区和牧区。猪带绦虫病散发于东北、华北、西北等地，地方性流行仅见于云南；牛带绦虫病于西南各省及新疆、内蒙古、西藏等地均有地方性流行；短膜壳绦虫病主要见于华北和东北地区。肠绦虫病有家庭聚集现象。

【发病机制与病理改变】

1. 发病机制 猪带绦虫和短膜壳绦虫的囊尾蚴（似囊尾蚴）进入人体小肠后，在消化液的作用下，伸出头节，以顶突和小钩钩挂在小肠黏膜上，同其体壁上的微毛一起引起肠黏膜机械损伤和炎症反应，出现消化及吸收功能障碍，牛带绦虫以吸盘吸附于小肠黏膜上，吸盘压迫并损伤肠黏膜，引起轻度或亚急性炎症反应。成虫可吸取宿主肠道中的营养物质并干扰肠管运动，引起消化不良、腹部不适、腹痛及贫血等。

2. 病理改变 肠黏膜充血、水肿、坏死，形成溃疡，个别可致肠穿孔并发腹膜炎。多条绦虫寄生偶可因虫体结团造成部分性肠梗阻。成虫移行可致异位寄生，如猪带绦虫可寄生于大腿皮下、甲状腺；牛带绦虫可寄生于阑尾、子宫、胆总管等；短膜壳绦虫可寄生于阴道。

【临床表现】

各种绦虫病潜伏期不同。猪带绦虫病或牛带绦虫病潜伏期 8 ~ 12 周，短膜壳绦虫病潜伏期 2 ~ 4 周。

猪带绦虫病或牛带绦虫病患者症状多轻微，且无特异性，一般以粪便中发现白色带状节片或节片自肛门逸出伴肛门瘙痒为最初和唯一的症状。半数患者可有上腹隐痛，常伴恶心、呕吐、乏力、腹泻、消化不良、食欲改变等消化系统症状，偶见磨牙、失眠、神经过敏、癫痫样发作与晕厥等神经精神症状。牛带绦虫病可因链体或节片阻塞并发肠梗阻与阑尾炎。短膜壳绦虫病患者症状较轻，但感染严重者（特别是儿童）可出现胃肠道和神经症状，大多数重度感染者都曾有使用免疫抑制药的病史。

【实验室及其他检查】

1. 血常规 白细胞计数大多正常，嗜酸性粒细胞比例可轻度增加，多出现在病程早期。

2. 粪便检查 患者粪便中可找到绦虫卵或妊娠节片。粪便或肛门拭子检测虫卵阳性率较低，且不能鉴别虫种。妊娠节片压片检查通过子宫分支数目及形状可鉴别虫种。驱虫治疗 24 小时后，留取全部粪便检查头节，头节被驱出表明治疗彻底，根据头节形状及有无小钩可区分虫种。

3. 免疫学检查 虫体匀浆或虫体蛋白质做抗原进行皮内试验、补体结合试验等可检测抗体，阳性率为 73.7% ~ 99.2%；用 ELISA 可检测患者粪便中特异性抗原，敏感性达 100%，且具有高度特异性，与蛔虫、钩虫和鞭虫无交叉反应。

4. 分子生物学检查 DNA-DNA 斑点印迹法可用于检测绦虫卵，聚合酶链反应（PCR）、环介导等温扩增检测（LAMP）技术可检测虫体的特异性 DNA 序列。

【诊断要点】

1. 流行病学资料 流行地区，有生食或进食未熟牛肉或猪肉史，有助于诊断。

2. 临床表现 呕吐或经粪便排出白色带状节片者可临床诊断本病。

3. 实验室及其他检查 粪便或肛拭子涂片检查找到妊娠节片及绦虫卵即可确诊。

【治疗要点】

本病的治疗主要为驱虫治疗，疗效多显著，可痊愈。常用的药物如下。

1. 吡喹酮 是首选药物，为广谱驱虫药。驱带绦虫可按 15 ~ 20 mg/kg（儿童以 15 mg/kg

为宜），短膜壳绦虫按 25 mg/kg，清晨空腹顿服，有效率达 95% 以上。恶心、腹痛、头晕等不良反应轻，停药后可自行缓解。

2. 苯咪唑类药物　甲苯咪唑每次 300 mg 口服，每日 2 次，疗程 3 日，疗效可达 100%。阿苯达唑疗效优于甲苯达唑，每次 8 mg/kg，口服，每日 1 次，疗程 3 日。此类药物不良反应少，但有致畸作用，孕妇及幼儿禁用。

3. 氯硝柳胺（灭绦灵）　成人 2 g，儿童 1 g，每日 1 次，疗程 2 日。清晨空腹嚼碎后以少量温开水送服，服药后 2～3 小时服硫酸镁导泻，在死亡节片未被消化前，迅速将其排出。

知识链接

南瓜子与槟榔联合治疗绦虫病

早在 20 世纪 30 年代，国内就有人提倡用南瓜子或槟榔煎剂治疗绦虫病。中华人民共和国成立初期，著名寄生虫学家冯兰州教授提出南瓜子和槟榔合用。槟榔对绦虫的头部及前段有麻痹作用，南瓜子主要使绦虫的中、后段节片麻痹，这种联合疗法可有效驱虫。服用方法：成人口服南瓜子仁粉 50～90 g（也可直接嚼服生南瓜子），1～2 小时后服槟榔煎剂（槟榔片 80 g，加水 500 ml，浸泡一夜，煎 1 小时后浓缩成 150～200 ml 的滤液），再过半小时服 50% 硫酸镁 60 ml，一般在 3 小时内即有完整虫体排出。少数患者可有恶心、呕吐、腹痛等反应。

【预后】

本病预后大多良好。猪带绦虫病患者 2.5%～25% 可因自体感染而同时患囊尾蚴病。牛囊尾蚴不在人体寄生，故不致病。

【预防】

1. 管理传染源　疾病流行地区开展普查、普治，对绦虫病患者进行早期和彻底驱虫治疗，加强粪便管理和猪、牛管理，防止猪、牛感染。

2. 切断传播途径　严格进行肉类检疫，禁止出售含囊尾蚴的肉类。加强个人饮食卫生，不生食或进食未熟的肉类，生、熟炊具要分开，生吃的蔬菜和水果等要洗净、消毒，饭前便后要洗手等。在绦虫病地方性流行区，可对猪和牛采用氯硝柳胺进行预防性治疗，效果显著。

【主要护理诊断 / 问题】

1. 疼痛：腹痛　与绦虫寄生于小肠，导致胃肠功能障碍有关。

2. 营养失调：低于机体需要量　与绦虫长期寄生于小肠吸取宿主营养物质，以及胃肠功能紊乱有关。

3. 潜在并发症：肠梗阻、阑尾炎。

【护理措施】

1. 一般护理

（1）在标准预防的基础上，采用接触传播的隔离措施。

（2）饮食护理：鼓励患者多进食高热量、高蛋白、营养丰富的饮食，以保证足够的营养摄入。

2. 病情观察　特别注意观察：①粪便中有无节片，或有无节片自肛门逸出；②有无恶心、呕吐、腹痛、腹泻等消化道症状；③有无剧烈头痛、癫痫、视力障碍、皮下结节等不同部位囊尾蚴病的表现；④测量身高、体重，注意有无结膜苍白、皮肤弹性下降等营养不良或贫血的表现；⑤及时了解血常规、粪便检查等检查结果。

3. 驱虫治疗的护理　及早并彻底进行驱虫治疗。在驱虫的过程中，必须做好以下护理：

①熟悉不同品种驱绦虫药的作用、不良反应、服用方法，以及驱虫过程中的注意事项等，并向患者做好解释，做好药物疗效、不良反应的观察和记录。②在治疗猪带绦虫病时，先服止吐药多潘立酮（吗叮啉），以免虫卵反流入胃后在小肠孵化成六钩蚴，随血液散布全身，引起囊尾蚴病。③驱虫时，应保持排便通畅，必要时可用轻泻药，以利于虫体或虫卵及时排出。当虫体部分排出时，切忌拉断，可用温热水坐浴，使全部虫体自然排出。④驱虫后，均应留取24小时全部粪便，淘洗检查头节，以确定疗效，如未找到头节，也不一定表示失败，因为头节当日不一定排出，或头节已被破坏，不易辨认。⑤驱虫后，应及时更换内衣、内裤及被褥，并及时洗澡。⑥治疗后，嘱患者观察半年内有无节片排出，定期随访检查虫卵，如无节片和虫卵排出，可确定已治愈，否则应复治。

【健康教育】

1. 对公众的健康指导　介绍疾病预防的重点是改变不良的饮食习惯，不吃生猪肉或牛肉，处理生、熟食的刀具和砧板应分开。改变养猪和养牛的方式，建议圈养。加强家畜及人的粪便管理。卫生防疫部门应加强肉类检疫，防止米猪肉上市，公众应提高识别米猪肉的能力。

2. 对患者及家属的健康指导　介绍肠绦虫病的知识，强调彻底根治肠绦虫病的重要性。驱虫后粪便中未找到头节者，应定期复查、复治。如半年内无节片排出，虫卵转阴，即为痊愈。驱虫后，患者应注意休息和加强营养，以逐渐改善贫血、消瘦、乏力等症状。教育患者注意个人卫生，衣服、被褥、便盆等用具应加强消毒，防止虫卵污染水、食物及手而感染自体或他人。

（安子薇）

随堂测 7-3

第四节　囊尾蚴病

案例 7-3

　　某患者，男性，25岁，农民。1天前无明显诱因突然出现全身肌肉强直性抽搐，伴意识丧失，持续一两分钟后转为间断性抽搐，患者处于昏睡状态，数分钟后清醒，诉头痛、全身无力。颅脑CT检查显示右侧脑实质内可见一圆形囊性病灶，其内可见偏心结节。初步诊断：脑囊虫病（脑实质型）。

请思考：

1. 该患者诊断脑囊虫病的依据是什么？
2. 在护理该患者的过程中，应注意哪些问题？

　　猪囊尾蚴病（cysticercosis）俗称囊虫病，是由猪肉绦虫的囊尾蚴寄生于人体的组织或器官所致的疾病，为较常见的人兽共患寄生虫病。常见寄生部位为皮下组织、肌肉和中枢神经系统，以脑囊虫病最为严重。

【病原学】

　　人既是猪带绦虫的唯一终宿主，又是其中间宿主。人误食猪带绦虫卵或孕节后，在胃及小肠经消化液的作用下，孵出六钩蚴，六钩蚴穿破肠壁，随血液和淋巴循环到达全身各组织和器官，约3周可长出头节，9～10周时发育为囊尾蚴。囊尾蚴因寄生部位不同，其形态及大小各异，分为纤维素型、葡萄状型和中间型3型。纤维素型最常见，位于皮下结缔组织，脑囊尾蚴患者中以此型多见。葡萄状型仅见于人（猪中未见），在人的脑组织寄生的囊尾蚴因生长不受限，直径可长达 4～12 cm，呈葡萄状。囊尾蚴寿命一般为 3～10 年，少数达 20 年或更久，虫体死亡后多发生纤维化和钙化。

【流行病学】

1．传染源 猪带绦虫病患者是囊尾蚴病的唯一传染源，虫卵随粪便排出，导致自体或他人感染。

2．传播途径 人因吞食猪带绦虫卵经口感染所致，感染方式分为两种。

（1）异体感染：由个人卫生或饮食卫生不当导致经口感染，如患者食用被猪带绦虫虫卵污染的水、蔬菜、食物或与猪带绦虫患者密切接触吞食虫卵所致。

（2）自体感染：猪带绦虫病患者可因手指被自体排出粪便中的虫卵污染再经口感染囊尾蚴病（外源性感染）；也可因呕吐等逆蠕动，使绦虫孕节或虫卵反流至十二指肠或胃中导致感染（内源性感染）。

3．人群易感性 人群普遍易感，以散发为主。以 21～40 岁青壮年多见，男性多于女性，以农民居多。

4．流行特征 本病呈世界性分布，以发展中国家居多，东欧、西欧次之。我国疾病分布地区广泛，以东北、西北、华北和西南等地发病率较高。猪带绦虫病流行地区均可见囊尾蚴病的散发病例。在有吃生猪肉习惯的地区或民族中较为流行。近几年，由于国家加强了肉制品安全检查和人民生活条件的改善，本病发病率呈明显下降趋势。

【发病机制与病理改变】

1．发病机制 猪带绦虫卵通过异体感染或自体感染的方式进入人体小肠后，在消化液的作用下，孵出六钩蚴。六钩蚴钻入肠黏膜随血液流至全身各组织和器官，一般在体内经 2～3 个月发育为囊尾蚴。因囊尾蚴的数量、寄生部位及局部炎症反应不同，表现各异。

脑组织是囊尾蚴寄生的常见部位，病变最严重，多发生在灰质、白质交界处，常引起癫痫发作，可分为 4 型：脑实质型囊尾蚴可引起脑室扩大，呈占位性病变；脑室型囊尾蚴常为多个，发生间歇性脑积水；脑膜型囊尾蚴易破裂引起脑膜炎，发生脑膜粘连，导致脑积水；混合型即脑实质型、脑室型或脑膜型同时存在。寄生于皮下组织及肌肉者，主要表现为皮下结节。寄生于眼部的囊尾蚴常在视网膜、玻璃体、眼肌、眼结膜下等处，引起局部炎症及视力障碍。

2．病理改变 囊尾蚴寄生于人体组织后，引起局部组织的炎症反应，初期为中性粒细胞和嗜酸性粒细胞浸润，之后以浆细胞和淋巴细胞为主，伴有白介素 -2（IL-2）、干扰素（IFN）等炎症介质的释放，成纤维细胞和纤维结缔组织增生。囊壁增厚，囊液浑浊，头节消失，虫体死亡，纤维被膜包裹形成肉芽肿，逐渐钙化。

【临床表现】

本病潜伏期为 3 个月至数年，以 5 年内居多。大多数感染者临床上无明显症状，根据囊尾蚴的寄生部位、数量及人体组织局部反应而表现各异。

1．脑囊虫病 临床表现轻重不一，取决于囊尾蚴数目和位置所致的机械效应及囊尾蚴引起的炎症和中毒反应。此型占囊虫病总数的 60%～90%。根据寄生部位及病理变化不同，分为以下 4 型。

（1）脑实质型：最常见，占脑囊虫病的 84% 以上。囊尾蚴多寄生在运动中枢的灰质与白质交界处，多无症状。若囊尾蚴寄生在运动中枢区，以癫痫表现最常见，可出现局限性或全身性短暂抽搐或持续状态。严重感染者颅内压升高，出现恶心、呕吐、头痛等症状。病程达数月至数年不等。

（2）脑室型：以第四脑室多见。囊尾蚴阻塞脑室孔，早期颅内压升高，囊尾蚴悬于室壁，当患者急转头等体位改变时，可突发眩晕、呕吐或循环呼吸障碍，甚至发生小脑扁桃体疝，称活瓣综合征或体位改变综合征。患者被迫采取颈项强直位。

（3）脑膜型：病变多局限在颅底颅后窝。主要表现为囊尾蚴性脑膜炎，如低热、头痛、呕吐、颈强直等颅内压增高症状，以及眩晕、体力减退、耳鸣、共济失调等，预后较差。

（4）混合型：以上三型混合存在，以脑实质型与脑室型混合者多见，症状最重。

2. 皮下组织和肌肉囊虫病　约 1/2 的囊虫病患者有皮下或肌肉囊尾蚴结节，多呈圆形或卵圆形，直径 0.5 ~ 1.0 cm，质韧、有弹性、与周围组织无粘连和压痛，表面无色素沉着和炎症反应。结节可分批出现或自行消失，分布以头颈、躯干较多，四肢较少，手足罕见，数目为数个至数千个不等。严重感染者可有肌肉酸胀，大量囊尾蚴寄生可出现假性肌肥大，但却软弱无力。

3. 眼囊虫病　占囊虫病总数的 1.8% ~ 15%，可寄生于眼内任何部位，常为单侧感染，以玻璃体和视网膜下最为常见。轻者可有视力下降、视野改变、结膜炎等，重者可致失明。囊尾蚴存活时症状轻微，若虫体死亡，则会发生严重视网膜炎、脉络膜炎等，导致视网膜脱离、白内障等。

【实验室及其他检查】

1. 血常规及脑脊液检查

（1）血常规检查：多数患者外周血常规正常，少数患者嗜酸性粒细胞轻度升高。

（2）脑脊液检查：颅内压升高型患者可见脑脊液压力明显升高，脑膜炎者可有细胞数量及蛋白质轻度增加。

2. 病原学及免疫学检查

（1）粪便检查：在合并猪带绦虫病患者的粪便中发现虫卵或孕片。

（2）皮下结节活体组织检查：取皮下结节做活检，找到猪囊尾蚴可直接确诊。

（3）免疫学检查：用 ELISA、间接血凝试验等检测患者血清或脑脊液中特异性 IgG 抗体，有较高的特异性和敏感性，但由于抗体可持续数年，不可作为疗效考核指标。囊尾蚴循环抗原（CAg）、短程抗体 IgG4 检测可作为疗效考核指标。

3. 分子生物学检查　采用基因重组技术克隆基因再融合蛋白作为抗原，具有高度特异性和敏感性。

4. 影像学检查　X 线检查可发现颅内及肌肉组织内的囊虫钙化阴影。颅脑 CT 及 MRI 对脑囊虫病有重要的诊断价值。脑室造影可发现梗阻性脑积水。裂隙灯或 B 型超声检查可发现视网膜下或玻璃体内囊尾蚴蠕动，即可确诊。

【诊断要点】

1. 流行病学资料　有无在绦虫流行区进食生的或未煮熟猪肉，既往有无肠绦虫病史，有无与猪带绦虫病患者的密切接触史。

2. 临床表现　皮下组织和肌肉囊虫病有可活动的实性结节，眼囊虫病可有炎症及视力下降。脑囊虫病临床表现多样且无特异性，凡出现无其他原因可解释的癫痫发作、颅内压增高表现，特别是有在流行区逗留和生活史者，应考虑本病。

3. 实验室及其他检查　粪便中发现节片或虫卵者有诊断价值。皮下结节组织活检、裂隙灯或 B 型超声检查可作为皮下组织和肌肉囊虫病、眼囊虫病确诊的依据。头颅 CT 和 MRI 有助于脑囊虫病的诊断。免疫学检查可辅助诊断或作为疗效考核的指标。

【治疗要点】

本病采用以驱虫治疗为主的综合治疗方法。

1. 病原治疗

（1）阿苯达唑：15 ~ 20 mg/（kg·d），分 2 次口服，10 日为 1 个疗程。严重的脑型患者可改为 18 mg/（kg·d），14 日为 1 个疗程，可重复 2 ~ 3 个疗程。药效温和，疗程略长，但

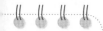

不良反应轻，对皮下组织和肌肉囊虫病、脑囊虫病均具有良好的疗效，是治疗重型脑囊虫病的首选药物。不良反应主要为头痛、低热，个别患者出现脑疝或过敏性休克，多发生在服药后2～7天，持续2～3天。

（2）吡喹酮：药效强而迅速，疗程短，但不良反应发生率高。虫体大量死亡后，可释放异体蛋白，囊结周围的炎症反应和水肿明显加重，颅内压增高，甚至发生脑疝。因此，在此药使用的过程中应密切观察，监测颅内压，必要时先给予降颅内压的药物。治疗皮下组织和肌肉型患者，成人总剂量为120 mg/（kg·d），分3次口服，3～5日为1个疗程。治疗后皮下结节逐渐缩小，1～2个月消失。囊尾蚴性假性肥大者，可重复1～2个疗程。通常脑型患者总剂量为200 mg/（kg·d），分3次口服，10日为1个疗程。间隔3～4个月重复1个疗程，需治疗2～3个疗程。

研究显示，以上两药联合应用治疗脑囊虫病，可显著提高治愈率。

（3）甲氧达唑：疗效明显优于吡喹酮和阿苯达唑，且无明显的不良反应。

2．对症治疗 对颅内压增高者，先给予20%甘露醇250 ml静脉滴注，加用地塞米松5～10 mg，每日1次，连用3日后再开始病原治疗。病原治疗期间，常规应用地塞米松和甘露醇，以防止颅内压增高或加重，必要时行颅脑开窗减压术或脑室分流术以降低颅内压。癫痫发作频繁者，可酌情使用地西泮、苯妥英钠或异戊巴比妥钠等药物。发生过敏性休克时，可用0.1%肾上腺素1 mg皮下注射，儿童酌减，同时用氢化可的松200～300 mg加入葡萄糖溶液中静脉滴注。

3．手术治疗 脑囊虫病患者，尤其是第三、第四脑室内囊尾蚴多为单个者，应采用手术摘除。眼囊虫病患者应手术摘除眼内囊尾蚴，禁止药物杀虫，以免虫体死亡后引起全眼球炎，加重视力障碍或致失明。皮下组织和肌肉囊虫病发生部位表浅且数量不多时，也可采取手术摘除。

【预后】

本病的预后与猪囊尾蚴感染的部位、数量、大小等密切相关。感染程度较轻、单纯皮下组织和肌肉囊虫病患者预后较好。寄生数量多且为脑囊虫病患者预后较差。

【预防】

1．管理传染源 在疾病流行区开展普查、普治，彻底根治猪带绦虫病患者。感染绦虫病的猪应尽早行驱虫治疗。

2．切断传播途径 注意养成良好的饮食卫生习惯，如不吃生的或未熟的猪肉，不饮生水，生吃的蔬菜、水果等要洗净和消毒，饭前便后勤洗手等。做好猪肉的检疫工作，禁止出售米猪肉。加强粪便的无害化处理，改善生猪的饲养方法，彻底切断本病的传播途径。

3．保护易感人群 目前尚无有效的疫苗，但借助基因组学、蛋白组学等技术开展的囊尾蚴抗原疫苗、基因工程疫苗等研发工作已取得重要进展。

【主要护理诊断/问题】

1．有受伤的危险 与脑囊虫病所致的癫痫发作有关；与眼囊虫病所致的视力损害有关。

2．潜在并发症：颅内压增高、脑疝。

3．焦虑 与担心疾病预后有关。

【护理措施】

1．一般护理

（1）在标准预防的基础上采用接触传播的隔离措施。

（2）休息：囊虫病患者需住院治疗，服药期间应绝对卧床休息，不得外出。

（3）饮食：鼓励患者多进食高热量、高蛋白、营养丰富的饮食，以保证足够的营养摄入。

2．病情观察 根据临床分型，观察重点不同：①脑囊虫患者应注意观察有无癫痫先兆及癫痫发作的情况；有无颅内压增高的表现。②皮下组织和肌肉囊虫病患者应观察皮下结节的部位、数量及局部表现；有无肌肉软弱无力等。③眼囊虫病患者应观察有无视力下降、视野改变、结膜炎及脉络膜炎等。

3. 对症护理 ①对于癫痫发作者，可遵医嘱酌情给予镇静药，并做好患者的安全护理，如拉起床档或使用束缚带，防止患者受伤。②对于颅内压增高者，应遵医嘱给予甘露醇脱水降颅内压，并观察脱水治疗的效果。

4. 用药护理 用药前向患者说明吡喹酮和阿苯达唑等药物的用法、疗程及可能出现的不良反应。脑囊尾蚴患者首选药物为阿苯达唑，其不良反应轻，个别患者可出现过敏性休克及脑疝等严重反应，吡喹酮不良反应发生率高且严重，故治疗过程中应加强监护，密切观察生命体征及颅内压增高征象，并做好抢救准备，及时发现病情变化并给予相应的处理。

5. 心理护理 由于驱虫治疗需反复多个疗程，有癫痫发作者对病情更为担心，患者会出现焦虑、抑郁、悲观、情绪不稳定等心理障碍。护理人员需要有针对性地对其进行咨询和心理疏导，解除心理上的困惑。需手术治疗者，应告知手术目的和必要性，以减轻焦虑和恐惧情绪，促进疾病早日康复。

【健康教育】

1. 对公众的健康指导 参见本章第三节肠绦虫病。

2. 对患者及家属的健康指导 介绍囊虫病的知识，应规律服用驱虫药物，以求根治。告知不同囊虫病的治疗原则、有关检查的必要性及注意事项等。行手术摘除囊尾蚴者，也需向患者说明手术目的。指导患者学会自我监测，如有头痛、头晕、抽搐等表现，及时回医院复查。

随堂测 7-4

（安子薇）

第五节 棘球蚴病

棘球蚴病（echinococcosis）又称包虫病，是人体感染棘球绦虫的幼虫所致的人兽共患寄生虫病。本病分布于全球广大牧区，在人与动物之间传播。我国流行的人体棘球蚴病有 2 种，即囊型棘球蚴病和泡型棘球蚴病。

一、囊型棘球蚴病

囊型棘球蚴病（cystic echinococcosis）是感染细粒棘球绦虫的幼虫（棘球蚴）所引起的疾病，又称囊型包虫病（cystic hydatidosis）。棘球蚴多寄生于肝，其次是肺部、大脑、肾等。

【病原学】

细粒棘球绦虫成虫寄生于终宿主犬、狼等动物的小肠内，虫体长 3 ~ 6 mm，由头节、颈节、幼节、成节与孕节各 1 节组成。头节呈梨形，有顶突及 4 个吸盘，顶突上有两圈小钩。孕节的子宫内充满虫卵，虫卵呈圆形，棕黄色，两层胚膜，内含六钩蚴。虫卵对外界抵抗力较强，在室温水中可存活 7 ~ 16 天，在蔬菜、水果中不易被化学消毒剂杀死，煮沸可灭杀。

在我国，犬是细粒棘球绦虫主要终宿主，羊、牛、骆驼等是主要的中间宿主，人因摄入其虫卵也可成为中间宿主。虫卵随犬粪排出体外，污染皮毛、畜舍、牧场、蔬菜、水源等，被羊或人等中间宿主吞食后经消化液作用，在十二指肠内孵出六钩蚴。六钩蚴穿入肠壁末梢静脉，随血流经门静脉进入肝，少数经肝静脉和淋巴到达肺、心脏、脑、肾等器官。受感染动物的新鲜内脏被犬等终宿主吞食后，囊中的头节在其小肠内经 3 ~ 10 周发育为成虫。

棘球蚴囊壁由内层生发层和外层角质层组成。生发层内壁可芽生出多个小突起，逐渐发育成生发囊，脱落后即为子囊。子囊内有几个头节，称为原头蚴，从囊壁破入囊液的原头蚴称为囊砂。棘球蚴寄生部位组织影响其大小，通常直径为 5 cm，也可达 15 ~ 20 cm，在体内可存活数年至 20 年。

【流行病学】

1. 传染源 犬是细粒棘球绦虫终宿主和本病的主要传染源，流行地区犬的感染率达 30% ~ 50%，其次是狼、狐狸。牧区绵羊是主要的中间宿主，感染率为 50% ~ 90%。

2. 传播途径 主要经消化道传播。人主要因与受感染的犬密切接触，虫卵污染手而经口感染。此外，犬粪中的虫卵污染蔬菜、水源、食物也会造成感染。牧区犬、羊混居，犬粪污染羊皮，人通过挤奶、接羔、剪毛、加工羊皮等也可被感染。在干燥多风地区，虫卵随风飘扬，被人吸入也有感染的可能。

3. 人群易感性 人群普遍易感，多与环境卫生状况和不良饮食习惯有关。常在儿童期感染，至青壮年发病。多见于与犬接触密切的牧民和农民。发病无性别差异，病后可获得一定的免疫力。

4. 流行特征 本病广泛分布于世界各地，以畜牧业为主的国家多见。我国主要流行或散发于新疆、甘肃、宁夏、青海、四川、内蒙古及西藏等地。

【发病机制与病理改变】

1. 发病机制 虫卵经口进入人体后，经消化液作用，在十二指肠内孵出六钩蚴。六钩蚴钻入肠壁，经肠系膜小静脉到达门静脉系统，在肝内形成棘球蚴囊，少数经肝静脉和淋巴到达肺、心脏、脑、肾等器官。宿主体内的棘球蚴生长速度缓慢，约经 5 个月发育为囊状的棘球蚴，形成包虫囊。此后每年约生长 1 cm，通常达 10 cm 即可出现症状，达 20 cm 可出现囊型包块，从感染到出现症状在 10 年或以上。棘球蚴致病主要是机械性压迫，以及囊液外溢入血而引起的异蛋白过敏反应。

2. 病理改变 随着病变体积增大，可压迫周围组织和邻近脏器并影响其功能。肝包虫囊在逐渐增大的过程中使肝内小胆管受压，并被包入外囊壁中。胆小管可因受压坏死，导致胆汁破入囊腔，使子囊和囊液染成黄色，且易引起继发细菌感染。肺囊型棘球蚴包囊生长速度较快，1 年可增长 4 ~ 6 cm。棘球蚴破入支气管时，偶有生发层和头节与囊液一起咳出；破入细支气管时，空气进入内囊和外囊之间，可呈新月状气带。大量囊液及头节破入腹腔或胸腔，可引起过敏性休克及继发性囊肿。

【临床表现】

囊型棘球蚴病潜伏期为 10 ~ 20 年或更长。临床表现与寄生部位、囊肿大小和并发症有关。

1. 肝囊型棘球蚴病 此型最常见，占 75% 左右，以肝右叶近肝表面者多见。主要表现为肝区不适，隐痛或胀痛，肝大，右上腹逐渐出现无痛性囊性肿块，触之表面光滑、界限清楚、质地较韧、随呼吸上下移动。肝门附近包虫囊可压迫胆总管引起梗阻性黄疸，也可压迫门静脉引起门静脉高压症，致食管及胃底静脉曲张、脾大或腹水等。肝顶部包虫囊可使膈肌升高，运动受限。巨大肝右叶包虫囊患者的肝左叶可代偿性肿大。肝左叶包虫囊较少见，但体征出现较早且显著，常压迫胃而有食欲减退、恶心、呕吐等症状。儿童患病可影响发育，造成营养不良、贫血等。

肝囊型棘球蚴病主要的并发症是肝包虫囊的破裂和继发感染，两者又常互为因果，使病情加重。肝包虫囊过大时，可因外伤或穿刺等引起囊壁破裂，囊液外溢入腹腔、胸腔，引起弥漫性腹膜炎、胸膜炎、过敏反应甚至休克，且可造成头节播散移植。若破入胆管，可引起胆绞痛和梗阻性黄疸。破裂的囊肿易继发细菌感染，感染多来自胆管，临床上有发热、肝区疼痛及肝大、白细胞计数增多等与肝脓肿或膈下脓肿相似的表现。

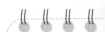

2. 肺囊型棘球蚴病　肺组织较松弛，故包虫囊生长速度较快。以右肺多见，下、中叶较上叶多。早期可无症状，常于体检或胸部 X 线透视时被发现。随着包虫囊的增大，可有胸部隐痛、咳嗽、咯血等症状。体格检查可有患侧语音震颤减弱，叩诊呈浊音，听诊呼吸音减弱。包虫囊破入支气管时，患者可突发阵发性呛咳、呼吸困难、咯血，并可咳出大量囊液及粉皮样囊壁，囊液被咳出后可逐渐自愈。若囊液引流不畅，可继发细菌感染，出现发热、咳脓痰等。患者偶可因大量囊液溢出和堵塞而窒息。

3. 脑囊型棘球蚴病　常见于儿童，以顶叶多见，多伴有肝或肺棘球蚴病。表现为头痛、视神经盘水肿等颅内高压症，可出现癫痫发作。

4. 其他囊型棘球蚴病　细粒棘球蚴偶可见寄生于肾、脾、心肌、心包、肠，也可累及胸主动脉，出现相应的压迫症状。

【实验室及其他检查】

1. 血常规　白细胞计数多正常，嗜酸性粒细胞轻度增多。继发细菌感染时，白细胞计数及中性粒细胞比例增高。

2. 免疫学检查

（1）包虫皮内试验［卡索尼（Casoni）试验］：用处理后的棘球蚴液 0.1 ～ 0.2 ml 于前臂内侧做皮内注射，阳性者可于 15 ～ 30 分钟出现局部丘疹明显增大、周围红晕、可有伪足，为速发反应。丘疹于 2 小时后消退。12 ～ 24 小时后出现皮肤红肿及皮下硬结，为延迟反应。该试验操作简便、快捷，阳性率为 96%～ 100%，可用于初筛及流行病学调查。

（2）血清免疫学：可采用间接血凝、ELISA 等检测血清抗体，其中以 ELISA 的灵敏度和特异性较高。

3. 影像学检查

（1）X 线检查：胸部 X 线检查对肺棘球蚴病诊断价值较大。可见大小不一，孤立或圆形、椭圆形，边缘清晰的均质阴影。

（2）B 型超声检查：对肝棘球蚴病具有重要的诊断价值，可见边缘明确的囊状液性暗区，其内可见散在光点或小光圈。

（3）CT、MRI：对肺、肝、脑、肾囊型棘球蚴病均有诊断价值，较 B 型超声更为清晰。

【诊断要点】

1. 流行病学资料　曾在流行区与犬有密切接触史。

2. 临床表现　起病缓慢，右上腹可触及逐渐增大的圆形囊肿；胸痛、咳嗽、咯血，咳出粉皮样膜状物质等。

3. 实验室及其他检查　包虫皮内试验及血清免疫学检查阳性提示有棘球蚴感染。影像学检查发现囊性病变有助于诊断。在咳出粉皮样膜状物质中查见头节或小钩可确诊。

【治疗要点】

1. 手术治疗　是根治棘球蚴病的最有效方法。尽可能剥除或切除棘球蚴外膜，减少并发症，降低复发率。首选根治性外囊剥除术或肝部分切除术，手术前后服用阿苯达唑，以降低囊内压力，便于手术，同时可杀死原头蚴，防止播散与复发。术中应注意防止囊液外溢，以免引起过敏反应。

2. 药物治疗　对早期小的薄壁包虫囊效果较好，早期应用可减少或避免手术治疗。有手术禁忌证或术后复发而无法进行手术的患者，可采用药物治疗。阿苯达唑为首选药物，肠道内吸收好，可杀死原头蚴、破坏生发层，且不良反应少而轻。剂量为 14 ～ 15 mg/（kg·d），分早、晚餐后 2 次口服，4 周为 1 个疗程，间歇 2 周后再服 1 个疗程，共 6 ～ 10 个疗程。阿苯达唑有致畸作用，孕妇禁用。

【预后】

本病预后多较好。囊型棘球蚴包囊破裂发生过敏性休克者预后较差。

【预防】

1.管理传染源 对流行区的犬进行普查、普治，对牧羊犬、警犬等应予登记，定期检疫。定期预防性服药，可用吡喹酮 15 ~ 25 mg/kg，1 次顿服。病畜的尸体应深埋或焚毁，防止被犬吞食，避免犬粪污染水源等。

2.切断传播途径 注意饮食、饮水卫生和个人防护。不饮生水、生奶，不生吃蔬菜，饭前便后洗手。重视饲料卫生与畜舍清洁。

3.保护易感人群 避免与犬密切接触，尤其是儿童。

【主要护理诊断/问题】

1.潜在并发症：继发感染、过敏性休克、窒息。

2.有皮肤完整性受损的危险 与包虫囊压迫胆总管引起梗阻性黄疸有关。

3.清理呼吸道无效 与包虫囊破入支气管，大量囊液溢出有关。

【护理措施】

1.一般护理 患者不是本病的传染源，无须隔离。应指导患者注意休息，保证营养摄入，为后续的治疗，尤其是手术治疗等做好准备，促进疾病的康复。

2.病情观察 应注意观察：①腹部包块的部位、大小、有无触痛、质地及表面情况等；②有无发热、肝区疼痛等继发感染的表现；③肺囊型棘球蚴病的表现，如胸痛、咳嗽、咯血、咳痰，痰中含有粉皮样物质，以及肺部体征的变化等；④有无呼吸困难、血压下降等过敏性休克表现。

3.对症护理 根据各型棘球蚴病所出现的症状，给予相应的症状护理。如肝包虫囊破裂引起胸膜炎、腹膜炎或继发感染时，进行抗感染治疗。

4.用药护理 向患者及家属说明早期、足量、足疗程服药的重要性，并指导其按时服药。熟悉阿苯达唑的用法、用量及疗程，做好药物疗效及不良反应的观察。

5.抢救准备 患者可因包虫囊破裂而出现过敏性休克、窒息等严重并发症，必须事先做好抢救准备，如床边备肾上腺素、吸氧及吸痰装置等。

6.手术护理 术前主要是药物治疗的护理及术前准备。术后除做好手术切口的护理外，应注意观察有无感染及过敏性休克的表现。

【健康教育】

1.对公众的健康指导 预防囊型棘球蚴病的关键是预防犬类感染，应定期检疫和预防性服药，并加强个人饮食卫生教育。

2.对患者及家属的健康指导 介绍囊型棘球蚴病的相关知识，早发现、早治疗，可避免手术。对无法手术的患者，应教育其按疗程坚持服药，定期复查。

二、泡型棘球蚴病

泡型棘球蚴病（alveolar echinococcosis）又称泡型包虫病，是多房棘球绦虫的幼虫（泡球蚴）寄生于人体而引起的疾病。泡型棘球蚴病在病原学、流行病学、发病机制及病理改变、临床表现等方面均明显不同于囊型棘球蚴病。

【病原学】

多房棘球绦虫较细粒棘球绦虫略小。多房棘球蚴呈球形，直径 0.1 ~ 1 mm，多不超过 3 mm，呈淡黄色或白色囊泡状团块，由无数囊泡相互连接聚集而成，呈弥漫性浸润生长。人体感染时，囊泡内无原头蚴。幼虫主要寄生于肝，产生浸润增殖性病变，肺、脑等其他组织和器官也可受累。终末宿主一般是狐狸、犬和狼，感染 28 天后，成虫寄生于小肠，孕节及虫卵随粪便排出。中间宿主为野生啮齿类动物（如田鼠），人可因误食虫卵而感染，成为中间宿主。

【流行病学】

传染源主要为狐狸和犬。人通过接触狐狸、犬或误食被虫卵污染的食物和水而感染。本病多为散发，我国青海、宁夏、新疆、西藏、内蒙古等地区均有报道。以农牧民或野外狩猎者多见，以男性青壮年为主。

【发病机制与病理改变】

虫卵被人吞食后，在小肠孵出六钩蚴，穿过肠黏膜随血液到达门静脉，在肝内发育为泡球蚴。肝表面可见多个散在灰白色大小不等的结节，界限不清，切片可见坏死组织和空腔，囊泡间及周围有肉芽组织增生。病变可向邻近器官和组织扩散，也可转移至肺、脑等远处器官，引起相应的病理改变。

【临床表现】

泡型棘球蚴病潜伏期长达 10 ～ 20 年或以上。

1. 肝泡型棘球蚴病　早期无自觉症状，病情呈缓慢、进行性发展。晚期患者分为三型。①单纯肝大型：以右上腹隐痛或肿块为主，有食欲减退、腹胀、消瘦、肝大；②梗阻性黄疸型：梗阻性黄疸、腹水、脾大和门静脉高压；③巨肝结节型：上腹隆起，肝显著肿大，质硬，表面可扪及大小不等的结节，可因肝功能衰竭而死亡。

2. 肺泡型棘球蚴病　由肝右叶病变侵蚀至肺部或经血液循环引起。表现为少量咯血，少数可并发胸腔积液。

3. 脑泡型棘球蚴病　表现为颅内占位病变，多发生癫痫或偏瘫，严重者可死亡。

【实验室及其他检查】

1. 一般检查　患者可有轻度至中度贫血，嗜酸性粒细胞轻度增高。红细胞沉降率明显加快。血清 ALT、ALP 升高，晚期可有清蛋白与球蛋白比例倒置。

2. 免疫学检查　包虫皮内试验常为阳性，ELISA 有高度的敏感性和特异性。

3. 影像学检查　肝 B 型超声、CT 和腹部 X 线检查对诊断有重要价值。

【诊断要点】

结合流行病学史、临床表现、免疫学检查和影像学特点综合进行诊断。

【治疗要点】

泡型棘球蚴病如未及时治疗，病死率很高。根治性肝切除术是目前治疗的首选方法。晚期可选择内镜逆行胰胆管造影、介入或肝移植等治疗方法。手术不易根除，术后应辅以药物治疗。首选阿苯达唑，10 ～ 15 mg/(kg·d)，分早、晚餐后 2 次口服。疗程根据病变范围大小而定，一般为 2 ～ 4 年或更长。姑息性手术者或不能耐受手术者，则需终生服药。

【预后】

早发现、早手术者预后较好。发生肝衰竭或脑转移者预后较差。

【预防】

参见囊型棘球蚴病。

【护理及健康教育】

参见囊型棘球蚴病。

随堂测 7-5

（安子薇）

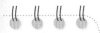

小 结

可寄生于人体而致病的蠕虫包括吸虫、线虫和绦虫三大类，主要经消化道传播，因此与社会经济水平、卫生条件及日常生活习惯等密切相关。掌握蠕虫的生活史，对理解不同蠕虫病的发病机制、病理改变及临床特点具有重要意义。吸虫在人体内发育为成虫后，其虫卵随粪便排出，经由中间宿主发育为尾蚴（日本血吸虫）或囊蚴（并殖吸虫、华支睾吸虫），再经由适宜的途径（皮肤及黏膜、消化道）进入人体，随血流侵犯肝、肺等组织和器官，其幼虫、成虫及虫卵通过机械损伤以及诱发的免疫反应等引起相应的临床表现。吡喹酮是吸虫病病原治疗的首选药物。线虫的虫卵随粪便污染环境，经由消化道（蛔虫、蛲虫）或皮肤（钩虫）侵入人体。钩虫和蛔虫的幼虫随血流经右心进入肺，经肺泡到达咽喉部，随吞咽而进入消化道发育为成虫。人是猪带绦虫和牛带绦虫的终宿主，因进食含有囊尾蚴的猪肉或牛肉（生的或未煮熟的）而罹患肠绦虫病。人同时是猪带绦虫、细粒棘球绦虫和多房棘球绦虫的中间宿主，因进食被相应虫卵污染的食物而分别引起囊虫病、囊型棘球蚴病和泡型棘球蚴病。猪带绦虫所引起的肠绦虫病患者也可因自体感染而引起囊虫病。

 思考题

一、简述题

1. 比较日本血吸虫病、肺吸虫病和华支睾吸虫病在生活史、临床表现、确诊依据、治疗原则、预防及护理措施方面的异同。

2. 比较钩虫病、蛔虫病及蛲虫病这三种线虫病在流行病学、临床表现、治疗原则及护理措施方面的异同。

3. 蛲虫病和肠绦虫病均可引起肛门瘙痒，两种病该如何鉴别？

二、案例分析题

1. 某患者，男性，43岁，农民。患者自9个月前开始咳嗽，有少量痰，偶有痰中带血丝，并反复发作哮喘，曾到某医院就诊，诊断为"急性支气管炎、可疑支气管哮喘"，给予抗感染治疗，效果不佳。近半年来，患者逐渐出现头晕、气促、心悸、四肢无力、食欲减退，偶有黑便，去医院检查有"贫血"，以"贫血原因待查"收入院。病前患者曾间断发现手指、足趾、小腿等处起红色小疹，有痒感，未经治疗，几天后自行缓解。患者经常赤足在菜地、花圃劳动。体格检查：面色苍白，无皮疹，下肢凹陷性水肿。实验室检查：血常规示血红蛋白63 g/L，白细胞计数 4.24×10^9/L，嗜酸性粒细胞6%，平均红细胞体积（MCV）68.0 fl，平均红细胞血红蛋白含量（MCH）18 pg，平均红细胞血红蛋白浓度（MCHC）269 g/L。粪便检查：隐血试验（++），钩虫虫卵（+++）。诊断为钩虫病。

请回答：

（1）该患者诊断钩虫病的主要依据有哪些？

（2）对该患者进行护理评估时，尚需要收集哪些资料？

（3）该患者可能存在哪些护理诊断/问题？

（4）可为该患者提供哪些护理措施？

2. 某患者，女性，34岁，蒙古族牧民。2个月前因劳累后出现肝区不适、乏力，但食欲良好，在当地医院行 B 型超声检查发现肝上有两个囊肿，肝功能正常，疑为包虫病，转来北京某医院做进一步诊治。患者家中养有牛、羊、犬，亲自放牧。体格检查：发育正常，营养中等，巩膜无黄染，腹部稍胀，肝区稍隆起，肝在右肋缘下 5 cm，质软，无压痛，脾未触及。肝 B 型超声检查：肝右叶有 2 个液性暗区，大小分别为 5 cm×4.5 cm 及 6 cm×5.5 cm，其内可见移动性小光点。初步诊断：肝包虫病。

请回答：

（1）此患者诊断肝包虫病的依据是什么？

（2）应如何向该患者进行健康指导？

附　录

附录1　常见法定传染病潜伏期、隔离期及检疫观察期

病名		潜伏期		隔离期	检疫观察期及处理
		一般	最短~最长		
病毒性肝炎	甲型	30天左右	15~45天	自发病之日起3周	检疫45天，每周检查ALT一次，观察期间（接触后1周内）可注射丙种球蛋白
	乙型	60~90天	30~180天	急性期最好隔离至HBsAg转阴。恢复期不转阴者按HBsAg携带者处理。有HBV复制标志的患者，应调离接触食品、自来水或托幼工作，不能献血	急性肝炎密切接触者应医学观察45天，并注射乙型肝炎疫苗及HBIG。疑诊肝炎的托幼和饮食行业人员，应暂停原工作
	丙型	40天左右	15~180天	急性期隔离至病情稳定。饮食行业与托幼人员病愈后需HCV RNA转阴方能恢复工作	检疫期同乙型肝炎
	丁型			同乙型肝炎	同乙型肝炎
	戊型	40天左右	10~75天	自发病之日起3周	医学观察60天
脊髓灰质炎		5~14天	3~35天	不少于发病后40天，第1周为呼吸道及消化道隔离，第2周以后为消化道隔离	医学观察20天，观察期可用活疫苗进行快速免疫
肾综合征出血热		7~14天	4~46天	隔离至发热消退	不检疫
流行性感冒		2~4天	数小时~7天	退热后2天	流行期间，集体单位人员应检疫4天，出现发热等症状时应早期隔离
人感染高致病性禽流感		2~4天	1~7天		流行期间，医学观察7天
严重急性呼吸综合征（SARS）		4~7天	2~21天	3~4周	接触者隔离3周。流行期来自疫区人员医学观察2周
中东呼吸综合征（MERS）		5~6天	2~14天		
新型冠状病毒感染（COVID-19）		2~4天	1~14天		

病名	潜伏期		隔离期	检疫观察期及处理
	一般	最短~最长		
麻疹	8~12天	6~21天	至疹退后5天,合并肺炎者至出疹后10天	医学观察21天,被动免疫者延长至28天。接触3天内可注射免疫球蛋白
水痘	14~16天	10~24天	至完全结痂为止,但不得少于发病后2周	医学观察3周,免疫力低者可应用丙种球蛋白
流行性腮腺炎	14~21天	8~30天	至临床症状消失为止	成人一般不检疫;集体儿童及部队的接触者检疫30天
流行性乙型脑炎	10~14天	4~21天	体温退至正常为止	接触者不检疫
狂犬病	1~3个月	5天~10年或以上	病程中隔离治疗	被狂犬或猫咬伤者应进行医学观察,观察期间应注射免疫血清及狂犬病疫苗
获得性免疫缺陷综合征	15~60天	9天~10年或以上	HIV感染者及AIDS患者隔离至HIV或P24核心蛋白从血液中消失	密切接触者或性伴侣应医学观察2年
白喉	2~4天	1~7天	症状消失后,2次鼻咽分泌物连续培养阴性(间隔2天,第1次不早于病程的第14天)	医学观察7天
百日咳	7~10天	2~23天	发病后40天或出现痉咳后30天	医学观察21天,观察期间幼儿可用红霉素等预防
猩红热	2~5天	1~12天	发病后6天	医学观察7~12天,可行咽培养
流行性脑脊髓膜炎	2~3天	1~10天	症状消失后3天,但不少于发病后7天	医学观察7天,可行咽培养,密切接触的儿童服磺胺或利福平预防
伤寒	8~14天	3~60天	症状消失后5天起粪便培养2次阴性或症状消失后15天	医学观察23天
副伤寒甲、乙	6~10天	2~15天		医学观察15天
副伤寒丙	1~3天	2~15天		医学观察15天
流行性斑疹伤寒	10~14天	5~23天	彻底灭虱后隔离至体温正常后12天	灭虱后医学观察15天

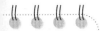

附录 2　常用生物制品预防接种参考表

名称	接种对象	接种剂量与方法	免疫期与复种	保存和有效期
麻疹活疫苗	8 个月以上的麻疹易感者	上臂外侧三角肌附着处，皮下注射 0.2 ml	免疫期 4 ～ 6 年，7 岁加强一次	2 ～ 10 ℃暗处保存。冻干疫苗有效期 1 年，液体疫苗有效期 2 个月，开封后 1 小时内用完
麻疹 - 流行性腮腺炎 - 风疹联合减毒活疫苗	8 个月以上的麻疹、腮腺炎和风疹易感者	上臂外侧三角肌附着处皮下注射 0.5 ml	免疫期 11 年，11 ～ 12 岁复种 1 次	2 ～ 8 ℃避光保存
口服脊髓灰质炎减毒活疫苗	2 月龄 ～ 4 岁的儿童	冷开水口服，从 2 月龄开始，连续口服 3 次，每次间隔 4 ～ 6 周	免疫期 3 ～ 5 年，4 岁再加强免疫 1 次	－ 20 ℃以下保存有效期 2 年，2 ～ 10 ℃保存有效期 5 个月
肾综合征出血热灭活疫苗	疫区居民及进入该地区的人员	上臂外侧三角肌肌内注射，0、14 日各注射 1 针，每针 1 ml	半年后加强 1 针	2 ～ 8 ℃避光保存，有效期 18 个月
冻干水痘减毒活疫苗	12 月龄以上的水痘易感者	上臂外侧三角肌附着处，皮下注射 0.5 ml		8 ℃以下避光保存，有效期 18 个月
吸附精制白喉类毒素	6 个月 ～ 12 岁的儿童	皮下注射 2 次，每次 0.5 ml，间隔 4 ～ 8 周	免疫期 3 ～ 5 年，第 2 年加强 1 次，以后每 3 ～ 5 年加强 1 次	25 ℃以下避光保存，不可冻结。有效期 3 年
吸附精制破伤风类毒素	发生创伤机会较多的人群	第 1 年肌内注射 2 次，间隔 4 ～ 8 周，第 2 年肌内注射 1 次，每次 0.5 ml	免疫期 5 ～ 10 年，每 10 年加强注射 1 次	25 ℃以下避光保存，不可冻结。有效期 3.5 年
无细胞百日咳菌苗、白喉、破伤风类毒素联合制剂	3 个月 ～ 6 周岁儿童	臀部外上方 1/4 处或上臂外侧三角肌附着处肌内注射。3 月龄、4 月龄、5 月龄及 18 ～ 24 月龄各 1 次，每次 0.5 ml	免疫期同单价制剂	2 ～ 8 ℃避光保存，不可冻结
流行性乙型脑炎减毒活疫苗	8 月龄 ～ 2 岁的健康儿童	上臂外侧三角肌附着处皮下注射。8 月龄、2 岁各 1 次，每次 0.5 ml		2 ～ 8 ℃避光保存，有效期 18 个月
流行性乙型脑炎灭活疫苗	8 月龄以上健康儿童及由非疫区进入疫区者	上臂外侧三角肌附着处皮下注射。8 月龄 2 次，间隔 7 ～ 10 天，2 岁及 7 岁各 1 次，每次 0.5 ml		2 ～ 8 ℃避光保存，有效期 18 个月
人用 VERO 细胞狂犬病疫苗	用于高危人群的暴露前预防以及被狂犬或可疑疯动物咬伤、抓伤	成人上臂三角肌，婴幼儿大腿前外侧肌，严禁臀部注射	根据被接种者对狂犬病毒的免疫状态、致伤动物的情况以及伤口损伤情况，确定免疫接种程序	2 ～ 8 ℃保存

名称	接种对象	接种剂量与方法	免疫期与复种	保存和有效期
人用狂犬病疫苗（地鼠肾组织培养人用疫苗）	被狂犬或其他患狂犬病动物咬伤、抓伤及被患者唾液污染伤口者	咬伤当日和 3、7、14、30 日各注射 2 ml，5 岁以下 1 ml，2 岁以下 0.5 ml，严重咬伤者可在注射疫苗前先注射抗狂犬病血清	免疫期 3 个月，全程免疫后 3～6 个月，再次被咬伤需加强注射 2 次，间隔 1 周，剂量同左，若超过 6 个月再被咬伤，则需全程免疫	2～10 ℃暗处保存，有效期液体疫苗 6 个月，冻干疫苗 1 年
A 群脑膜炎球菌多糖疫苗	6 个月～15 周岁儿童	上臂外侧三角肌附着处皮下注射 0.5 ml。初次免疫儿童年龄从 6 月龄开始接种 2 次，间隔 3 个月	按需要每 3 年复种 1 次，接种应于流行性脑脊髓膜炎流行季节前完成	请审避光保存，自冻干之日起有效期 2 年
A+C 群脑膜炎球菌多糖疫苗	2 岁以上儿童及成人，在流行区的 2 岁以下儿童可进行应急接种	上臂外侧三角肌附着处皮下注射 0.5 ml。接种应于流行性脑脊髓膜炎流行季节前完成	3 年内避免重复接种	2～8 ℃避光保存，有效期 2 年
甲型流感活疫苗	主要为健康成人	按 1∶5 比例用生理盐水稀释后，每侧鼻孔各喷入 0.25 ml	免疫期 6～10 个月	2～10 ℃避光保存，冻干疫苗有效期 1 年。液体疫苗有效期 3 个月
腮腺炎减毒活疫苗	8 月龄以上易感者	上臂外侧三角肌皮下注射 0.5 ml	免疫期 10 年	8 ℃以下避光保存，有效期 18 个月
冻干甲型肝炎减毒活疫苗	1.5 周岁以上甲肝易感者	上臂外侧三角肌附着处皮下注射 1 ml		8 ℃以下避光保存，有效期 1 年 6 个月
乙型肝炎疫苗（重组基因工程疫苗）	新生儿及易感者	上臂外侧三角肌肌内注射 5～10 μg，按 0、1、6 个月 3 针程序各 1 次，新生儿应在 24 小时内完成第 1 针	免疫期 5 年，全程免疫效果不佳者，可加注 1 次 10 μg，此后每 5 年可加强注射 10 μg	2～8 ℃避光保存，有效期 2 年，严防冻结
霍乱菌苗	重点为水陆、口岸、环境卫生、饮食服务行业及医护人员	皮下注射 2 次，间隔 7～10 天，6 岁以下分别注射 0.2、0.4 ml；7～14 岁 0.3、0.6 ml；15 岁以上 0.5、1 ml。应在流行前 4 周完成	免疫期 3～6 个月，每年加强注射 1 次，剂量同第 2 针	2～10 ℃避光保存，有效期 1 年
布鲁氏菌菌苗	畜牧、兽医、屠宰、皮毛加工、疫区防疫及有关实验人员	儿童：上臂外侧皮肤上滴 1 滴菌苗，其上皮肤划成"#"，划痕长 1 cm。成人：划 2 个"#"，间距 2～3 cm。严禁注射	免疫期 1 年，需每年接种 1 次	2～10 ℃保存，有效期 1 年
卡介苗	初生儿及结核菌素试验阴性的儿童	出生后 24～48 小时内皮内注射 0.1 ml	免疫期 5～10 年	2～10 ℃保存，液体疫苗有效期 6 个月，冻干疫苗有效期 1 年

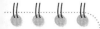

名称	接种对象	接种剂量与方法	免疫期与复种	保存和有效期
鼠疫菌苗	重点用于流行区的人群，非流行区人群接种10天后才可进入疫区	皮下法：一次注射，15岁以上1 ml，6岁以下0.3 ml；划痕法：15岁以上3滴，7～14岁2滴，6岁以下1滴，在每滴处各划一个"#"，两滴间隔2～3 cm	免疫期1年，需每年接种1次	2～10℃保存，有效期1年
炭疽菌苗	牧民、屠宰、兽医和皮毛加工人员	皮肤划痕法：滴2滴菌苗于上臂外侧，间距3～4 cm，于其上划"#"，划痕长1～1.5 cm。严禁注射	免疫期1年，需每年接种1次	2～10℃暗处保存，有效期2年。25℃以下有效期1年
伤寒、副伤寒甲、乙三联菌苗	用于水陆口岸及沿线的人员及部队、环卫、饮食行业人员	皮下注射3次，间隔7～10天，1～6岁0.2、0.3、0.3 ml，7～14岁0.3、0.5、0.5 ml，15岁以上0.5、1、1 ml	免疫期1年，以后每年加强注射1次，剂量同第3针	2～10℃避光保存，有效期1年
霍乱、伤寒、副伤寒甲、乙四联菌苗	用于水陆口岸及沿线的人员及部队、环卫、饮食行业人员	皮下注射3次，间隔7～10天，1～6岁0.2、0.3、0.3 ml，7～14岁0.3、0.5、0.5 ml，15岁以上0.5、1、1 ml	免疫期1年，以后每年加强注射1次，剂量同第3针	2～10℃避光保存，有效期1年
钩端螺旋体菌苗	流行区人群	三角肌皮下注射2次，间隔7～10大，14～60岁0.5、1 ml，7～13岁减半，1年后加强1针，剂量同第2针	接种后1个月产生免疫，维持1年	2～8℃保存，有效期1年
流行性斑疹伤寒疫苗	流行地区的人群	皮下注射3次，每次间隔5～10天，14岁以下分别为0.3～0.4、0.6～0.8、0.6～0.8 ml，15岁以上分别为0.5、1、1 ml	免疫期1年，以后每年加强免疫1次，剂量同第3次	2～10℃避光保存，有效期1年，不得冻结
人丙种球蛋白	丙种球蛋白缺乏症患者，麻疹或甲型肝炎密切接触者	治疗丙种球蛋白缺乏症每次肌内注射0.5 ml/kg；预防麻疹0.05～0.15 ml/kg，1次肌内注射（不超过6 ml）；预防甲肝时儿童0.05～0.1 ml/kg，1次肌内注射，成人为3 ml	免疫期3周	2～10℃保存，有效期2年

名称	接种对象	接种剂量与方法	免疫期与复种	保存和有效期
精制抗狂犬病血清	被可疑动物严重咬伤者	40 IU/kg，先在受伤部位进行浸润注射，余下的血清进行肌内注射，当日或 3 天内与狂犬病疫苗合用		2～8 ℃暗处保存
乙型肝炎免疫球蛋白（HBIG）	HBsAg 阳性母亲（尤其 HBeAg 阳性）所产新生儿，医源性或意外 受 HBsAg 阳性血污染者	新生儿出生后 24 小时内和 2 月龄各肌内注射 1 次，每次 1 ml。医源性污染后立即肌内注射 5 ml	免疫期 2 个月	2～10 ℃保存，有效期 2 年
精制肉毒抗毒素	肉毒中毒或可疑肉毒中毒者	治疗：1 万～2 万 U 肌内或静脉注射，以后视病情决定；预防：1000～2000 U 皮下或肌内注射 1 次	免疫期 3 周	2～10 ℃暗处保存，液状制品有效期 3～4 年，冻干制品有效期 5 年

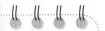

附录 3　国家免疫规划疫苗儿童免疫程序表（2021 年版）

可预防疾病	疫苗种类	接种途径	剂量	英文缩写	出生时	1月	2月	3月	4月	5月	6月	8月	9月	18月	2岁	3岁	4岁	5岁	6岁
乙型病毒性肝炎	乙肝疫苗	肌内注射	10 或 20 μg	HepB	1	2					3								
结核病[1]	卡介苗	皮内注射	0.1 ml	BCG	1														
脊髓灰质炎	脊灰灭活疫苗	肌内注射	0.5ml	IPV			1	2											
脊髓灰质炎	脊灰减毒活疫苗	口服	1粒或 2滴	bOPV					3								4		
百日咳、白喉、破伤风	百白破疫苗	肌内注射	0.5 ml	DTaP				1	2	3				4					
百日咳、白喉、破伤风	白破疫苗	肌内注射	0.5 ml	DT															5
麻疹、风疹、流行性腮腺炎	麻腮风疫苗	皮下注射	0.5 ml	MMR								1		2					
流行性乙型脑炎[2]	乙脑减毒活疫苗	皮下注射	0.5 ml	JE-L								1			2				
流行性乙型脑炎[2]	乙脑灭活疫苗	肌内注射	0.5 ml	JE-I								1, 2			3				4
流行性脑脊髓膜炎	A群流脑多糖疫苗	皮下注射	0.5 ml	MPSV-A							1		2						
流行性脑脊髓膜炎	A群C群流脑多糖疫苗	皮下注射	0.5 ml	MPSV-AC												3			4
甲型病毒性肝炎[3]	甲肝减毒活疫苗	皮下注射	0.5 或 1.0 ml	HepA-L										1					
甲型病毒性肝炎[3]	甲肝灭活疫苗	肌内注射	0.5 ml	HepA-I										1	2				

注：1. 主要指结核性脑膜炎、粟粒性肺结核等。

2. 选择乙脑减毒活疫苗接种时，采用两剂次接种程序。选择乙脑灭活疫苗接种时，采用四剂次接种程序；乙脑灭活疫苗第 1、2 剂间隔 7-10 天。

3. 选择甲肝减毒活疫苗接种时，采用一剂次接种程序。选择甲肝灭活疫苗接种时，采用两剂次接种程序。

附录 4　传染病防治法

主要参考文献

[1] 李兰娟，任红. 传染病学 [M]. 9 版. 北京：人民卫生出版社，2018.

[2] 李凡，徐志凯. 医学微生物学 [M]. 9 版. 北京：人民卫生出版社，2018.

[3] 诸欣平，苏川. 人体寄生虫学 [M]. 9 版. 北京：人民卫生出版社，2018.

[4] 尤黎明，吴瑛. 内科护理学 [M]. 6 版. 北京：人民卫生出版社，2017.

[5] 徐小元，段钟平. 传染病学 [M]. 4 版. 北京：北京大学医学出版社，2018.

[6] 张凤民，肖纯凌，彭宜红. 医学微生物学 [M]. 4 版. 北京：北京大学医学出版社，2018.

[7] 刘佩梅，李泽民. 医学寄生虫学 [M]. 4 版. 北京：北京大学医学出版社，2019.

[8] 吕冬，魏明凯. 传染病护理学 [M]. 2 版. 北京：北京大学医学出版社，2015.

[9] 吴光煜. 传染病护理学 [M]. 3 版. 北京：北京大学医学出版社，2014.

[10] 林果为，王吉耀，葛均波. 实用内科学 [M]. 15 版. 北京：人民卫生出版社，2017.

[11] 陈璇. 传染病护理学 [M]. 3 版. 北京：人民卫生出版社，2021.

[12] 刘洪波. 皮肤性病学 [M]. 5 版. 北京：北京大学医学出版社，2020.

[13] 赵辨. 中国临床皮肤病学 [M]. 2 版. 南京：江苏凤凰科学技术出版社，2017.

[14] 姚景鹏，吴瑛，陈垦. 内科护理学 [M]. 2 版. 北京：北京大学医学出版社，2015.

[15] 黄敏，吴松泉. 医学微生物与寄生虫学 [M]. 4 版. 北京：人民卫生出版社，2017.

[16] 中华医学会感染病学分会，中华医学会肝病学分. 慢性乙型肝炎防治指南（2019 年版）[J]. 临床肝胆病杂志，2019，35（12）：2648-2649.

[17] 中华医学会感染病学分会，GRADE 中国中心. 中国乙型肝炎病毒母婴传播防治指南 [J]. 中华传染病杂志，2019，37（7）：388-396.

[18] 中华医学会感染病学分会，中华医学会肝病学分会. 丙型肝炎防治指南（2019 年版）[J]. 临床肝胆病杂志，2019，35（12）：2670-2869.

[19] 中华医学会感染病学分会肝衰竭与人工肝学组，中华医学会肝病学分会重型肝病与人工肝学组. 肝衰竭诊治指南（2018 年版）[J]. 中华肝脏病杂志，2019，27（1）：18-26.

[20] 中华医学会感染病学分会艾滋病丙型肝炎学组，中国疾病预防控制中心. 中国艾滋病诊疗指南（2021 年版）[J]. 协和医学杂志，2022，13（2）：203-226.

[21] 骆亚莉，王碧雯，安方玉，等. SARS MERS 及 COVID-19 的临床特点和器官损伤研究进展 [J]. 中国临床新医学，2021，14（1）：110-115.

[22] 国家卫生健康委办公厅，国家中医药管理局办公室. 流行性感冒诊疗方案（2020 年版）[J]. 中国病毒病杂志，2021，11（1）：1-5.

[23] 殷文武，王传林，陈秋兰，等. 狂犬病暴露预防处置专家共识 [J]. 中华预防医学杂志，2019，53（7）：668-679.

[24] 中华医学会感染病学分会艾滋病丙型肝炎学组，中国疾病预防控制中心. 中国艾滋病诊疗指南（2021 年版）[J]. 中华内科杂志，2021，60（12）：1106-1128.

[25] 中华人民共和国国家卫生健康委员会. 手足口病诊疗指南（2018 年版）[J]. 中华临床

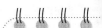

感染病杂志，2018，11（3）：161-166.

[26] 吉连福，杨恩辉，单鸣凤，等. EV71 型病毒疫苗接种后住院患儿手足口病流行病学特点及病原学变化 [J]. 中国感染控制杂志，2020，19（6）：546-552.

[27] 国家卫生和计划生育委员会. 中华人民共和国卫生行业标准 WS 216—2018 登革热诊断标准 [S]，2018.

[28] 张复春，何剑峰，彭劼，等. 中国登革热临床诊断和治疗指南 [J]. 中华传染病杂志，2018，36（9）：513-520.

[29] 朱慧慧，诸廷俊，陈颖丹，等. 新冠肺炎疫情对重点寄生虫病和血吸虫病防控工作的影响 [J]. 中国寄生虫学与寄生虫病杂志，2021，39（2）：1-5.

[30] 王瑞. 中学突发公共卫生事件应急管理研究 [D]. 上海：上海师范大学，2021.

[31] 杨琼. 吡喹酮与槟榔 - 南瓜子治疗带绦虫病的疗效比较 [J]. 热带病与寄生虫学，2021，19（1）：32-35.

[32] 陈颖丹，周长海，朱慧慧，等. 2015 年全国人体重点寄生虫病现状调查分析 [J]. 中国寄生虫学与寄生虫病杂志，2020，38（1）：5-16.

[33] MAZOKOPAKIS E E. Dengue fever in the Corpus Hippocraticum [J]. Afr Health Sci，2020，20（3）：1166-1167.

[34] AL-TAWFIQ J A，MEMISH Z A. Dengue hemorrhagic fever virus in Saudi Arabia：a review [J]. Vector Borne Zoonotic Dis，2018，18（2）：75-81.

中英文专业词汇索引